# 实用推拿技术

主编 刘明军

中国中医药出版社

·北京·

**图书在版编目（CIP）数据**

实用推拿技术 / 刘明军主编 . —北京：中国中医药出版社，2016.12

ISBN 978 – 7 – 5132 – 3718 – 5

Ⅰ . ①实… Ⅱ . ①刘… Ⅲ . ①推拿 Ⅳ . ① R244.1

中国版本图书馆 CIP 数据核字（2016）第 251551 号

---

**中国中医药出版社出版**

北京经济技术开发区科创十三街 31 号院二区 8 号楼
邮政编码 100176
传真 010 64405721
北京盛通印刷股份有限公司印刷
各地新华书店经销

开本 787×1092 1/16 印张 21.5 彩插 0.25 字数 420 千字
2016 年 12 月第 1 版 2024 年 1 月第 2 次印刷
书号 ISBN 978 – 7 – 5132 – 3718– 5

定价 88.00 元
网址 www.cptcm.com

服务热线 010 64405510
购书热线 010-89535836
微信服务号 zgzyycbs

书店网址 csln.net/qksd/
官方微博 http：//e.weibo.com/cptcm

淘宝天猫网址 http：//zgzyycbs.tmall.com

# 《实用推拿技术》编委会名单

# 前　言

　　推拿技术是我国人民在长期的生活实践中与疾病斗争而发明的独特疗法。经过历代医家的不断总结和提炼，形成了系统的操作手法和治疗思路，已经成为中国传统医学宝库的重要组成部分。随着社会发展和进步，以及人们健康意识的不断增强，推拿技术以其种类多样、操作简便、疗效显著、无毒副作用等优势，被越来越多的人所认可和接受。

　　《实用推拿技术》全书 40 余万字，系统归纳总结了现代推拿临床新理论、新技术、新成果，重点介绍各项推拿技术的适应范围、注意事项、操作技术，以及各项技术适用的疾病。操作技术采用临床实际操作图片展示，加上简明扼要、条理清晰的文字，更利于读者学习掌握。

　　本书在编写过程中，注重操作技术的实用性、思想的新颖性、理论的科学性，充分展示推拿技术优势与特色，是推拿专业临床工作者和广大推拿爱好者学习的必备书籍和重要参考书。

　　限于水平所限，书中难免有不尽完备之处，敬请广大读者在使用过程中提出宝贵意见和建议，以便再版时进一步修改完善。

《实用推拿技术》编委会

2016 年 11 月

# 内容提要

　　《实用推拿技术》是一本在中医理论指导下，运用各种推拿相关治疗方法防治疾病的专著。全书共分十三章，系统介绍了成人推拿技术、小儿推拿技术、踩跷技术、整脊技术、点穴技术、腹部推拿技术、足疗技术、手疗技术、捏脊技术、牵引技术、火罐技术、刮痧技术、束悗技术。各类推拿技术基本按照概述、作用原理、适用范围、常用操作方法、临床应用进行叙述。

　　本书撰写着眼于临床实用，力求内容全面系统，叙述严谨准确，既有基础理论知识，又有手法技术操作。全书内容翔实，图文并茂，深入浅出，易学易用，融科学性、实用性、系统性于一体，适合各级各类中医师，特别是推拿医师、医学院校师生阅读，也可作为中医爱好者学习保健推拿的指导用书。

# 目录/CONTENTS

**第一章　成人推拿技术** ……………………………………………………… 1

第一节　概述 …………………………………………………………………… 1

一、成人推拿手法分类 ………………………………………………………… 1

二、成人推拿手法基本技术要求 ……………………………………………… 3

三、整复类手法的基本技术要求 ……………………………………………… 3

第二节　成人推拿作用原理 …………………………………………………… 4

一、调整阴阳 …………………………………………………………………… 4

二、调节脏腑 …………………………………………………………………… 5

三、理筋整复 …………………………………………………………………… 5

四、疏通经络 …………………………………………………………………… 6

五、活血化瘀 …………………………………………………………………… 6

第三节　成人推拿适用范围 …………………………………………………… 7

一、适应证 ……………………………………………………………………… 7

二、禁忌证 ……………………………………………………………………… 8

三、注意事项 …………………………………………………………………… 8

第四节　成人推拿用具与操作 ………………………………………………… 9

一、推拿用具 …………………………………………………………………… 9

二、推拿介质的种类 …………………………………………………………… 9

三、成人推拿操作技术 ………………………………………………………… 9

第五节　临床应用 ……………………………………………………………… 47

一、颈椎病 ……………………………………………………………………… 47

二、腰椎间盘突出症 …………………………………………………………… 49

三、肩关节周围炎 ……………………………………………………………… 51

四、落枕 ………………………………………………………………………… 53

五、急性腰扭伤 ………………………………………………………………… 54

六、腕关节扭伤 ………………………………………………………………… 55

第二章　小儿推拿技术 ······················· 57

第一节　概述 ······························· 57
第二节　小儿推拿作用原理 ······················· 60
第三节　小儿推拿适用范围 ······················· 61
一、适应证 ······························· 61
二、禁忌证 ······························· 61
三、注意事项 ······························· 61
第四节　小儿推拿常用特定穴与操作 ······················· 62
一、常用特定穴 ······························· 62
二、常用手法 ······························· 86
第五节　临床应用 ······························· 95
一、发热 ······························· 95
二、肌性斜颈 ······························· 97
三、腹泻 ······························· 97
四、厌食 ······························· 99
五、注意力缺陷（多动症） ······················· 100

第三章　踩跷技术 ······························· 102

第一节　概述 ······························· 102
第二节　踩跷作用原理 ······························· 102
一、调整脏腑 ······························· 103
二、疏通经络 ······························· 103
三、行气活血 ······························· 103
四、理筋整复 ······························· 103
第三节　踩跷适用范围 ······························· 104
一、适应证 ······························· 104
二、禁忌证 ······························· 104
三、注意事项 ······························· 105
四、意外及处理 ······························· 106
第四节　踩跷基本方法与操作 ······················· 107
一、踩跷的基本方法 ······················· 107
二、常用工具 ······························· 121

第五节　临床应用 ……………………………………………………… 122

　　一、腰椎间盘突出症 ……………………………………………… 122

　　二、梨状肌损伤 …………………………………………………… 123

　　三、第 3 腰椎横突综合征 ………………………………………… 123

　　四、腰椎滑脱 ……………………………………………………… 124

　　五、慢性腰肌劳损 ………………………………………………… 125

　　六、单纯性肥胖 …………………………………………………… 126

　　七、急性胃脘痛 …………………………………………………… 127

**第四章　整脊技术** ………………………………………………… 129

第一节　概述 …………………………………………………………… 129

第二节　整脊作用原理 ………………………………………………… 129

　　一、正骨整复，纠正解剖位置异常 ……………………………… 129

　　二、舒筋活络，解除软组织痉挛与粘连 ………………………… 130

　　三、活血化瘀，促进局部组织修复 ……………………………… 130

　　四、调整气血，改变系统内能，调整生物信息 ………………… 131

第三节　整脊适用范围 ………………………………………………… 131

　　一、适应证 ………………………………………………………… 132

　　二、禁忌证 ………………………………………………………… 132

　　三、注意事项 ……………………………………………………… 132

第四节　整脊常用手法与操作 ………………………………………… 133

　　一、颈部整脊法 …………………………………………………… 133

　　二、胸部整脊法 …………………………………………………… 137

　　三、腰部整脊法 …………………………………………………… 140

　　四、骨盆整脊法 …………………………………………………… 146

第五节　临床应用 ……………………………………………………… 148

　　一、颈椎病 ………………………………………………………… 148

　　二、颈椎间盘突出症 ……………………………………………… 148

　　三、颈椎关节紊乱 ………………………………………………… 149

　　四、颈源性面瘫（以 C3 椎体棘突右偏为例）………………… 150

　　五、原发性痛经 …………………………………………………… 150

## 第五章 点穴技术 ……………………………………………………… 151

第一节 概述 ……………………………………………………… 151
第二节 点穴作用原理 …………………………………………… 151
 一、经络的功能 ……………………………………………… 152
 二、腧穴的作用 ……………………………………………… 152
 三、点穴疗法的选穴原则 …………………………………… 152
 四、点穴疗法中的特定穴应用 ……………………………… 153
 五、点穴疗法的配穴 ………………………………………… 157
第三节 点穴适用范围 …………………………………………… 157
 一、适应证 …………………………………………………… 157
 二、禁忌证 …………………………………………………… 158
 三、注意事项 ………………………………………………… 158
第四节 点穴常用手法与腧穴 …………………………………… 158
 一、点穴的常用手法 ………………………………………… 158
 二、常用腧穴 ………………………………………………… 161
第五节 临床应用 ………………………………………………… 192
 一、伤科病症 ………………………………………………… 193
 二、内科、妇科病症 ………………………………………… 194
 三、急症 ……………………………………………………… 194

## 第六章 腹部推拿技术 ………………………………………………… 195

第一节 概述 ……………………………………………………… 195
第二节 腹部推拿作用机理 ……………………………………… 196
 一、腹部推拿的功效 ………………………………………… 196
 二、腹部推拿治疗的作用机理 ……………………………… 198
第三节 腹部推拿适用范围 ……………………………………… 199
 一、适应证 …………………………………………………… 199
 二、禁忌证 …………………………………………………… 200
 三、注意事项 ………………………………………………… 200
第四节 腹部推拿常用手法与操作 ……………………………… 200
 一、按法 ……………………………………………………… 200
 二、摩法 ……………………………………………………… 202

三、揉法 ……………………………………………………………… 202

四、振法 ……………………………………………………………… 204

五、点法 ……………………………………………………………… 204

六、推法 ……………………………………………………………… 205

七、拿法 ……………………………………………………………… 207

第五节　临床应用 ……………………………………………………… 208

一、糖尿病 …………………………………………………………… 208

二、肥胖症 …………………………………………………………… 209

三、胃脘痛 …………………………………………………………… 211

四、高血压病 ………………………………………………………… 213

五、失眠 ……………………………………………………………… 215

六、痛经 ……………………………………………………………… 217

# 第七章　足疗技术 …………………………………………………… 220

第一节　概述 …………………………………………………………… 220

第二节　足疗作用原理 ………………………………………………… 221

一、经络原理 ………………………………………………………… 221

二、生物全息原理 …………………………………………………… 221

三、血液循环原理 …………………………………………………… 221

四、反射原理 ………………………………………………………… 221

五、内源药物原理 …………………………………………………… 222

第三节　足疗适用范围 ………………………………………………… 222

一、适应证 …………………………………………………………… 222

二、禁忌证 …………………………………………………………… 223

三、注意事项 ………………………………………………………… 223

第四节　足疗常用反射区与操作 ……………………………………… 223

一、常用反射区 ……………………………………………………… 223

二、常用手法 ………………………………………………………… 231

三、辅助器具 ………………………………………………………… 232

第五节　临床应用 ……………………………………………………… 232

一、遗尿 ……………………………………………………………… 232

二、肾盂肾炎 ………………………………………………………… 233

三、水肿 ……………………………………………………………… 233

四、关节炎 ·········································· 233

五、单纯性肥胖症 ·································· 233

六、慢性胃炎 ······································ 233

七、胆囊炎、胆结石 ······························ 234

八、糖尿病 ········································ 234

九、高血压 ········································ 234

十、冠心病 ········································ 234

十一、失眠 ········································ 234

十二、月经不调 ···································· 235

## 第八章　手疗技术 ·································· 236

第一节　概述 ······································ 236

第二节　手疗作用原理 ······························ 236

一、全息反射学说 ·································· 236

二、传统经络学说 ·································· 237

三、神经反射学说 ·································· 237

四、血液循环学说 ·································· 237

第三节　手疗适用范围 ······························ 238

一、适应证 ········································ 238

二、禁忌证 ········································ 238

三、注意事项 ······································ 239

第四节　手疗常用反射区与操作 ···················· 239

一、常用反射区 ···································· 239

二、常用手法 ······································ 247

三、辅助器具 ······································ 248

第五节　临床应用 ·································· 248

一、感冒 ·········································· 248

二、哮喘 ·········································· 249

三、高血压 ········································ 249

四、心绞痛 ········································ 249

五、尿石症 ········································ 249

六、癃闭 ·········································· 249

七、糖尿病 ········································ 250

八、甲状腺功能亢进症……………………………………………………… 250

九、胃脘痛………………………………………………………………… 250

十、胃下垂………………………………………………………………… 250

十一、胃神经功能紊乱症………………………………………………… 250

十二、泄泻………………………………………………………………… 250

十三、牙痛………………………………………………………………… 251

十四、慢性胆囊炎、胆石症……………………………………………… 251

十五、头痛………………………………………………………………… 251

十六、失眠………………………………………………………………… 251

十七、呃逆………………………………………………………………… 251

十八、急性腰扭伤………………………………………………………… 251

十九、腰肌劳损…………………………………………………………… 252

二十、髋关节扭挫伤……………………………………………………… 252

二十一、退行性脊柱炎…………………………………………………… 252

二十二、痛经……………………………………………………………… 252

第九章　捏脊技术…………………………………………………………… 253

第一节　概述……………………………………………………………… 253

第二节　捏脊作用原理…………………………………………………… 253

一、调节阴阳，调理脏腑功能…………………………………………… 253

二、扶正祛邪，增强体质………………………………………………… 254

三、现代医学原理………………………………………………………… 254

第三节　捏脊适用范围…………………………………………………… 255

一、适应证………………………………………………………………… 255

二、禁忌证………………………………………………………………… 255

三、注意事项……………………………………………………………… 255

第四节　捏脊常用手法与操作…………………………………………… 255

一、常用手法……………………………………………………………… 255

二、操作技术……………………………………………………………… 256

三、注意事项……………………………………………………………… 257

第五节　临床应用………………………………………………………… 257

一、疳积…………………………………………………………………… 257

二、腹泻…………………………………………………………………… 258

三、便秘 ……………………………………………………………………… 258

四、呕吐 ……………………………………………………………………… 258

五、小儿厌食症 ……………………………………………………………… 259

六、小儿夜啼 ………………………………………………………………… 259

七、胃脘痛 …………………………………………………………………… 259

八、月经不调 ………………………………………………………………… 260

九、痛经 ……………………………………………………………………… 260

十、失眠 ……………………………………………………………………… 260

**第十章　牵引技术** ……………………………………………………… 261

第一节　概述 ………………………………………………………………… 261

第二节　牵引作用原理 ……………………………………………………… 262

一、传统医学对牵引治疗作用的认识 ……………………………………… 262

二、现代医学对牵引技术的认识 …………………………………………… 263

第三节　牵引适用范围 ……………………………………………………… 263

一、适应证 …………………………………………………………………… 263

二、禁忌证 …………………………………………………………………… 263

三、注意事项 ………………………………………………………………… 264

第四节　牵引常用方法与操作 ……………………………………………… 265

一、常用牵引方法 …………………………………………………………… 265

二、牵引工具 ………………………………………………………………… 266

三、操作方法 ………………………………………………………………… 267

第五节　临床应用 …………………………………………………………… 269

一、颈椎病 …………………………………………………………………… 269

二、腰椎间盘突出症 ………………………………………………………… 269

三、颈间盘突出症 …………………………………………………………… 270

四、关节脱位 ………………………………………………………………… 270

**第十一章　火罐技术** …………………………………………………… 272

第一节　概述 ………………………………………………………………… 272

第二节　火罐治疗作用原理 ………………………………………………… 273

一、传统医学对火罐治疗作用的认识 ……………………………………… 273

二、现代医学对火罐作用的认识 …………………………………………… 273

第三节　火罐治疗适用范围 ·································································· 274

一、适应证 ········································································· 274

二、禁忌证 ········································································· 275

三、注意事项 ····································································· 275

第四节　火罐常用工具与操作技术 ················································ 277

一、常用工具 ····································································· 277

二、火罐疗法的种类 ··························································· 278

三、操作技术 ····································································· 279

第五节　临床应用 ····································································· 281

一、风湿证 ········································································· 281

二、痤疮 ············································································· 283

三、高血压 ········································································· 284

四、肥胖 ············································································· 285

五、面瘫 ············································································· 286

第十二章　刮痧技术 ································································· 287

第一节　概述 ········································································· 287

第二节　刮痧作用原理 ······························································ 289

一、中医学对刮痧治疗作用的认识 ········································ 289

二、西医学对刮痧作用的认识 ·············································· 290

第三节　刮痧适用范围 ······························································ 291

一、适应证 ········································································· 291

二、慎用证和禁忌证 ··························································· 291

三、注意事项 ····································································· 292

第四节　刮痧常用方法与操作 ····················································· 293

一、刮痧疗法的种类 ··························································· 293

二、刮痧工具 ····································································· 294

三、操作技术 ····································································· 295

第五节　临床应用 ····································································· 302

一、感冒 ············································································· 302

二、恶心、呕吐 ································································· 303

三、便秘 ············································································· 303

四、高血压病 ····································································· 304

五、头痛 ································································ 305

六、三叉神经痛 ···················································· 306

七、面神经麻痹 ···················································· 306

## 第十三章　束悗技术 ············································ 308

第一节　概述 ························································ 308

第二节　束悗作用原理 ············································ 309

第三节　束悗适用范围 ············································ 310

一、适应证 ························································· 310

二、禁忌证 ························································· 310

三、注意事项 ······················································ 310

第四节　束悗常用手法 ············································ 311

一、应用分类 ······················································ 311

二、手法操作 ······················································ 312

第五节　临床应用 ·················································· 313

一、高血压病 ······················································ 313

二、糖尿病性周围神经病变 ······································ 315

三、下肢痛症 ······················································ 318

四、上肢痛症 ······················································ 319

五、腹胀 ··························································· 320

六、痞满 ··························································· 321

## 主要参考文献 ··················································· 323

# 第一章　成人推拿技术

## 第一节　概　述

推拿，古称按摩、按跷、案扤等。推拿是以中医理论为指导，运用手法或借助一定的推拿工具作用于受术者体表特定部位或穴位来防治疾病的一种治疗方法。属于中医外治法范畴。推拿学是研究推拿疗法防病治病的理论、技术和方法，以及防病治病原理和适用范围的一门学科，是中医学的分支学科。

成人推拿手法是指术者实施推拿治疗时所采用的一种特殊的操作技能，通常以手、腕、肘等部位，按照一定的技术要求作用于受术者身体，从而达到防治疾病的目的。因为以手部操作的手法运用最多，且富于变化，所以习惯上称之为手法。手法是一种约定俗成的说法，并非仅仅对"手"而言，手法可以视为对这一类操作技能的统称。法是方法、技巧，作为手法不是一般的简单随意动作，而是有一定规范和技术要求的技巧动作。严格地说，不讲技巧的简单动作不能称之为"法"。推拿治病主要靠手法技巧，而不是粗暴的蛮力，有些人认为推拿治病只要有力气就行，甚至认为力气越大越好，导致在治疗中动作生硬粗暴，使受术者痛苦不堪，这是不可取的。《医宗金鉴·正骨心法要旨》中说："法之所施，使受术者不知其苦，方称为手法也。"其主要强调手法技巧，强调力的运用必须与手法技巧结合起来，做到既不增加受术者痛苦，又能治好病。据不完全统计，现有推拿手法已多达百余种，治疗范围已涵盖伤科、内科、妇科、五官科等多种疾病。

### 一、成人推拿手法分类

在推拿学几千年的发展过程中，历代医家在临床实践中创造发明了许多行之有效的手法，并流传至今。在古今文献中，可见之于文字记载的各式手法就有三四百种之多。这些手法在动作结构、动作形态、作用机理、治疗效果、发力方式、应用对象等方面各具特点。随着学科水平的不断提高，为了方便学术交流、教学推广与科学研究，医家分别从不同角度，对手法进行了分类。

**1. 根据手法动作结构简繁分** 根据手法动作结构的简繁，将推拿手法分成单式手法和复合手法两类。

（1）单式手法：又称基本手法，是指以单一动作成分为基本单元的一类手法，如推法、拿法、按法、摩法、捏法、揉法、点法、拍法、擦法等。

（2）复合手法：是指由两种或两种以上单式手法相结合而形成的一类手法，如提拿法、按揉法、推摩法、擦摇法、四指推法等。

**2. 根据手法动作形态特点分** 根据手法动作形态特点分为以下 6 类。

（1）摆动类手法：是指主要以前臂的主动运动，带动腕关节左右摆动来完成手法操作过程的一类手法。如一指禅推法、擦法、揉法等。

（2）摩擦类手法：是指手法操作过程中，着力部位与受术部位皮肤表面之间产生明显摩擦的一类手法。如摩法、擦法、推法、抹法、搓法等。

（3）振颤类手法：是指术者以特定的活动方式，使受术者皮下组织产生明显振动感的一类手法。如振法、颤法、抖法等。

（4）挤压类手法：是指单方向垂直向下用力和两个方向相对用力，作用于某一部位的一类手法。如按法、压法、点法、捏法、拿法、捻法、踩跷法等。

（5）叩击类手法：是有节律富有弹性地叩击体表的一类手法。如拍法、击法、叩法、弹法等。

（6）运动关节类手法：是指运用一定的技巧力，在关节生理活动范围内，活动受术者关节的一类手法。如摇法、扳法、拔伸法、背法、屈伸法等。

**3. 根据手法主要作用机理分** 根据手法作用机理分为松解类手法和整复类手法两类。

（1）松解类手法：是指以一定的压力作用于软组织的一类手法。这里讲的松解不单纯是指对粘连的软组织的松解，也包括对紧张痉挛软组织的放松，所以除运动关节类手法以外的绝大多数手法，皆属于松解类手法。

（2）整复类手法：是指以一定的技巧性力作用于骨关节，并起到矫正关节错缝作用的一类手法。如运动关节类手法和部分按法，皆属于整复类手法。

**4. 根据手法作用力方向分** 根据手法作用力方向分为以下 5 类。

（1）垂直用力类：是指手法作用力方向与治疗部位皮肤表面互为垂直的一类手法。如按法、压法、点法、掐法、一指禅推法、擦法、踩跷法、拍法等。

（2）平面用力类：是指在一定按压力的基础上，手法移动方向与治疗部位皮肤表面互为平行的一类手法。如摩法、擦法、推法等。

（3）对抗合力类：是指在某一部位两侧呈对称性用力的一类手法。如拿法、捏法、拧法、挤法、搓法、捻法等。

（4）对抗分离类：是指两个相反方向的作用力同时作用于某一部位的一类手法。如拔伸法、扳法等。

（5）复合用力类：是指两个以上方向的力同时作用于某一部位的一类手法。如摇法、脊柱旋转扳法、背法等。

## 二、成人推拿手法基本技术要求

成人推拿手法的种类较多，除整复类手法外，大部分手法都必须符合持久、有力、均匀、柔和的基本技术要求，从而达到深透的作用效果。

**1. 持久**　是指手法能够严格按照规定的技术要求和操作规范，在足够时间内持久而不变形，且保持动作的连贯性。多数推拿手法在临床应用时，需要操作较长时间才能取得预期的疗效，如果缺乏持久性，势必影响效果。

**2. 有力**　是指手法必须具备一定力量、功力和技巧力。力量是基础，功力和技巧力需要通过功法训练和手法练习才能获得。在力的运用上，需要根据治疗对象、施治部位、病证虚实而灵活掌握。其基本原则是既保证治疗效果，又避免发生不良反应。

**3. 均匀**　一方面指手法的操作必须具有一定的节律性，不可时快时慢；另一方面手法的作用力在一般情况下要保持相对稳定，不可忽轻忽重。当然，操作时根据治疗对象、部位、疾病的性质不同，手法的轻重应有所不同。如拿法等，手法操作时用力应先轻后重。

**4. 柔和**　是指手法操作应做到轻而不浮，重而不滞，刚中有柔，刚柔相济。动作轻柔灵活，用力和缓，讲究技巧性，变换动作自然流畅，毫无涩滞。

**5. 深透**　是指手法作用的最终效果不能局限于体表，而要达到组织深处的筋脉、骨髓，功力达到脏腑，使手法的效应能传之于内。

## 三、整复类手法的基本技术要求

**1. 稳**　是对整复类手法安全性方面的要求，强调在施行手法整复时，首先要考虑到安全问题，包括整复手法的禁忌证和具体手法的选择应用两个方面。就手法操作本身而言，应做到平稳自然、因势利导，避免生硬粗暴。一般来说，某一个关节可以通过多种手法来实现整复。可根据具体病情、适宜的体位，以及手法的特异性作用而选择安全性相对高的手法，不能过分依赖单一的扳法。此外，也不可一味追求手法整复时"咔嗒"声的出现，这并不是判断手法整复成败的唯一标准。

**2. 准**　是对整复类手法有效性方面的要求，强调进行关节整复时，一定要有针对性。首先必须具有明确的手法应用指标，即明确诊断，做到手法与病症相合。其次，在手法操作过程中，定位要准确，如施行拔伸类手法时，通过变换拔伸力的方向和作用点，可以使应力更好地集中于要整复的关节部位，而在施行脊柱旋转扳法时，则可以通过改变脊柱屈伸和旋转的角度及手指的支点位置，使应力集中在需要整复的关节部位。

**3. 巧**　是对整复类手法施力方面的要求，强调运用巧力，以柔克刚，即所谓"四两拨千斤"，不可使用蛮力、暴力。从力学角度分析，大多数整复类手法是运用了杠杆原理。因此，在施行关节整复类手法时，力的支点选择和力的组合运用十分重要，同时还要考虑到不同体位下的灵活变化，要尽可能地借受术者自身之力完成手法的操作。只有这样，才能符合"巧"的技术要求。

**4. 快**　是对整复类手法发力方面的要求，强调发力时要疾发疾收。首先，需要对发力时机做出判断，主要依靠手下的感觉，一般在关节活动到极限位置而又没有明显阻力的时候发力。其次，术者无论选用哪一个部位发力，一般都是运用自身机理的等长收缩方式进行，即所谓的"寸劲"，极少有形体和关节大幅度的运动。另外，需要对发力时机和力的大小进行控制，不能过大或过小。

以上四个方面的技术要求，应贯穿于每一个整复手法操作的全过程，确保手法的安全性和有效性。

# 第二节　成人推拿作用原理

推拿属于中医外治的范畴，是以手法作用于人体体表的特定部位，通过调节机体自身的功能活动，达到防治疾病的目的。中医学认为，手法具有调整阴阳、调节脏腑、理筋整复、疏通经络、活血化瘀的作用。

## 一、调整阴阳

阴阳是辨证的总纲，疾病的发生发展，从根本上说是阴阳的相对平衡受到破坏，即阴阳的偏盛偏衰代替了正常的阴阳消长，这贯串于一切疾病发生发展的始终。《景岳全书》曰："医道虽繁，可一言以蔽之，曰阴阳而已。"所以调整阴阳，是推拿治疗的基本原则之一。

阴阳偏盛，即阴或阳邪的过盛有余。阳盛则阴病，阴盛则阳病。治疗时应采用"损其有余"的方法。阴阳偏衰，即正气中阴或阳的虚损不足，或为阴虚，或为阳虚。阴虚不能制阳，常表现为阴虚阳亢的虚热证；阳虚则不能制阴，多表现为阳虚阴盛的虚寒证。阴虚而致阳亢者，应滋阴以制阳。如高血压，属阴虚阳亢者，除常规手法外，可采用补肾经的方法，即自太溪始沿小腿内侧面推至阴谷穴，或按揉涌泉穴等；阳虚而致阴寒者，应温阳以治阴；若阴阳两虚，则应阴阳双补。如阳虚致五更泻，应以温阳止泻的方法，即摩揉下丹田，或擦肾俞、命门，或推上七节骨等。

由于阴阳是相互依存的，故在治疗阴阳偏衰的病证时，还应注意"阴中求阳，阳中求阴"，也就是在补阴时，应佐以温阳；温阳时，配以滋阴，从而使"阳得阴助而生化无穷，阴得阳升而泉源不竭"。

## 二、调节脏腑

脏腑是化生气血，通调经络，主持人体生命活动的主要器官。推拿具有调整脏腑功能的作用。脏腑功能失调后，所产生的病变，通过经络传导反应于外，出现如精神不振、情志异常、腹胀、疼痛，以及肌肉痉挛等各种症状，即所谓"有诸内，必形诸外"。推拿是通过手法刺激相应的体表穴位、痛点（或疼痛部位），并通过经络的连属与传导作用，对内脏功能进行调节，达到治疗疾病目的。如按揉脾俞、胃俞穴可调理脾胃，缓解胃肠痉挛，止腹痛。临床实践表明，不论是虚证或实证、寒证或热证，只要在适当穴位上选用相宜推拿手法进行治疗，均可得到不同程度的调整，如肾阳不足可用擦命门穴达到温补肾阳的作用；肝阳上亢者可用强刺激点按太冲穴，达到平肝潜阳的作用。现代研究证实，在足三里穴上运用按揉或一指禅推法，既能使分泌过多的胃液减少，抑制胃肠的功能，也可使分泌不足的胃液增多，兴奋胃肠的功能；用较强的按法、拿法刺激内关，可使心率加快，可治疗心动过缓；用较弱的按法、揉法刺激内关，又可使心率减慢，可治疗心动过速；按揉肝俞、胆俞、胆囊穴，可抑制胆囊收缩，减少胆汁排出，使胆绞痛缓解。这些说明了推拿不仅可以调整阴阳，补虚泻实，而且对脏腑功能具有良好的双向调节作用，这种作用一是直接作用，即通过手法刺激体表直接影响脏腑功能；二是间接作用，即通过经络与脏腑间的联系来实现。

## 三、理筋整复

中医学中所说的筋，又称经筋，是指与骨相连的肌筋组织，类似于现代解剖学的四肢和躯干部位的软组织，如肌肉、肌腱、筋膜、韧带、关节囊、腱鞘、滑液囊、椎间盘、关节软骨盘等。因各种原因造成的软组织损伤，统称为筋伤或伤筋。筋伤后由筋而连属的骨所构成的关节，亦必然受到不同程度的影响，产生"筋出槽、骨错缝"等有关组织解剖位置异常的一系列病理变化，出现诸如小关节紊乱、脱臼滑脱、不全脱位、关节错缝、椎间盘突出、肌肉或韧带筋膜部分纤维撕裂等病症，目前中医对这些病症的治疗，有赖于推拿手法。

使用适当的按、揉、推、擦等手法，可将部分断裂的肌肉、肌腱、韧带组织抚顺理直；使用弹拨或推扳手法，可将肌腱滑脱恢复正常解剖位置；通过适当屈伸、旋转、顿拉手法，可使移位嵌顿的关节软骨板回纳，解除关节的交锁；通过牵引拔伸、按法、扳法、摇法等，可改变突出物与神经根的位置关系；运用推扳、斜扳、脊柱旋转复位及旋转拔伸复位法等，可整复脊柱后关节紊乱。

总之，对筋伤和骨缝错位、紊乱等，可以通过手法进行理筋整复，纠正解剖位置的异常，使经络关节通顺，各种组织各守其位，达到软组织痉挛的缓解和关节功能的恢复。

## 四、疏通经络

经络是人体内经脉和络脉的总称，是人体全身气血运行的通路，"内属于腑脏，外络于肢节"（《灵枢·海论》），沟通上下内外，网络全身，把人体所有的脏腑组织器官联结成一个统一的有机整体。

经气是脏腑生理功能的动力，经气的盛衰，直接反映了脏腑功能的强弱。推拿手法作用于体表的经络穴位上，可以引起局部经络反应，起到激发和调整经气的作用，并通过经络影响到所连属的脏腑、组织、肢节的功能活动，以调节机体的生理、病理状况，达到百脉疏通，五脏安和，使人体恢复正常生理功能的目的。《医宗金鉴·正骨心法要旨》说："……按其经络，以通郁闭之气……"如搓摩胁肋可疏肝理气而使胁肋胀痛缓解。现代研究证实，长时间柔和的推拿手法，可使中枢神经抑制，周围神经兴奋等。说明推拿对经气的调整作用，是通过调节神经系统的兴奋和抑制，利用神经的反射作用，达到调整脏腑功能的目的。

## 五、活血化瘀

瘀血是指体内血液停滞，包括离经之血，或血运不畅阻滞于经脉及脏腑内的血液。既是疾病过程中形成的病理产物，又是某些疾病的致病因素。引起瘀血的原因，临床最常见的是外伤性瘀血。《素问·缪刺论》曰："人有不利，脉络不畅甚至瘀塞而成瘀血。"《景岳全书·胁痛》曰："凡人之气血犹源泉也，盛则流畅，少则壅滞。故气血不虚不滞，虚则无有不滞者。"

清代医典《医宗金鉴·正骨心法要旨》中说："或因跌仆闪失，以致骨缝开错，气血瘀滞，为肿为痛，宜用推拿法，按其经络，以通郁闭之气，摩其壅聚，以散瘀结之肿，其患可愈。"推拿手法的刺激，不但可活跃局部的血液循环，消散瘀结，更重要的是推拿的刺激，可反射性地加速全身的血液循环，增加组织的灌流量，促进疾病痊愈。

现代医学研究证实，推拿手法之所以能够活血化瘀，是由于推拿可以引起一部分细胞内的蛋白质分解，产生组胺和类组胺的物质，使毛细血管扩张，局部血液循环加快，静脉血液及淋巴液回流加速，使瘀血尽快吸收，加速损伤组织的修复。

# 第三节　成人推拿适用范围

## 一、适应证

推拿疗法可以应用于很多疾病的预防和治疗，包括骨伤科、内科、妇科、儿科、五官科、神经科疾病，亦用于减肥、美容及保健医疗等。

**1. 骨伤科疾病**　如颈椎病、落枕、颈肩综合征、前斜角肌综合征、肩关节周围炎、腰椎后关节紊乱、急性腰扭伤、慢性腰肌劳损、腰椎滑脱症（轻度）、第三腰椎横突综合征、臀中肌损伤、梨状肌综合征等。

各种常见关节脱位，如下颌关节脱位、肩关节脱位、肘关节脱位、桡尺远端关节分离症、髋关节脱位等。

四肢关节扭伤，如肩关节扭挫伤、肘关节扭挫伤、腕关节扭挫伤、半月板损伤、踝关节扭伤等。

**2. 内科疾病**　如感冒、胃脘痛、胃下垂、胆绞痛、呃逆、便秘、腹泻、哮喘、高血压病、冠心病、糖尿病、尿潴留、眩晕等。

**3. 妇科疾病**　如急性乳腺炎、月经不调、痛经、闭经、带下病、慢性盆腔炎、子宫脱垂等。

**4. 儿科疾病**　脑性瘫痪、咳嗽、发热、泄泻、呕吐、疳积、佝偻病、夜啼、遗尿、肌性斜颈、小儿麻痹后遗症、桡骨头半脱位等。

**5. 五官科疾病**　近视、视神经萎缩、慢性鼻炎、慢性咽炎、急性扁桃体炎、耳鸣、耳聋等。

**6. 神经科疾病**　面瘫、失眠、神经性偏头痛、自主神经功能紊乱、中风后遗症等。

## 二、禁忌证

以下情况不适宜选用推拿手法治疗。

急慢性传染病，恶性肿瘤的局部，溃疡的局部，烧伤和烫伤的局部，皮肤病，感染性化脓性疾病和结核性关节炎。胃、十二指肠等急性穿孔，出血性疾病，严重的心脑血管疾病。醉酒者，严重的（不能合作、不能安静）精神病受术者。

诊断不明的急性脊柱损伤，或伴有脊髓受损症状者，手法可能加剧脊髓损伤。

经期、妊娠期妇女的腹部和腰骶部禁用推拿。年老体弱经不起重手法刺激者，极度疲劳和空腹饥饿者，不宜推拿。

## 三、注意事项

### （一）推拿前注意事项

推拿施术前要修整指甲，热水洗手，并将指环等有碍操作的物品提先摘掉。态度要和蔼，严肃细心，要耐心地向受术者解释病情，以取得受术者配合。

受术者与术者的位置要安排合适；特别是受术者坐卧等姿势，要舒适而又便于术者操作。

### （二）推拿中注意事项

推拿手法要轻重合适，并随时观察受术者表情，使受术者有舒适感。

推拿治疗时间一般每次以 20~30 分钟为宜。

受术者在大怒、大喜、大恐、大悲等情绪激动的情况下，不要立即进行推拿治疗。

饱食之后，不要急于推拿，一般在饭后 2 小时左右为宜。

推拿治疗时，有些受术者容易入睡，应取毛巾盖好，以防着凉，注意室温。当风之处，不要推拿。

### （三）推拿后注意事项

推拿后应注意稍事休息，不要立即做剧烈运动。推拿后应注意治疗部位的保暖，避免受凉受风而加重病情。

关节整复者应注意避免关节大幅度活动，待其适当休息后再正常活动。

# 第四节 成人推拿用具与操作

## 一、推拿用具

推拿操作时，需要使用推拿床、推拿巾、推拿枕等常规用具。

## 二、推拿介质的种类

有时为了减少手法操作对皮肤的摩擦损伤，或为了借助某些药物的辅助作用，在推拿部位的皮肤上涂些液体、膏剂或洒些粉末，这种液体、膏剂或粉末统称为推拿介质，也称为推拿递质。

介质作为润滑作用的添加剂，也兼有药物作用。常用的润滑介质有滑石粉、爽身粉、润肤油等。现在一般将润滑剂与药物的作用相结合，有散剂、丸剂、酒剂、酊剂、膏剂、汤剂等不同的剂型。每种剂型各有不同的特点。临床一般将常用的推拿介质分为单方和复方。

1. 常用单方　滑石粉、葱姜汁、白酒、麻油、凉水、薄荷酊、蛋清、木香水。

2. 常用复方　冬青油、红花油、传导油、按摩乳、陈元膏、大补益摩膏、摩腰膏、野葛膏、乌头摩风膏、莽草膏、青膏、白膏、丹参赤膏、乌头膏、蹉跌膏、商陆膏、当归摩膏、牡丹膏、皂荚摩膏、摩脐膏、杏仁膏、摩风膏、清润黄连膏、万灵膏。

## 三、成人推拿操作技术

### （一）㨰法

以手掌的背侧部吸附于体表施术部位，通过腕关节的屈伸运动和前臂的推旋运动，使手背在施术部位上做持续不断地来回滚动，称为㨰法。此法为推拿流派的代表手法。其滚动之力作用于体表，刺激平和、舒适安全、易于被受术者接受，具有良好的调整作用。

**1. 动作要领**　拇指自然伸直，余指屈曲（掌指关节屈曲，指间关节微屈），手背部绷紧，呈弧面状，以手背尺侧部吸附于体表施术部位上。以肘关节为支点，前臂主动做推旋运动，带动腕关节做较大幅度的屈伸运动，使手背尺侧部在施术部位上进行持续不断的来回滚动。见图1-4-1、图1-4-2。

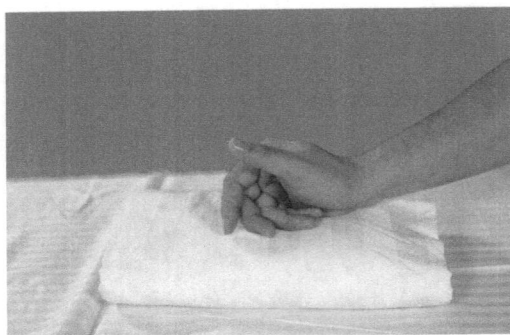
图 1-4-1 滚法（1）

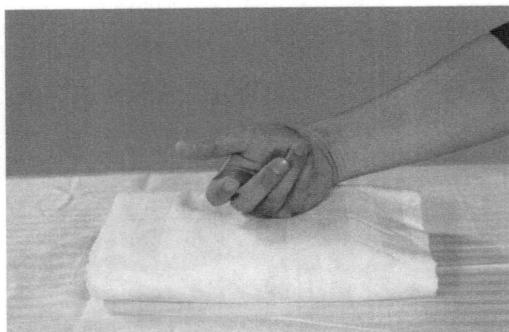
图 1-4-2 滚法（1）

掌指关节滚法和拳滚法：由滚法变化而来，利用掌指关节和拳顶进行滚法操作，名为掌指关节滚法和拳滚法，为滚法的变化运用。

掌指关节滚法的操作方法：以第 5 掌指关节背侧为吸定点，以小指、无名指、中指及食指的掌指关节背侧为滚动着力面，腕关节略屈向尺侧，其余准备形态同滚法，其手法运动过程亦同滚法。

拳滚法的操作方法：拇指自然伸直，余指半握空拳状，以食指、中指、无名指和小指的第 1 节指背着力于施术部位上。肘关节屈曲 140°~160°，前臂主动施力，单纯进行推拉摆动，带动腕关节做尺、桡侧偏移的屈伸活动，使食指、中指、无名指和小指的第 1 节指背、掌指关节背侧、指间关节背侧为滚动着力面，在施术部位上进行持续不断的滚动。

**2. 要求及注意事项** 肩关节放松下垂，肘关节屈曲约呈 140°，上臂中段距胸壁一拳左右，腕关节放松。

操作过程中，食指、中指、无名指和小指的掌指关节始终要保持屈曲状态，而指间关节于前滚时趋向于伸直，回滚时则变为自然屈曲。操作过程中，腕关节屈伸幅度应在 120° 左右（即前滚至极限时屈腕约 80°，回滚至极限时伸腕约 40°），使掌背部分的近 1/2 面积（尺侧）依次接触治疗部位。

操作时，不要出现摆、碾、拖、跳等动作。

临床使用时，常结合肢体关节的被动运动，此时应保持两手动作协调。

**3. 适用部位** 颈项、肩背、腰臀、四肢等肌肉丰厚部位。

**4. 功效主治** 具有疏通经络，活血化瘀，疏松肌筋，解痉止痛，滑利关节，松解粘连等作用。主要用于颈椎病、肩周炎、腰椎间盘突出症、半身不遂、高血压、糖尿病、痛经、月经不调等多种病症。

（二）揉法

以手掌大鱼际或掌根、手指罗纹面等部位着力，吸定于体表施术部位上，做轻柔和缓的上下、左右或环旋动作，称为揉法。揉法是推拿常用手法之一，根据操作时接触面的不同可分为掌揉法、指揉法、拳揉法、臂揉法、肘揉法、足揉法等，此处仅介绍前两种揉法。掌揉法可以分为大鱼际揉法和掌根揉法；指揉法可以分为中指揉法、三指揉法和拇指揉法。

**1. 动作要领**

（1）大鱼际揉法：腕关节微屈或水平状，拇指内收，食指、中指、无名指及小指自然伸直，肘关节外翘，以大鱼际附着于施术部位上。以肘关节为支点，前臂做主动运动，带动腕关节摆动，使大鱼际在治疗部位上做轻缓柔和的上下、左右或轻度的环旋揉动，并带动该处的皮下组织一起运动，频率为每分钟120~160次。见图1-4-3、图1-4-4。

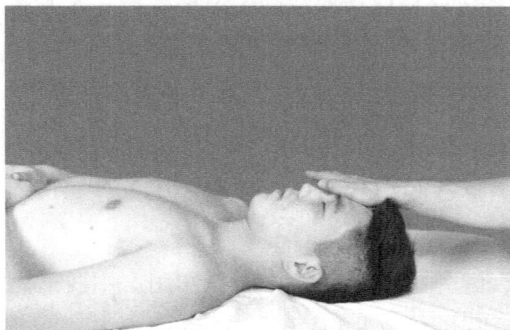

图1-4-3　大鱼际揉法（1）　　　　　图1-4-4　大鱼际揉法（2）

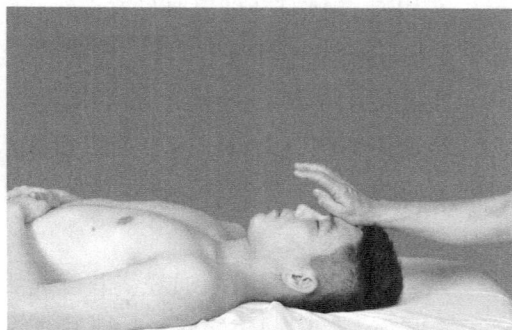

（2）掌根揉法：肘关节微屈，腕关节放松并略背伸，手指自然弯曲，以掌根部附着于施术部位上。以肘关节为支点，前臂做主动运动，带动腕及手掌连同前臂做小幅度的回旋揉动，并带动该处的皮下组织一起运动，频率为每分钟120~160次。见图1-4-5。

（3）中指揉法：中指伸直，食指搭于中指远端指间关节背侧，腕关节微屈，用中指罗纹面着力于一定的治疗部位或穴位。以肘关节为支点，前臂做主动运动，通过腕关节使中指罗纹面在施术部位上做轻柔的小幅度的环旋或上下、左右运动，频率为每分钟120~160次。见图1-4-6。

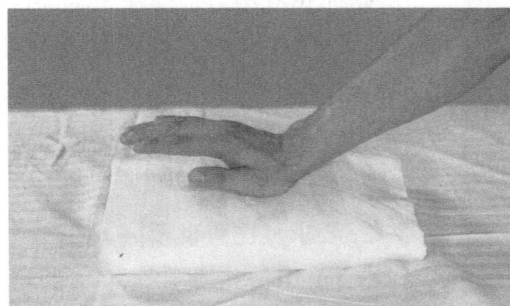

图1-4-5　掌根揉法　　　　　　　　图1-4-6　中指揉法

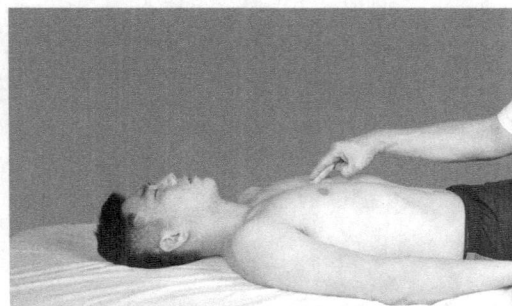

（4）三指揉法：食指、中指、无名指并拢，三指罗纹面着力于施术部位，操作术式与中指揉法相同。

（5）拇指揉法：以拇指罗纹面着力于施术部位，其余四指支撑助力，腕关节微屈。拇指及前臂部主动施力，使拇指罗纹面在施术部位上做轻柔的环旋揉动，频率为每分钟 120~160 次。

**2. 要求及注意事项**

（1）所施压力要适度。从施力的角度而言，揉法可分为轻、中、重 3 种。不论何种揉法，操作时皆应"以和为贵"。动作要灵活而有节律性。

（2）往返移动时应在吸定的基础上进行。

（3）大鱼际揉法前臂有推旋动作，腕部宜放松；而指揉法腕关节要保持一定紧张度；掌根揉法腕关节略有背伸，松紧适度。

揉法应吸定于施术部位，带动皮下组织一起运动，不能只在体表上摩擦。

**3. 适用部位** 大鱼际揉法主要适用于头面、胸胁、腹及四肢部；掌根揉法适用于腰背及四肢部；中指揉法、拇指揉法适用于全身各部腧穴（小儿推拿常用）；三指揉法常用于小儿颈部。

**4. 功效主治** 具有疏通经络、行气活血、健脾和胃、消肿止痛等作用。主要适用于脘腹胀痛、胸闷胁痛、便秘、泄泻、头痛、眩晕，及儿科病症，亦可用于头面部及腹部保健。

## （三）拿法

用拇指和其余手指相对用力，提捏或揉捏肌肤，称为拿法。有"捏而提起谓之拿"的说法。拿法是临床常用手法之一，具有舒适自然，易于被人接受的特点。拿法可以单手操作，也可以双手同时操作。根据拇指与其他手指配合数量的多寡，有三指拿法、五指拿法等称谓。

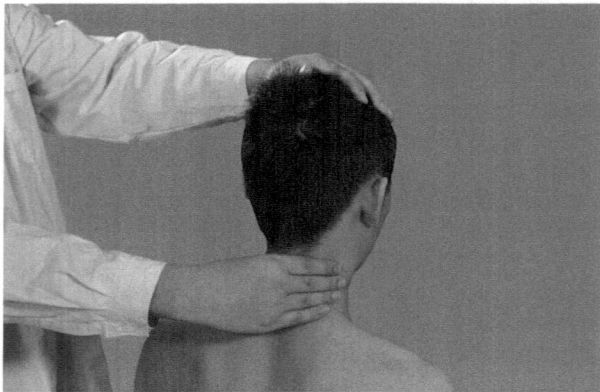

**1. 动作要领** 以拇指和其余手指的指面相对用力，捏住施术部位肌肤，以腕关节为支点，指掌部主动施力，逐渐将捏住的肌肤收紧提起并施以揉动，进行轻重交替连续不断的操作。见图 1-4-7。

**2. 要求及注意事项**

（1）用拇指和其余手指的指面着力，而不是用指端内扣。

图 1-4-7 拿法

（2）拿法为一复合手法，含有捏、提、揉3种手法。提捏中含有揉动之力，腕部放松，动作柔和灵活，连绵不断，且富有节奏性。

（3）拿法应注意动作的协调性，不可以死板僵硬。初习者不要用力久拿，以防伤及自身腕部与手指的屈肌肌腱及腱鞘。

**3. 适用部位** 颈项、肩、四肢和头部。

**4. 功效主治** 具有行气活血、疏经通络、松肌舒筋、止痛除酸、祛风散寒等作用。常用于颈椎病、四肢酸痛、头痛恶寒等病症。

## （四）按法

以指或掌按压体表，称按法。按法具有刺激强而舒适的特点，易于被受术者接受。按法又常与揉法相结合，组成按揉复合手法。分为指按法和掌按法两种。

**1. 动作要领**

（1）指按法：以拇指罗纹面着力于施术部位，其余四指张开，置于相应位置以支撑助力，腕关节屈曲，呈 120°~140°。拇指主动用力，垂直向下按压。当按压力达到所需的力度后，要稍停片刻，即所谓的"按而留之"，然后松劲撤力，再重复按压，使按压动作既平稳又有节奏性。见图1-4-8。

（2）掌按法：以单手或双手掌面置于施术部位。以肩关节为支点，利用身体上半部的重量，通过上臂、前臂传至手掌部，垂直向下按压，用力原则同指按法。见图1-4-9。

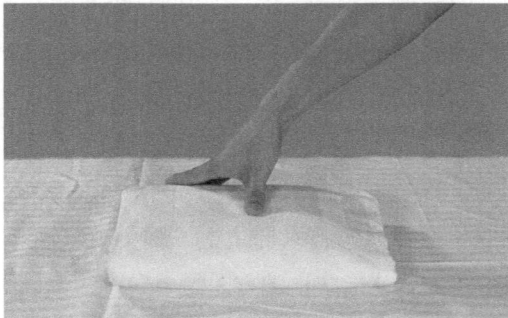

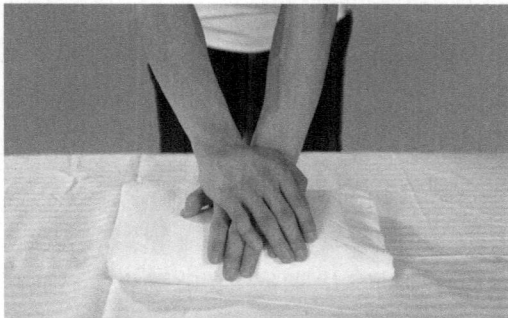

图1-4-8　指按法　　　　　　　　　　图1-4-9　掌按法

**2. 要求及注意事项**

（1）指按法腕关节应屈曲。当腕关节屈曲（120°~140°）时，拇指易于发力，其余四指也容易支撑助力。

（2）掌按法应以肩关节为支点。当肩关节成为支点后，身体上半部的重量很容易通过上臂、前臂传到手掌部，使操作者不易疲劳，且用力又沉稳着实。如将肘关节作为支点，则需要上臂、前臂用力，既容易使操作者疲乏，且力度又难以控制。

（3）按压的用力方向多为垂直向下或与受力面相垂直。用力要由轻到重，稳而持续，使刺激充分达到肌体组织的深部。要有缓慢的节奏性。

（4）指按法接触面积较小，刺激较强，常在按后施以揉法，有"按一揉三"之说，即重按一下，轻揉三下，形成有规律的按后揉的连续操作手法。

（5）不可突施暴力。不论指按法还是掌按法，用力原则均是由轻而重，再由重而轻，手法操作忌突发突止，暴起暴落，同时一定要掌握好受术者的骨质情况，诊断必须明确，以避免造成骨折。

**3. 适用部位**　指按法适于全身各部，尤以经络、穴位常用；掌按法适于背腰部、下肢后侧，以及胸部等面积较大而又较为平坦的部位。

**4. 功效主治**　具有行气活血，通经止痛，疏风散寒，温经通脉等作用。常用于风寒感冒、头痛、腰背痛、下肢痛等各种病证。

## （五）推法

以指、掌、拳或肘部着力于体表一定部位或穴位上，做单方向的直线或弧形推动，称为推法。成人推法以单方向直线推为主，又称平推法。

**1. 动作要领**

（1）指推法：包括拇指端推法、拇指平推法和三指推法。

拇指端推法：以拇指端着力于施术部位或穴位上，其余四指置于对侧或相应的位置以固定，腕关节略屈并向尺侧偏斜。拇指及腕部主动施力，向拇指端方向呈短距离单向直线推进。

拇指平推法：以拇指罗纹面着力于施术部位或穴位上，其余四指置于其前外方以助力，腕关节略屈曲。拇指及腕部主动施力，向其食指方向呈短距离单向直线推进。见图1-4-10。在推进的过程中，拇指罗纹面的着力部分逐渐偏向桡侧，随着拇指的推进，腕关节逐渐伸直。

三指推法：食指、中指、无名指并拢，以指端部着力于施术部位上，腕关节略屈。前臂部主动施力，通过腕关节及掌部，使食指、中指及无名三指向指端方向做单向直线推进。

（2）掌推法：以掌根部着力于施术部位，腕关节略背伸，肘关节伸直。以肩关节为支点，上臂主动施力，通过肘、前臂、腕，使掌根部向前方做单方向直线推进。见图1-4-11。

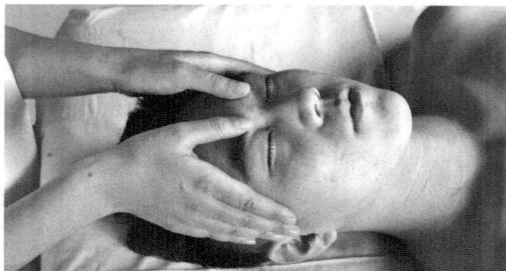

图1-4-10　拇指平推法

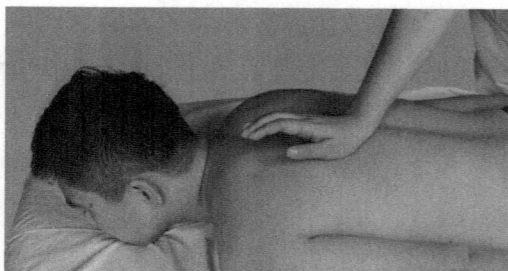

图1-4-11　掌推法

（3）拳推法：手握实拳，以食指、中指、无名指及小指的近侧指间关节突起部，着力于施术部位上，腕关节挺劲伸直，肘关节略屈。以肘关节为支点，前臂主动施力，向前呈单方向直线推进。

（4）肘推法：屈肘，以肘关节尺骨鹰嘴突起部着力于施术部位，另一侧手臂抬起，以掌部扶握屈肘侧拳顶以固定助力。以肩关节为支点，上臂部主动施力，做较缓慢的单方向直线推进。见图1-4-12。

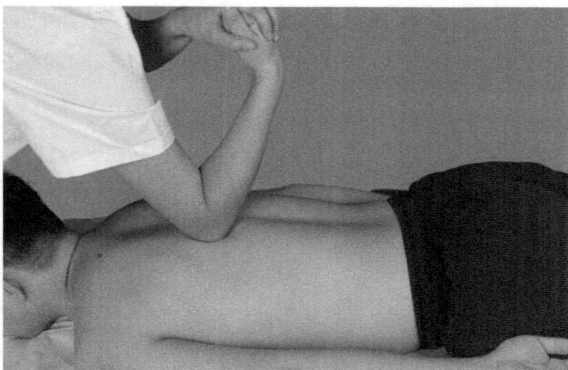

图1-4-12　肘推法

### 2. 要求及注意事项

（1）着力部位要紧贴体表。推进的速度宜缓慢均匀，用力要平稳适中。

（2）单向直线推进，不可歪曲斜推。

（3）拳、肘推法宜顺肌纤维走行方向推进。

（4）拇指端推法与拇指平推法推动的距离宜短，属推法中特例。其他种推法则推动的距离宜长。

（5）不能推破皮肤。为防止推破皮肤，可以使用凡士林、冬青膏及滑石粉等润滑剂。

### 3. 适用部位

全身各部。指推法适于头面、颈项、手和足部，尤以足部推拿为常用；掌推法适于胸腹、背腰和四肢部；拳推法适于背腰及四肢部；肘推法适于背腰部脊柱两侧。

### 4. 功效主治

具有平肝降压、通调脏腑、祛风散寒、通经活脉、化瘀止痛、消胀除满、通便除积、舒筋活络、消肿止痛等作用。主要用于高血压、头痛、头晕、失眠、腰腿痛、腰背部僵硬、风湿痹痛、感觉迟钝、胸闷胁胀、腹胀、便秘、食积、软组织损伤、局部肿痛等病症。

## （六）点法

用指端或屈曲的指间关节突起部着力于施术部位，持续地进行点压，称为点法。点法具有着力点小、刺激性强、操作省力等特点。点法主要包括拇指端点法、屈拇指点法和屈食指点法等。临床常用拇指端点法。

### 1. 动作要领

（1）拇指端点法：手握空拳，拇指伸直并紧靠于食指中节，以拇指端着力于施术部位或穴位上。前臂与拇指主动发力，进行持续点压。见图1-4-13。也可以采用拇指按法的手法形态，用拇指端进行持续点压。

（2）屈拇指点法：屈拇指，以拇指指间关节桡侧或背侧着力于施术部位或穴位上，拇指端抵于食指中节桡侧缘以助力。腕部与拇指主动施力，进行持续点压。见图1-4-14。

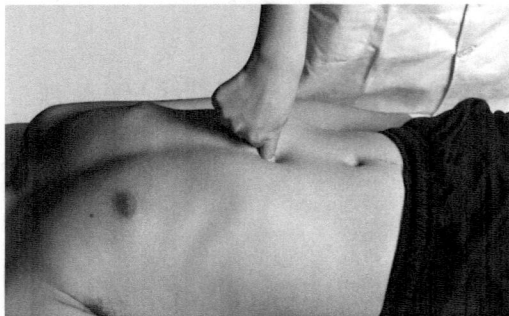

图1-4-13　拇指端点法

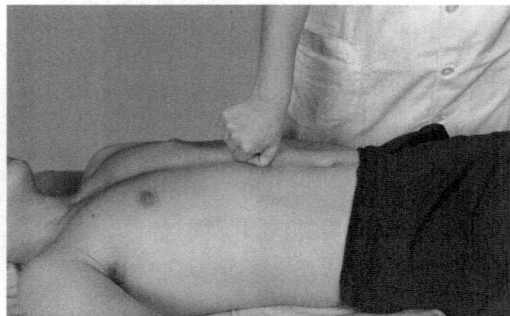

图1-4-14　屈拇指点法

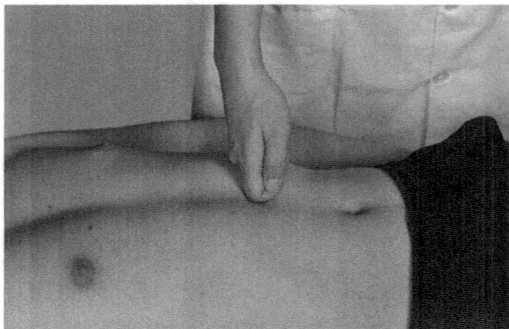

图1-4-15　屈食指点法

（3）屈食指点法：屈食指，其他手指相握，用食指近侧指间关节突起部着力于施术部位或穴位上，拇指末节尺侧缘紧压食指指甲部助力。前臂与食指主动施力，进行持续点压。见图1-4-15。

**2. 要求及注意事项**

（1）拇指端点法，宜手握空拳，拇指罗纹面贴紧食指中节外侧，以免用力时扭伤拇指指间关节。

（2）屈拇指点法，拇指端抵在食指中节桡侧缘，如此则拇指得到了助力和固定。

（3）屈食指点法，宜手指相握成实拳，拇指末节尺侧缘要紧压在食指指甲部以固定和助力。

（4）用力要由轻到重，稳而持续，使刺激充分达到机体的组织深部，要有"得气"的感觉，以能忍受为度。用力方向宜与受力面相垂直。

（5）不要突施暴力。既不能突然发力，也不可以突然收力。

（6）对年老体弱和久病虚衰的受术者不施用点法，尤其是心功能较弱受术者忌用。

（7）点后宜用揉法，以避免气血积聚，及点法所施部位或穴位的局部软组织损伤。

**3. 适用部位**

全身各部位，尤其适用于全身阳经穴位及阿是穴。

**4. 功效主治**

具有通经止痛的作用，主要用于各种痛症。

（七）拨法

用拇指深按于治疗部位，进行单向或往返的拨动，称为拨法。又称指拨法、拨络法等。拨法力量沉实，拨动有力，有较好的止痛和解除粘连的作用，临床有"以痛为腧，不痛用力"之说，即指拨法的应用而言，是常用手法之一。

**1. 动作要领**　拇指伸直，以指端着力于施术部位，余四指置于相应位置以助力。拇指适当用力下压至一定深度，待受术者有酸胀感时，再做与肌纤维或肌腱、韧带、经络成垂直方向的单向或来回拨动。若单手指力不足时，也可以双拇指重叠进行操作。

**2. 要求及注意事项**　按压力与拨动力方向互相要垂直。拨动时拇指不能在皮肤表面摩擦移动，应带动肌纤维或肌腱、韧带一起拨动。用力要由轻而重，实而不浮。

操作时，应注意掌握"以痛为腧，不痛用力"的原则。即在患处先找到某一体位时最疼痛的一点，以拇指端按住此点不放，随后转动患部肢体，在运动过程中，找到并保持在指面下的痛点由痛变为不痛的新体位，而后施用拨法。

**3. 适用部位**　四肢、颈项、肩背、腰臀等部位。

**4. 功效主治**　具有解痉止痛，分解粘连的作用。主要用于落枕、肩周炎、腰肌劳损、网球肘等病证。

## （八）摩法

用指或掌面在体表做环形或直线往返摩动，称为摩法。分为指摩法和掌摩法两种。

**1. 动作要领**

（1）指摩法：指掌部自然伸直，食指、中指、无名指和小指并拢，腕关节略屈，以食指、中指、无名指和小指指面附着于施术部位上。以肘关节为支点，前臂主动运动，使指面随同腕关节做环形或直线往返摩动。见图1-4-16。

（2）掌摩法：手掌自然伸直，腕关节略背伸，将手掌平放于体表施术部位上。以肘关节为支点，前臂主动运动，使手掌随同腕关节连同前臂做环旋或直线往返摩动。见图1-4-17。

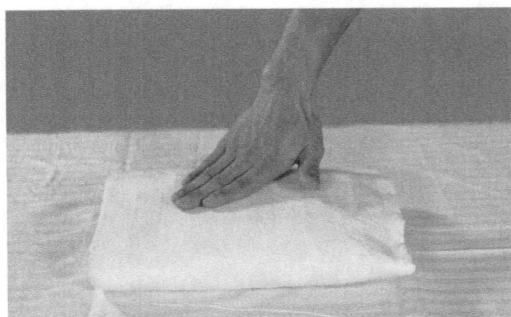

图1-4-16　指摩法　　　　　　　　　　图1-4-17　掌摩法

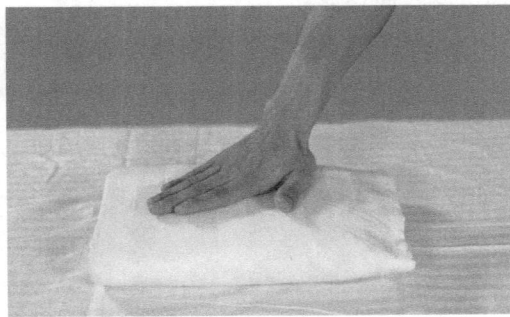

**2. 要求及注意事项**　肩臂部放松，肘关节屈曲，呈120°~140°。指摩法时腕关

节要保持一定的紧张度，掌摩法时腕部要放松。摩动的速度、压力宜均匀。一般指摩法宜稍轻快，掌摩法宜稍重缓。

要根据病情的虚实来决定手法的摩动方向。临床一般以环摩应用较多，直摩应用相对较少。就环摩而言，传统以"顺摩为补，逆摩为泻"，故虚证宜顺时针方向摩动，实证宜逆时针方向摩动。

**3. 适用部位** 全身各部，以腹部应用较多。

**4. 功效主治** 具有和胃理气、消食导滞、宣肺止咳、暖宫调经、涩精止遗、温肾壮阳、行气活血、散瘀消肿等作用。主要用于脘腹胀满、消化不良、泄泻、便秘、咳嗽、气喘、月经不调、痛经、阳痿、遗精、外伤肿痛等病症。

## （九）拍法

用虚掌拍打体表，称拍法。拍法单手操作，也可以双手同时操作。

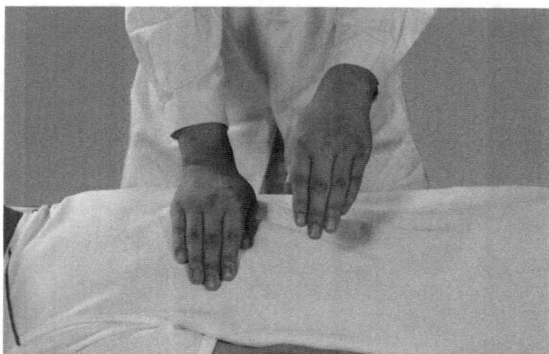

图 1-4-18　拍法

**1. 动作要领** 五指并拢，掌指关节微屈，掌心空虚。腕关节放松，前臂主动运动，上下挥臂，平稳而有节奏地用虚掌拍击施术部位。见图1-4-18。用双掌拍打时，宜双掌交替操作。

**2. 要求及注意事项** 拍击时动作要平稳，要使整个掌、指周边同时接触体表，声音清脆而无疼痛。腕部要放松。上下挥臂时，力量通过放松的腕关节传递到掌部，使刚劲化为柔和。直接接触皮肤拍打时，以皮肤轻度充血发红为度。拍击时力量不可有所偏移，否则易抽击皮肤而疼痛。

要掌握好适应证，对结核、肿瘤、冠心病患者等禁用拍法。

**3. 适用部位** 肩背、腰骶部和下肢后侧。

**4. 功效主治** 具有疏通经络、宣通气血、振奋阳气的作用。用于腰背筋膜劳损及腰椎间盘突出症等多种病症。

## （十）击法

用拳背、掌根、掌侧小鱼际、指尖或桑枝棒等击打体表一定部位，称为击法。击法包括拳击法、掌击法、侧击法、指尖击法和桑枝棒击法。

**1. 动作要领**

（1）拳击法：手握空拳，腕关节伸直。前臂主动施力，用拳背节律性平击施术部位。见图1-4-19。

（2）掌击法：手指伸直，腕关节背伸。前臂主动施力，用掌根节律性击打施术部位。见图1-4-20。

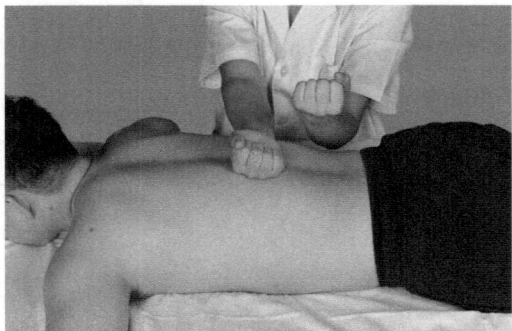

图1-4-19　拳击法

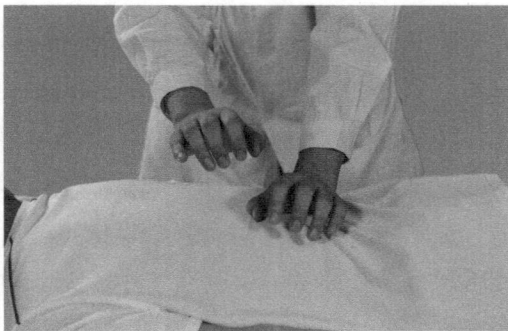

图1-4-20　掌击法

（3）侧击法：掌指部伸直，腕关节略背伸。前臂主动运动，用小鱼际节律性击打施术部位。见图1-4-21。侧击法可以单手操作，一般多双手同时操作，左右交替进行。

（4）指尖击法：手指半屈，腕关节放松。前臂主动运动，通过腕部使指端节律性击打施术部位。见图1-4-22。

（5）棒击法：手握桑枝棒一端，前臂主动运动，用棒体节律性击打施术部位。

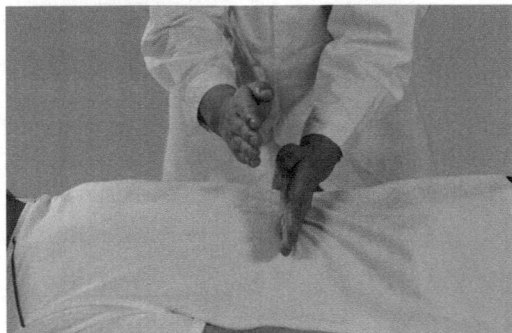

图1-4-21　侧击法

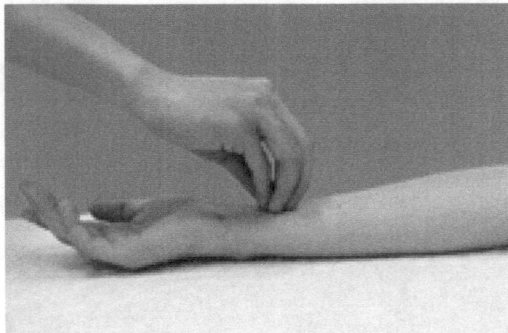

图1-4-22　指尖击法

**2. 要求及注意事项**　击打时用力要稳，要含力蓄劲，收发自如。击打时要有反弹感，一触及受术部位后迅速弹起，不要停顿或拖拉。击打动作要连续有节奏，快慢适中。击打的力量要合适，因人因病而异，避免暴力击打。

严格掌握各种击法的适用部位和适应证。

**3. 适用部位**　拳击法适于大椎、腰骶部，掌击法适于腰臀及下肢肌肉丰厚处，侧击法适于肩背、四肢部，指尖击法适于头部，棒击法适于背腰、下肢部。

**4. 功效主治**　具有舒筋通络、宣通气血、祛风除湿、生肌起萎等作用。主要用于颈腰椎疾患引起的肢体酸痛、麻木、风湿痹痛、疲劳酸痛、肌肉萎缩等病症。

### （十一）擦法

用指或掌贴附于体表一定部位，做较快速的直线往返运动，使之摩擦生热，称为擦法。分为指擦法、掌擦法、大鱼际擦法和小鱼际擦法。

**1. 动作要领**　用食、中、无名和小指指面或掌面，或手掌的大鱼际、小鱼际置于体表施术部位。腕关节伸直，使前臂与手掌相平。以肘或肩关节为支点，前臂或上臂做主动运动，用手的着力部位在体表做均匀的上下或左右直线往返摩擦移动，使施术部位产生一定的热量。用食、中、无名和小指指面着力称指擦法。用全掌面着力称掌擦法（图 1-4-23），用手掌的大鱼际着力称大鱼际擦法（图 1-4-24），用小鱼际着力称小鱼际擦法（图 1-4-25）。

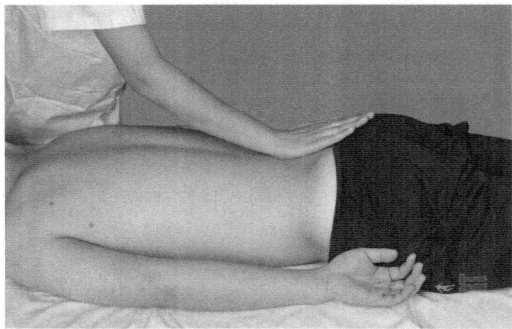

图 1-4-23　掌擦法

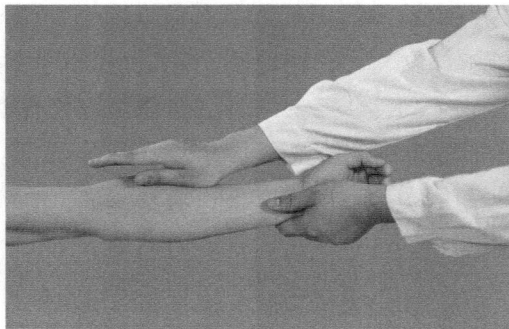

图 1-4-24　大鱼际擦法

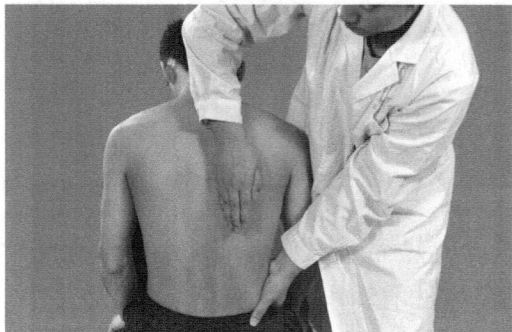

图 1-4-25　小鱼际擦法

**2. 要求及注意事项**　肩关节宜放松，肘关节自然下垂并内收。操作时，着力部位要紧贴体表，压力要适度，做直线往返运行，往返的距离多数情况下尽力拉长，而且动作要连续不断，有如拉锯状。

指擦法时以肘关节为支点，前臂为动力源，擦动的往返距离宜小，属擦法中的特例。掌擦法、大鱼际擦法及小鱼际擦法，均以肩关节为支点，上臂为动力源，擦动的往返距离宜大。

透热为度。擦法属于生热手法，以操作者感觉手下所产生的热已进入到受术者的体内，并与其体内之"热"相呼为尺度。因每一种擦法的着力面积不同，所以擦法生热的多寡也不一样。指擦法因操作时往返运行的距离较短，所以难以与其他擦法相比较。就掌擦法、大鱼际擦法和小鱼际擦法而言，其手法产生的热度依次升高。压力不可过大，也不可过小。擦法操作时如压力过大，则手法重滞，且易擦破皮肤；如压力过小，则不易生热。

擦动时运行的线路不可歪斜。如忽左忽右，滑来滑去则不易生热。

不能擦破皮肤。擦法除要掌握好手法动作要领，以免擦破皮肤外，为保护皮肤，可以使用润滑剂，如冬青膏、红花油等，既保护皮肤，防止皮损，又使擦的热度深透，提高手法疗效。

擦法操作完毕，所擦之处不再使用其他手法，以免造成破皮。

操作时暴露施术部位皮肤，不要隔衣操作。

**3.适用部位** 全身各部。指擦法接触面较小，适于颈项、肋间等部位；掌擦法接触面大，适于肩背、胸腹部；大鱼际擦法适于四肢部，尤以上肢为常用；小鱼际擦法适于肩背、脊柱两侧及腰骶部。

**4.功效主治** 具有宽胸理气、止咳平喘、健脾和胃、温肾壮阳、行气活血、消肿止痛等作用。主要用于呼吸系统、消化系统及运动系统疾病。如咳嗽、气喘、胸闷、慢性支气管炎、肺气肿、慢性胃炎、消化不良、不孕、阳痿、四肢伤筋、软组织肿痛、风湿痹痛等病症。

## （十二）搓法

用双手掌面夹住肢体或以单、双手掌面着力于施术部位，做交替或往返搓动，称为搓法。包括夹搓法和推搓法两种。

**1.动作要领**

（1）夹搓法：用双手掌面夹住施术部位，令受术者肢体放松。以肘关节和肩关节为双重支点，前臂与上臂部主动施力，做相反方向的较快速搓动，并同时做上下往返移动。见图1-4-26。

（2）推搓法：用单手或双手掌面着力于施术部位，以肘关节为支点，前臂部主动施力，做较快速推去拉回

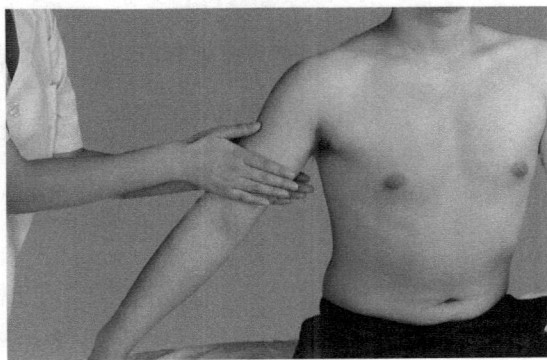

图1-4-26 夹搓法

的搓动。

**2. 要求及注意事项**　操作时动作要协调、连贯。搓法含有擦、揉、摩、推等多种运动成分，搓动时掌面在施术部位体表有小幅度位移，受术者有较强的疏松感。搓动的速度应快，而上下移动的速度宜慢。

夹搓法双手用力要对称。施力不可过重。夹搓时如夹得太紧或推搓时下压力过大，会造成手法呆滞。

**3. 适用部位**　夹搓法适于四肢、胁肋部，推搓法适于背腰部及下肢后侧。

**4. 功效主治**　具有疏松肌筋、调和气血、解痉止痛及疏肝理气等作用。主要用于肢体酸痛、关节活动不利、胸胁屏伤等病症。

### （十三）抹法

用拇指罗纹面或掌面在体表做上下或左右及弧形曲线的抹动，称为抹法。抹法为一指禅推拿流派的辅助手法，是成人推拿所用平推法与小儿推拿所用的直推法、旋推法、分推法及合推法的综合动作。主要分为指抹法与掌抹法两种。

**1. 动作要领**

（1）指抹法：以单手或双手拇指罗纹面置于一定的施术部位上，余指置于相应的位置以固定助力。以拇指的掌指关节为支点，拇指主动施力，做上下或左右、直线及弧形曲线的抹动。即或做拇指平推然后拉回，或做分推、旋推及合推，可根据施术部位的不同而灵活运用。见图 1-4-27。

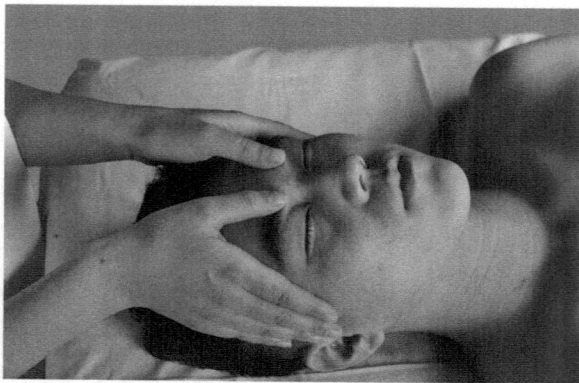

图 1-4-27　指抹法

指抹法亦可以食、中与无名指罗纹面于额颞部操作。具体方法：受术者仰卧位，术者坐于其头端。以双手食、中、无名指罗纹面分置于前额部近正中线两侧，以腕关节为支点，掌指部主动施力，自前额部向两侧分抹，经太阳穴至耳上角。

（2）掌抹法：以单手或双手掌面置于一定的施术部位上。以肘关节为支点，前臂部主动施力，腕关节放松，做上下或左右、直线及弧形曲线的抹动。

**2. 要求及注意事项**　操作时手指罗纹面或掌面要贴紧施术部位皮肤。用力要均匀适中，动作要和缓灵活。

要掌握好各种推法的操作和动作要领。抹法是各种推法的综合动作，所以各种推法操作要熟练，并将其融会贯通，而后才能正确掌握抹法，以至运用自如。

注意把抹法同推法区别开来。通常所说的推法是指平推法，其运动特点是单向、直线，有去无回。而抹法则是或上或下，或左或右，或直线往来，或曲线运转，根据不同的部位灵活变化运用。抹动时施力既不可过轻，又不可过重。过轻则手法飘浮，抹而无功；过重则手法重滞，失去了灵活性。

**3. 适用部位**　指抹法适于面、手足部；掌抹法适于背腰、四肢部。

**4. 功效主治**　具有疏风散寒、镇静安神、舒筋活血、行气止痛等作用。主要用于感冒、头痛、面瘫、肢体酸痛等病症。

## （十四）一指禅推法

以拇指端或罗纹面着力，通过腕部的往返摆动，使所产生的功力通过拇指持续不断地作用于施术部位或穴位上，称为一指禅推法。此法为一指禅推拿流派的代表手法。禅，意为静虑，此引申为内功、内劲。即以拇指的内力进行缠绵推动的方法，是为一指禅推法。

**1. 动作要领**　拇指自然伸直，余指的掌指关节和指间关节自然屈曲，以拇指端或罗纹面着力于体表施术部位或穴位上。沉肩、垂肘、悬腕。前臂主动运动，带动腕关节节律性左右摆动，使所产生的功力通过拇指端或罗纹面，轻重交替持续不断地作用于施术部位或穴位上。见图1-4-28、图1-4-29。手法频率为每分钟120~160次。

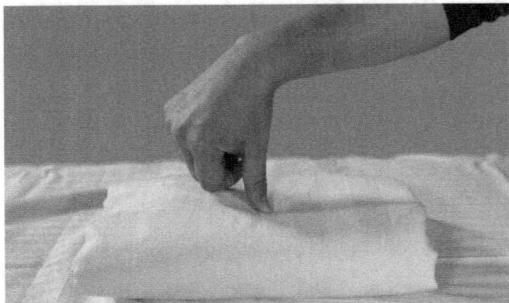

图1-4-28　一指禅推法（1）

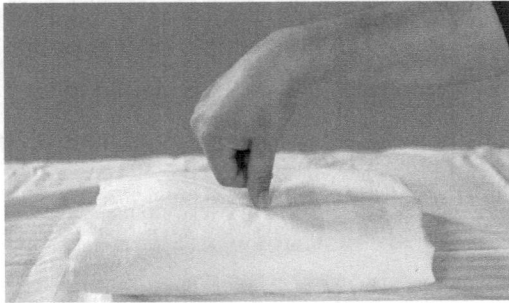

图1-4-29　一指禅推法（2）

其次，由一指禅推法变化而来，利用拇指偏峰或指间关节进行一指禅操作的方法，名为一指禅偏峰推法和一指禅屈指推法，为一指禅推法的变化运用。

一指禅偏峰推法的操作方法：以拇指偏峰部着力，拇指自然伸直并内收，余指掌指部伸直，腕关节微屈或自然伸直。其运动过程同一指禅推法，唯其腕部摆动幅度较小，有时仅为旋动。见图1-4-30。

一指禅屈指推法的操作方法：拇指屈曲，指端顶于食指桡侧缘或以罗纹面压在食指的指背上，余指握拳。以拇指指间关节桡侧或背侧着力于施术部位或穴位上。其运动过程同一指禅推法。见图1-4-31。

一指禅推法临床操作有屈伸拇指指间关节和不屈伸拇指指间关节两种术式，前者刺激柔和，后者着力较稳，刺激较强。若术者拇指指间关节较硬，或治疗时要求较柔和的刺激，宜选用屈伸拇指指间关节的操作；若术者拇指指间关节较柔软，或治疗时要求的刺激较强，宜选用不屈伸拇指指间关节的操作。推拿医师应熟练掌握两种操作方法，以便临床选择使用。

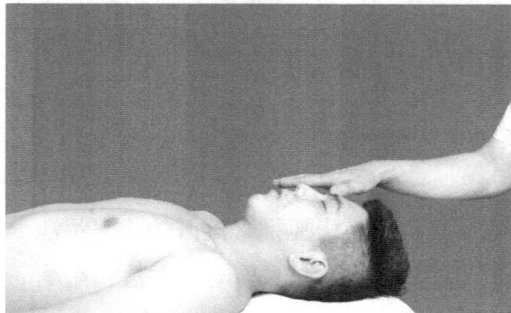

图1-4-30 一指禅偏峰推法

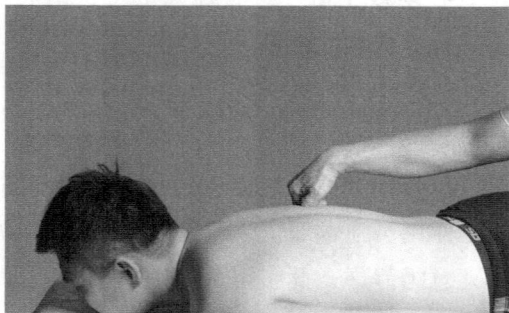

图1-4-31 一指禅屈指推法

**2. 要求及注意事项** 操作时要求姿势端正，精神内守。肩、肘、腕各部位贯穿一个"松"字，将功力集中于拇指，使手法刚柔相济，形神俱备。

沉肩：肩关节放松，肩胛骨自然下沉，不要耸肩用力，以腋下空松能容纳一拳为宜。

垂肘：肘关节自然下垂，略低于腕部。肘部不要向外支起，亦不宜过度夹紧内收。

悬腕：在保持腕关节放松的基础上，尽可能使其屈曲。腕部在外摆时，尺侧要低于桡侧，回摆到最大时，尺桡侧持平。

指实掌虚：拇指端或罗纹面自然着实吸定于一点，切忌拙力下压，其余四指及掌部均应放松。

紧推慢移：是指一指禅推法在体表移动操作时，前臂维持较快的摆动频率，即每分钟120~160次，但指下移动的速度要慢。

操作时，指下不可出现滑动或摩擦。循经推动时，在吸定的基础上缓慢移动。

**3. 适用部位** 各部经络俞穴。一指禅推法适于循经络推穴位。由一指禅推法变化而来的一指禅偏峰推法多用于颜面部，一指禅屈指推法则多用于颈项部及关节骨缝处。

**4.功效主治** 具有舒筋活络、行气活血、镇静安神、解痉止痛、健脾和胃、通脉止痛等作用。主要适用于头痛、失眠、面瘫、近视、颈项强痛、关节酸痛、冠心病、腰痛、胃脘痛、泄泻、便秘、月经不调等病症。

（十五）捏法

用拇指和其他手指在施术部位做对称性的挤压，称为捏法。捏法操作简单，容易掌握，要求拇指与余指具有强劲持久的对合力，所以需长期习练。捏法可单手操作，也可以双手同时操作。捏法因拇指与其他手指配合的多寡，而有三指捏法、五指捏法等名称。

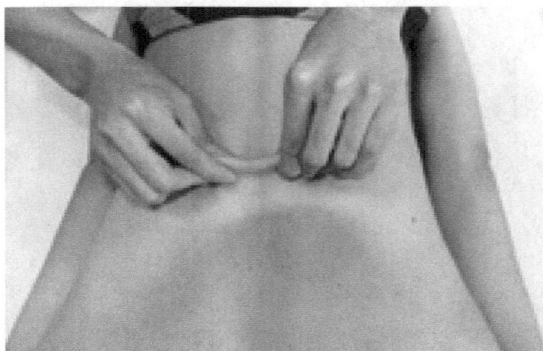

**1.动作要领** 用拇指和食、中指指面，或用拇指和其余四指指面夹住肢体或肌肤，相对用力挤压，随即放松，再用力挤压、放松，重复以上挤压、放松动作，并循序移动。见图1-4-32。

图1-4-32 捏法

**2.要求及注意事项** 拇指与其余手指要以指面着力，施力时双方力量要对称。动作要连贯而有节奏性，用力要均匀而柔和，不要用指端着力。

操作时注意不要含有揉的成分，如捏中含揉，则其性质即趋于拿法。

**3.适用部位** 四肢、颈项和头部。

**4.功效主治** 具有松肌舒筋、行气活血等作用。主要用于疲劳性四肢酸痛、颈椎病等病症。

（十六）踩跷法

用双足有节律性地踩踏施术部位，称踩跷法。踩跷法临床应用广泛，其特点是踩踏的力量沉稳着实，可以深入筋骨及脏腑，且施术者因以身体的体重化为手法之力，所以不觉疲惫。但踩跷法危险度较高，要求准确地掌握适应证及熟练的脚法。常用的踩跷法有踏步式踩跷法、倾移式踩跷法、外八字踩跷法。

**1.动作要领**

（1）踏步式踩跷法：受术者俯卧位。术者以双手或单手扶住预先设置好的扶手上（如横木或吊环等），以调节自身的体重和控制踩踏的力量。准备就绪后，双足横踏于受术者腰骶部，以轻踏步的方式，双足一起一落进行节律性踩踏，身体的重心随双足的起落而转移。依次由腰骶部循脊柱上移踩踏至第7颈椎下缘，然后再循序踩踏回返至腰骶部，如此反复多遍。见图1-4-33。在背腰部踩踏过程中，可行1~2遍腰部弹压踩踏。即双足分立于腰脊柱两侧，以两足拇趾端部着力，足跟提起，身体随膝关节的屈伸动作一起一落，对腰部做一弹一压的连续刺激，一般连续弹压10~20次。见图1-4-34。

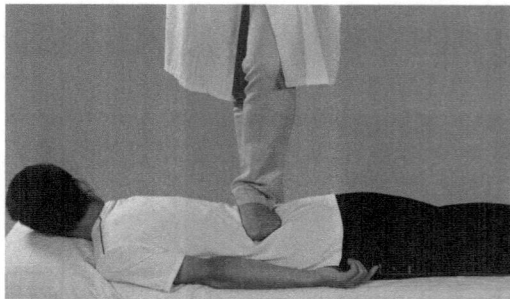

图1-4-33 踏步式踩跷法

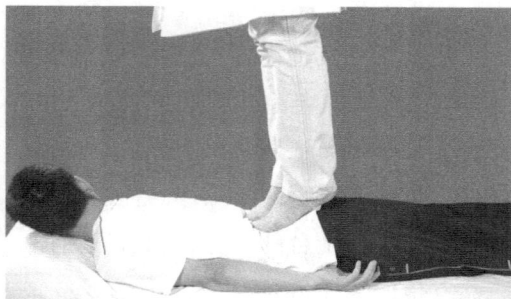

图1-4-34 弹压踩跷法

（2）倾移式踩跷法：受术者俯卧位。准备动作同踏步式踩跷法。双足分踏于一侧肩胛部和腰骶部，面部朝向受术者头部。踏于肩胛部一足的内侧缘同脊柱平行，紧扣于所踏肩胛内侧缘，踏于腰骶部一足同腰脊柱垂直，横踏于腰骶部。以腰为轴，身体重心节律性前倾后移，前倾时重心落于前足，后移时重心落于后足，如此连续不断地进行节律性的前倾后移而踩踏。见图1-4-35。也可以依此法将两足分踏于背部和腰部进行踩踏。

（3）外八字踩跷法：受术者俯卧位，准备动作同踏步式踩跷法。双足呈外八字，分踏于两下肢股后侧的承扶穴处，身体重心左右移动，向左移动时重心落于左足，向右移动时重心落于右足，如此连续不断地进行节律性踩踏，并循序下移至腘窝上，然后沿原路线循序踩踏，回返至承扶穴处，如此反复多遍。见图1-4-36。

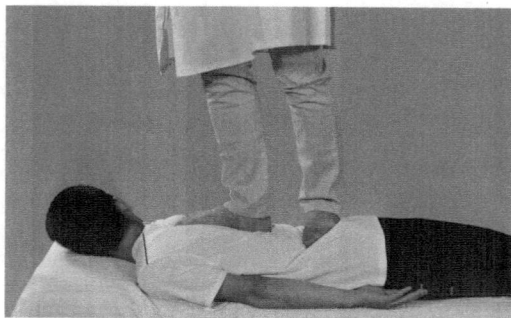

图1-4-35 倾移式踩跷法

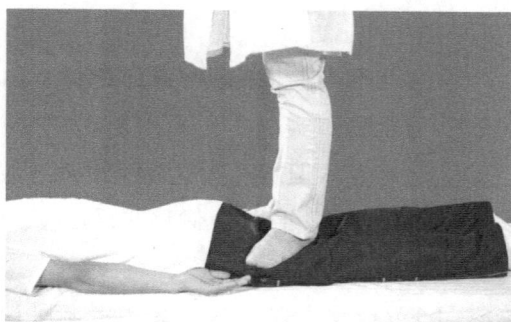

图1-4-36 外八字踩跷法

**2. 要求及注意事项** 踩踏时要有节律性，呈轻踏步式，足底离开被踩踏部位不要过高，以身体重心能转移至对侧足部。踩踏的速度不可过快过慢，以每分钟60~100次踩踏即可。

弹压踩踏时，足尖不离开受术者腰部。

以腰为轴身体前倾后移踩踏时，双足均不离开被踩踏部位。

踩踏的力量、次数和时间，应根据受术者的体质状况和病情来把握。在施术过程中如受术者难以忍受或不愿配合，应立即停止，不可勉强。

必须严格把握适应证，明确诊断。凡体质虚弱，有心、肝、肾疾患，有骨质疏松及各种骨病者禁用。受术者因病不能受力者禁用。

不能在一处过长时间踩踏。如腰骶部及肾区若踩踏时间稍久，即会产生肩胛部酸痛、头晕等症状，因其腰部受力过大，椎管内及颅内压力增高所致。不能在腰部腾空时进行踩踏。

推拿医师体重过重者应慎用踩跷法，一般以体重 50~75kg 为宜。

**3. 适用部位**　腰骶、背、肩胛部，及下肢后侧肌肉较丰厚处。

**4. 功效主治**　具有疏经通络、理筋整复、行气活血、止痛除酸、健脾化湿、安神定志等作用。主要用于腰椎间盘突出症、腰背筋膜劳损、头痛等病症。

## （十七）抖法

用双手或单手握住受术者肢体远端，做小幅度的上下连续抖动，称为抖法。抖法依据抖动部位以及姿势、体位的不同分为多种，临床一般以抖上肢、抖下肢及抖腰法常用。

**1. 动作要领**

（1）抖上肢法：受术者取坐位或站立位，肩臂部放松。术者站在其前外侧，身体略为前俯。用双手握住其腕部，将被抖动的上肢向前外方抬起至60°左右，然后两前臂微用力做连续的小幅度的上下抖动，使抖动所产生的抖动波似波浪般地传递到肩部。见图1-4-37。

（2）抖下肢法：受术者取仰卧位，下肢放松。术者站其足端，用双手分别握住受术者两足踝部，将两下肢抬起，离开床面约30cm，然后上臂前臂部同时施力，做连续的上下抖动，使其下肢及髋部有舒松感。两下肢同时操作，也可以单侧操作。见图1-4-38。

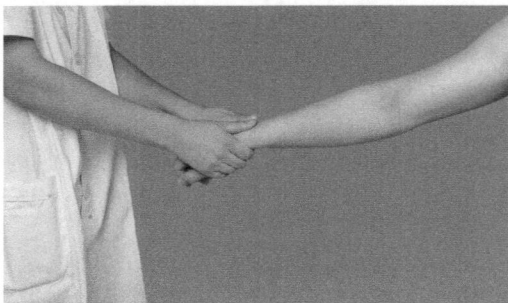

图1-4-37　抖上肢法　　　　　　　　图1-4-38　抖下肢法

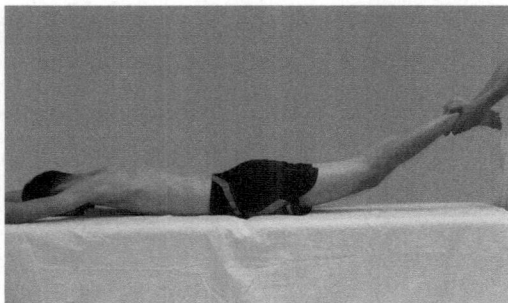

（3）抖腰法：抖腰法非单纯性抖法，是牵引法与短阵性较大幅度抖法的结合应用。受术者俯卧位，两手拉住床头或由助手固定其两腋部。以两手握住其两足踝，两臂伸直，身体后仰，牵引腰脊柱。见图1-4-39。待其腰部放松后，身体前倾，以准备抖动。见图1-4-40。其后随身体起立之势，瞬间用力，做1~3次较大幅度的抖动，抖动之力作用于腰部，使其产生较大幅度的波浪状运动。见图1-4-41。

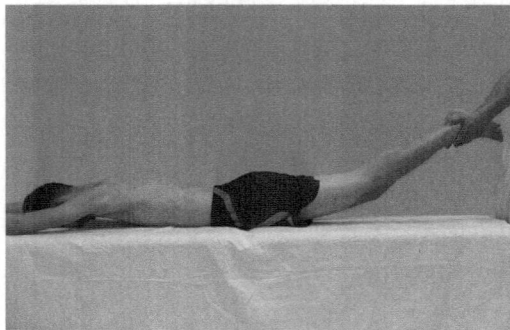
图 1-4-39　抖腰法（1）

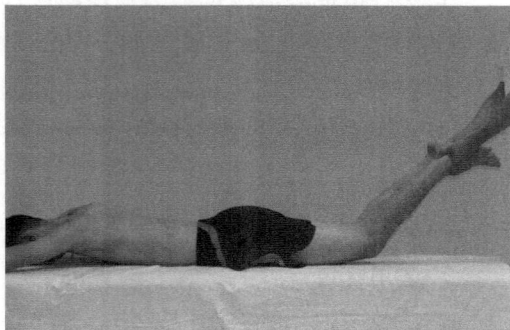
图 1-4-40　抖腰法（2）

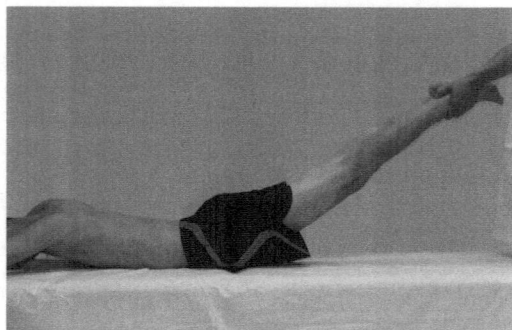
图 1-4-41　抖腰法（3）

2. **要求及注意事项**　被抖动的肢体要自然伸直，并应使肌肉处于最佳松弛状态。抖动所产生的抖动波从肢体的远端传向近端。抖动的幅度要小，频率要快。上肢部抖动频率每分钟约为250次，下肢部抖动频率宜稍慢，一般每分钟100次左右。

抖腰法属于复合手法，要以拔伸牵引和较大幅度的短阵性抖动相结合，使受术者腰部放松后再行抖动，要掌握好发力的时机。

受术者肩、肘、腕有习惯性脱位者禁用。受术者腰部疼痛较重、活动受限、肌肉不能放松者，禁用。

3. **适用部位**　四肢及腰部。

4. **功效主治**　具有疏松脉络、滑利关节、松解粘连和复位等作用。主要用于肩周炎、颈椎病、髋部伤筋、腰椎间盘突出症等。颈、肩、臂、腰、腿部疼痛性疾患，为辅助治疗手法。

（十八）理法

以掌指部对肢体进行节律性握捏，称为理法。单手操作，也可以双手同时操作。

**1. 动作要领** 以一手持受术者肢体远端，另一手以拇指与余指及手掌部握住其近端，指掌部主动施力，行一松一紧的节律性握捏，并循序由肢体的近端移向远端。两手交替操作，反复多次。理法也可以双手同时操作，即用双手同时对握住受术者肢体近端，向远端进行节律性握捏。

**2. 要求及注意事项**

（1）操作时指掌部要均衡施力，要体现出"握"和"捏"两种力量。

（2）操作时要有节奏性，频率宜稍快，应流畅自然，使受术者有轻松舒适的感觉。

（3）注意手法操作的灵活性，不能缓慢呆滞。

**3. 适用部位** 四肢部。

**4. 功效主治** 具有疏松肌筋，解除疲劳及调整理顺等作用。理法为推拿辅助手法，常作为四肢部推拿结束手法使用。主要用于颈椎病、肩周炎、运动性疲劳等病症，以及推拿保健。

（十九）捻法

用拇、食指夹住治疗部位进行搓揉捻动，称为捻法。捻法为推拿辅助手法。

**1. 动作要领** 用拇指罗纹面与食指桡侧缘或罗纹面相对捏住施术部位，拇指、食指主动运动，稍用力做对称性的快速搓揉动作，如捻线状。见图 1-4-42。

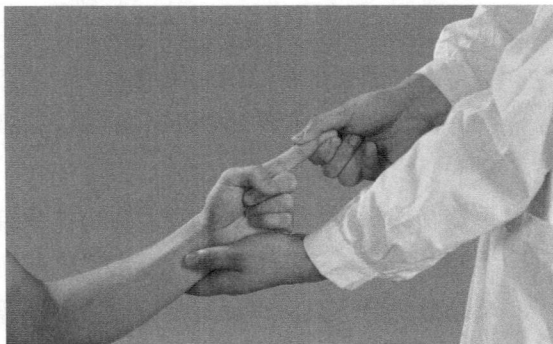

图 1-4-42 捻法

**2. 要求及注意事项**

（1）拇指与食指在捻动时，揉劲宜多，搓劲宜少，两指捻动的方向相反，是一种相向运动。

（2）捻动的速度宜快，在施术部位移动的速度宜慢。捻动时，动作要灵活连贯，柔和有力。

（3）操作时注意不要使用拙力，手法不可僵硬呆滞。

**3. 适用部位** 四肢小关节。

**4. 功效主治** 具有消肿散瘀、理筋通络、滑利关节、舒筋散结等作用。常用于指间关节扭伤、类风湿性关节炎、屈指肌腱腱鞘炎等病症。

（二十）振法

以掌或指在体表施以振动的方法，称为振法。振法分为指振法与掌振法两种。

**1. 动作要领** 以食、中二指罗纹面或以掌面置于施术部位或穴位上，注意力集中于掌或指部，前臂腕屈肌群和腕伸肌群交替静止性用力，产生快速而强烈的振动，使受术部位或穴位产生温热或疏松感。见图1-4-43。

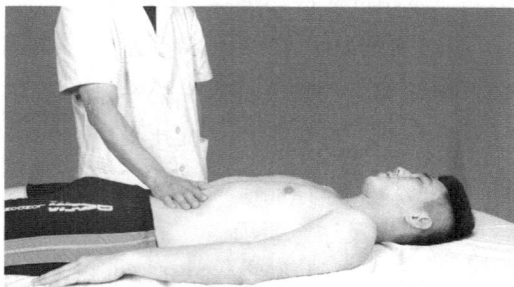
图 1-4-43　掌振法

**2. 要求及注意事项** 前臂与手部必须静止性用力。所谓静止性用力，即是将前臂与手部肌肉绷紧，不做主动性运动。

注意力要高度集中于掌指部。古有"意气相随""以意领气"之说，所以一般认为振法属内功流派手法，是靠意念和静止力的结合完成的，无外在表现。

要有较高的振动频率。振法由于手臂部肌肉的静止性用力，所以手部容易产生不自主的细微运动，这种细微运动就形成了振动波，有如工厂机器在运行时所发出的振动相类似。以掌指部自然压力为准。

操作时，手臂部不要有主动运动。即除手臂部静止性用力外，不能故意摆动或颤动，也不要向受术部位施加压力。

振法易使操作者术后感到疲乏，应注意自身保护。

**3. 适用部位** 指振法适于全身各部穴位，掌振法适于头、胸腹、背腰部。

**4. 功效主治** 具有镇静安神、活血止痛、温中散寒、益气升阳、宽胸理气、止咳祛痰、调经活血、暖宫散寒等作用。主要用于头痛、失眠、胃下垂、胃脘痛、咳嗽、气喘、痛经、月经不调等病症，以温补为主，通调为辅。

（二十一）按揉法

按揉法是由按法与揉法复合而成，包括拇指按揉法和掌按揉法两种，临床应用频度较高。

**1. 动作要领**

（1）拇指按揉法：分为单拇指按揉法和双拇指按揉法两种。

单拇指按揉法：以拇指罗纹面置于施术部位，余四指置于其对侧或相应的位置上以助力。拇指主动施力，进行节律性按压揉动。见图1-4-44。单拇指按揉法在四肢及颈项部操作时，外形酷似拿法。拿法是拇指与其他四指两侧对称性用力，拇指按揉法的力点是在拇指侧，余四指仅起到助力、助动的作用。

双拇指按揉法：以双手拇指罗纹面并列或重叠置于施术部位，余指置于对侧或相应的位置以助力，腕关节屈曲约60°。双拇指和前臂主动用力，进行节律性按压揉动。见图1-4-45。双拇指按揉法在操作时，与双手拿法外形相似，区别在于前者的施力重点在双手拇指，后者是双拇指与余指均等用力。

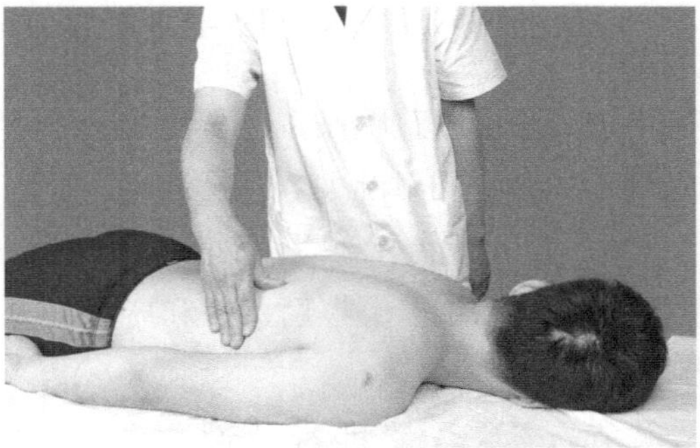

图1-4-44　单拇指按揉法

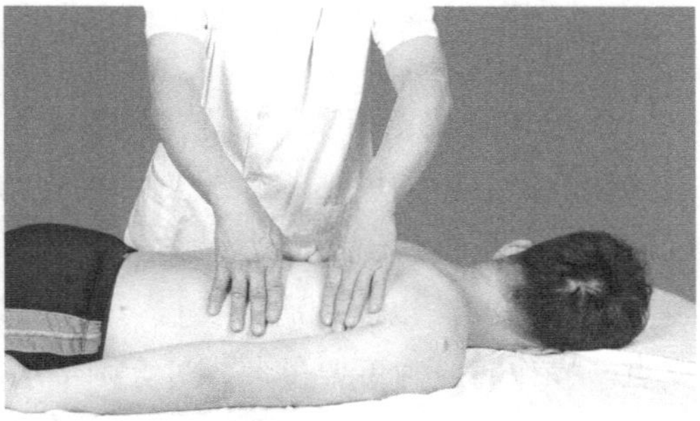

图1-4-45　双拇指按揉法

（2）掌按揉法：掌按揉法分为单掌按揉法和双掌按揉法两种。

单掌按揉法：以掌根部置于施术部位，余指自然伸直，前臂与上臂主动用力，进行节律性按压揉动。见图1-4-46。

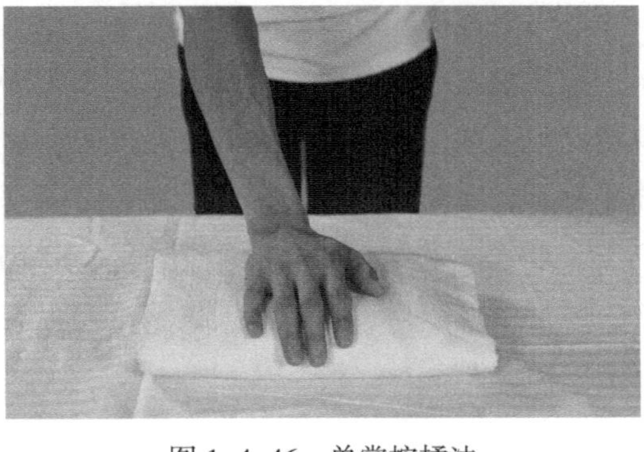

图1-4-46　单掌按揉法

双掌按揉法：双掌并列或重叠，置于施术部位。用掌中部或掌根部着力，以肩关节为支点,身体上半部小幅度节律性前倾后移,前倾时将身体上半部的重量,经肩关节、上臂、前臂传至手部,从而产生节律性按压揉动。见图1-4-47、图1-4-48。

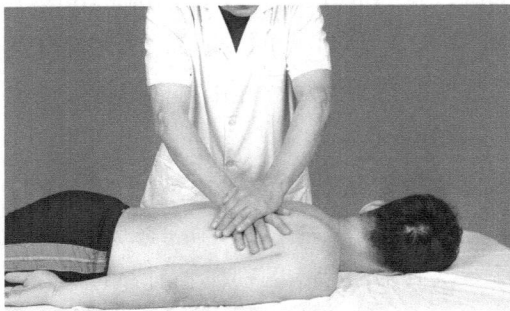

图1-4-47　双掌按揉法(1)　　　　　　图1-4-48　双掌按揉法(2)

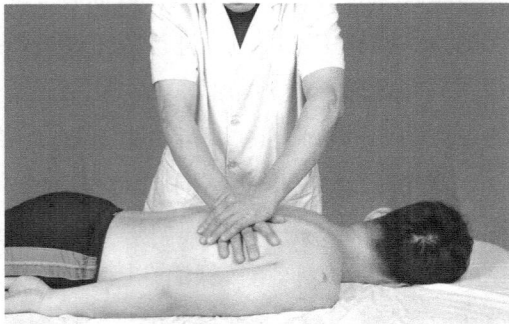

2.**要求及注意事项**　指按揉法腕宜悬,拇指按揉法可以直腕操作,多数情况下悬腕操作。当悬腕角度达60°左右,前臂与拇指易于发力,同时腕关节容易做出一个小的旋动,余指也易于助力。

单掌按揉法以肘和肩为支点,发力部位主要在前臂和上臂,以肘关节和肩关节为支点。操作时压力不要过大,过大则手法易僵,以柔和为主。

双掌按揉法宜巧用身体上半部重量,以肩关节为支点,将身体上半部的重量依节律性的前倾后移,通过上臂、前臂传到手部,忌手臂部单独用力。操作时身体的前倾后移幅度不要过大,手掌部不离开施术部位。

按揉法宜按揉并重,将按法和揉法有机结合,做到按中含揉,揉中寓按,刚柔并济,缠绵不绝。

按揉法属于刚柔并济手法,操作时不可失之偏颇,即不可偏重于按,又不可偏重于揉。注意手法的节奏性,不要过快或过慢。

3.**适用部位**　单拇指按揉法适于全身各部经络腧穴,尤以颈项、头面、上肢部常用;双拇指按揉法适用于颈项、背腰臀及下肢部。单掌按揉法适于背部、下肢后侧和肩部;双掌按揉法适于背腰臀部及下肢后侧。

4.**功效主治**　具有松肌解痉、行气活血、柔筋止痛、调理脏腑等作用。主要用于颈椎病、肩周炎、头痛、腰背筋膜劳损、腰肌劳损、腰椎间盘突出症等病症。

(二十二)揉捏法

揉捏法由揉法和捏法复合组成。可单手揉捏,也可以双手操作。

1.**动作要领**　拇指自然外展,其余四指并拢,以拇指与其余四指指腹部或罗纹面对捏于施术部位。指、掌与前臂部主动运动,带动腕关节做轻度旋转运动,使拇指与其余四指对合施力,捏而揉之,揉而捏之,捏中含揉,揉中含捏,从而产生节律性的揉捏动作。在揉捏动作中,揉以拇指为主,余四指为辅,捏以拇指为辅,余四指为主。

**2. 要求及注意事项**　要以拇指与其余四指指腹或罗纹面为着力面,不可用指端着力,否则即变为其他技法。

指掌部为揉捏法的主要发力部位,所以腕关节为揉捏法的第1支点;前臂宜轻度发力,故肘关节为第2支点。前臂部之所以为一个次要发力部位,原因是要使腕关节产生一个旋动,只有腕关节产生了旋动,拇指与其余四指才会产生协调的揉捏复合动作。

注意手法操作的准确性,要与拿法、按揉法区分开来。

用力要适中,避免过度轻柔和使用拙力。

**3. 适用部位**　四肢、颈项、肩背及胸部。

**4. 功效主治**　具有舒筋活络、活血化瘀、解痉止痛、松肌除酸等作用。主要用于治疗颈椎病、落枕、运动性疲劳、胸闷、胸痛等病症,可以作为主要手法使用。

## (二十三)摇法

使关节做被动的环转运动,称摇法。包括颈项部、腰部和全身四肢关节都可以做摇法。

**1. 动作要领**

(1)颈项部摇法:受术者取坐位,颈项部放松。术者立于其背后或侧后方。以一手扶按其头顶后部,另一手托扶于下颌部,两手臂协调用力,反方向施力,使头颈部按顺时针或逆时针方向进行环形摇转。可以反复摇转数次。见图1-4-49、图1-4-50。

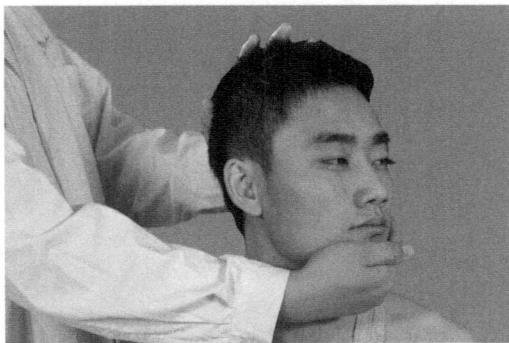

图1-4-49　颈项部摇法(1)

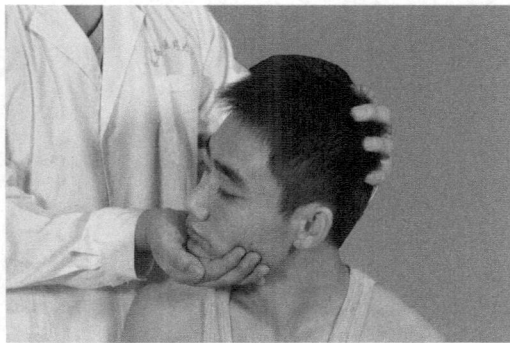

图1-4-50　颈项部摇法(2)

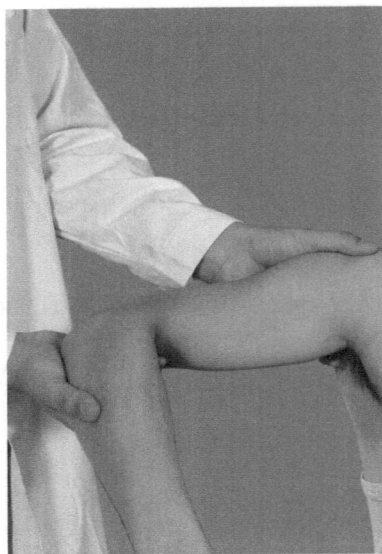

图 1-4-51 托肘摇肩法

（2）肩关节摇法：肩关节摇法种类较多，分为托肘摇肩法、握手摇肩法、大幅度摇肩法等。

托肘摇肩法：受术者取坐位，肩部放松，被施术侧肘关节屈曲。术者站于其侧，两腿呈弓步式，身体上半部略为前俯。以一手扶按住肩关节上部，另一手托其肘部，使其前臂放在术者前臂上。然后手臂部协同用力，做肩关节顺时针或逆时针方向的中等幅度的环转摇动。见图 1-4-51。

握手摇肩法：受术者取坐位，两肩部放松。术者立于其侧，以一手扶按被施术侧肩部，另一手握住其手部，稍用力将其手臂牵伸，待拉直后手臂部协同施力，做肩关节顺时针或逆时针方向小幅度的环转摇动。

大幅度摇肩法：受术者取坐位，两上肢自然下垂并放松。术者立于其前外侧，两足呈丁字步。两掌相合，挟持住被施术侧上肢的腕部，牵伸并抬高其上肢至其前外方约 45° 时，将其上肢慢慢向前外上方托起。在此过程中，位于下方的手应逐渐反掌，当上举至 160° 时，即可虎口向下握住其腕部。另一手随其上举之势由腕部沿前臂、上臂滑移至肩关节上部。略停之后，两手协调用力，即按于肩部的一手将肩关节略向下按并固定之，握腕一手则略上提，使肩关节伸展。随即握腕一手握腕摇向后下方，经下方复于原位，此时扶按肩部一手已随势沿其上臂、前臂滑落于腕部，呈动作初始时两掌挟持腕部状态。此为肩关节大幅度摇转一周，可反复摇转数次。见图 1-4-52、图 1-4-53。在大幅度摇转肩关节时，要配合脚步的移动，以调节身体重心。即当肩关节向上、向后外方摇转时，前足进一小步，身体重心在前；当向下、向前外下方复原时，前足退步，身体重心后移。

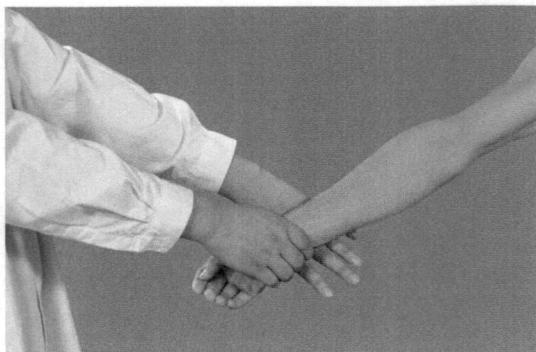

图 1-4-52 大幅度摇肩法（1）

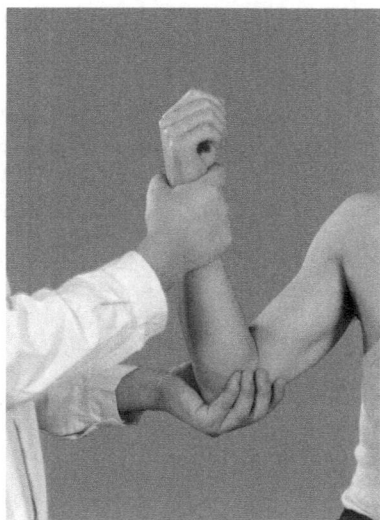

图 1-4-53　大幅度摇肩法（2）

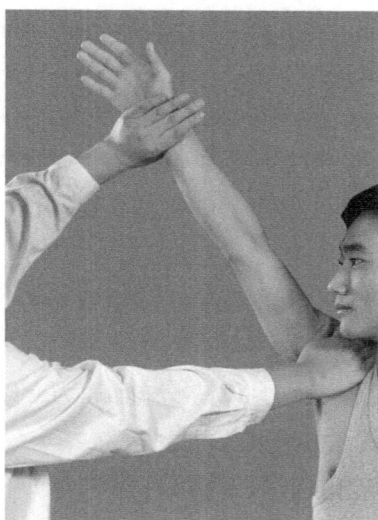

图 1-4-54　肘关节摇法

（3）**肘关节摇法**：受术者取坐位，屈肘约 45°。术者以一手托握住其肘后部，另一手握住其腕部，使肘关节做顺时针或逆时针方向环转摇动。见图 1-4-54。

（4）**腕关节摇法**：受术者取坐位，掌心朝下。术者双手合握其手掌部，以两拇指扶按于腕背侧，余指端扣于大小鱼际部，两手臂协调用力，在稍牵引情况下，做顺时针和逆时针方向的摇转运动。见图 1-4-55。另一术式，受术者食、中、无名和小指并拢，掌心朝下。术者以一手握其腕上部，另一手握其并拢的四指部，在稍用力牵引的情况下，做腕关节的顺时针和逆时针方向的摇转运动。见图 1-4-56。另一术式，受术者五指捏拢，腕关节屈曲。术者以一手握其腕上部，另一手握其捏拢到一起的五指部，做腕关节的顺时针或逆时针方向的摇转运动。

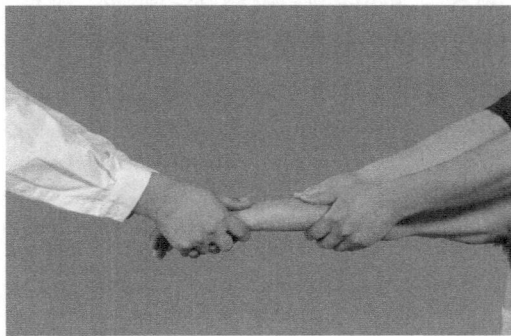

图 1-4-55　腕关节摇法（1）

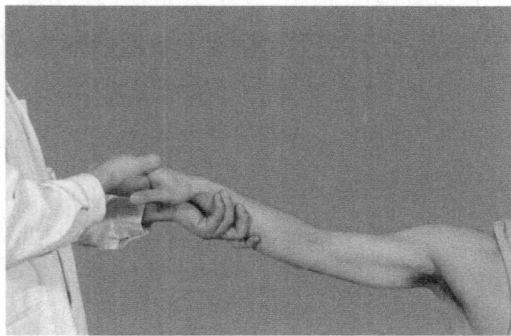

图 1-4-56　腕关节摇法（2）

（5）**掌指关节摇法**：以一手握受术者一侧掌部，另一手以拇指和其余四指握捏住五指中的一指，在稍用力牵伸的情况下，做该掌指关节的顺时针或逆时针方向的摇转运动。

（6）腰部摇法：包括仰卧位摇腰法、俯卧位摇腰法、站立位摇腰法和滚床摇腰法。

仰卧位摇腰法：受术者取仰卧位，两下肢并拢，屈髋屈膝。术者双手分按其两膝部或一手按膝，另一手按于足踝部，协调用力，做顺时针或逆时针方向的摇转运动。见图 1-4-57。

俯卧位摇腰法：受术者取俯卧位，两下肢伸直。术者一手按压其腰部，另一手臂托抱住双下肢，做顺时针或逆时针方向的摇转。见图 1-4-58。摇转其双下肢时，按压腰部的手根据具体情况施加压力，以决定腰部被带动摇转的幅度。

站立位摇腰法（略）。

滚床摇腰法（略）。

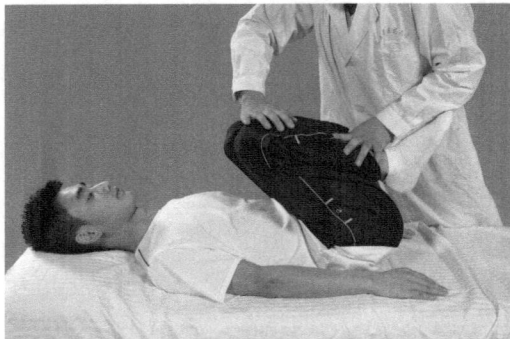

图 1-4-57　仰卧位摇腰法　　　　图 1-4-58　俯卧位摇腰法

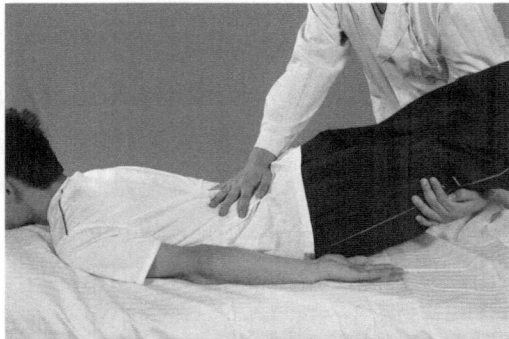

（7）髋关节摇法：受术者取仰卧位，一侧下肢伸直，另一侧屈髋屈膝。术者一手扶按其膝部，另一手握其足踝部或足跟部，将髋、膝屈曲的角度均调整到 90° 左右，然后两手协调用力，使髋关节做顺时针或逆时针方向的摇转运动。见图 1-4-59。

（8）膝关节摇法：受术者取仰卧位，一侧下肢伸直放松，另一侧下肢屈髋屈膝。以一手托扶其屈曲侧下肢的腘窝部，另一手握其足踝部或足跟部，按顺时针或逆时针方向环转摇动。

（9）踝关节摇法：受术者取仰卧位，一侧下肢自然伸直或屈曲。术者坐于其足端，用一手托握起足跟以固定，另一手握住足趾部，在稍用力拔伸的情况下，做顺时针或逆时针方向的环转摇动。见图 1-4-60。另一术式：受术者俯卧，一侧下肢屈膝。术者以一手按于足跟部，另一手握住其足趾部，做顺时针或逆时针方向的环转摇动。本法较仰卧位时的踝关节摇法容易操作，且摇转幅度较大。

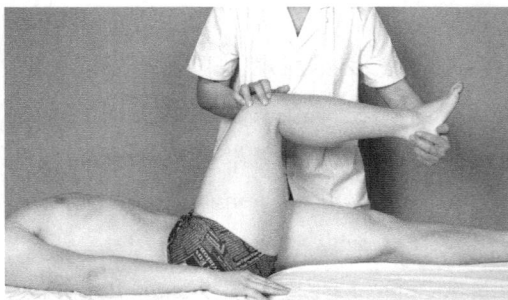

图 1-4-59　髋关节摇法

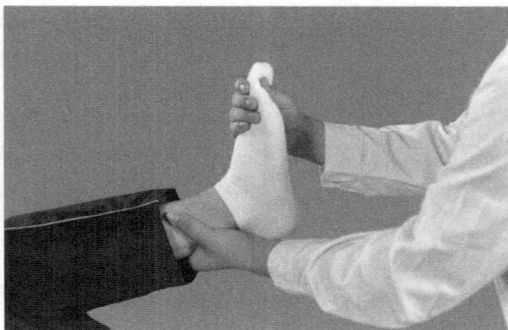

图 1-4-60　踝关节摇法

**2. 要求及注意事项**　摇转的幅度要在人体生理活动范围内进行，由小到大，逐渐增加。人体各关节的活动幅度不同，因此各关节的摇转幅度也不同。摇转的速度宜慢，尤其是刚开始操作时的速度要缓慢，可以随摇转次数的增加及受术者的适应程度，稍微增快速度。摇动时施力要协调稳定，除被摇的关节、肢体运动外，其他部位不应随之晃动。不可逾越人体关节生理活动范围进行摇转。不可突然快速摇转。

对于习惯性关节脱位者，禁用摇法。对椎动脉型、交感型颈椎病，以及颈部外伤、颈椎骨折等病症，禁用摇法。

**3. 适用部位**　全身各关节部。

**4. 功效主治**　具有舒筋通络、滑利关节的作用，有时还可以起到一定的解除粘连作用。主要适用于各种软组织损伤性疾病，以及运动功能障碍。

（二十四）扳法

使关节做被动的旋转或屈伸、展收等运动，称为扳法。扳法应用于关节，多以"巧力寸劲"使关节产生伸展、屈曲或旋转等运动，且多数情况下为短暂快速地运动。扳法为推拿常用手法之一，也是正骨推拿流派的主要手法。

**1. 动作要领**

（1）颈部扳法：包括颈部斜扳法、颈椎旋转定位扳法、寰枢关节旋转扳法和颈椎侧扳法。

颈部斜扳法：受术者取坐位，颈项部放松，头略前倾或中立位，术者站于其侧后方。以一手扶按头顶后部，另一手扶托其颏部。两手协同用力，使其头部向侧方旋转，当旋转至阻力位时，略停顿片刻，随即用"巧力寸劲"，做一突发性有控制的快速扳动，常可听到"喀"的弹响声，之后可按同法向另一侧方向扳动。

见图 1-4-61。

颈椎旋转定位扳法：受术者取坐位，颈项部放松，术者站其侧后方。以一手拇指顶按住病变颈椎棘突旁，另一手托住对侧颊部，令受术者屈颈至拇指下感到棘突活动关节间隙张开时，再使其向患侧屈至最大限度。然后将其头部慢慢旋转，当旋转到有阻力时略为停顿一下，随即用"巧力寸劲"做一个有控制的较大幅度的快速扳动。此时常可听到"喀"的弹响声，同时拇指下有棘突弹跳感。见图 1-4-62、图 1-4-63。

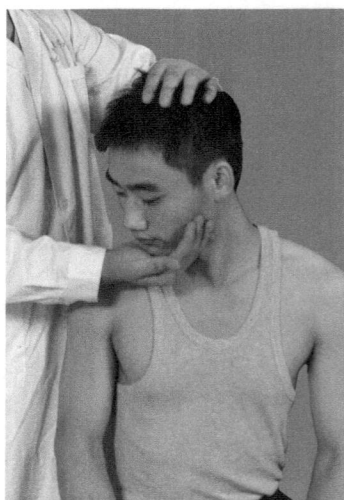

图 1-4-61　颈部斜扳法

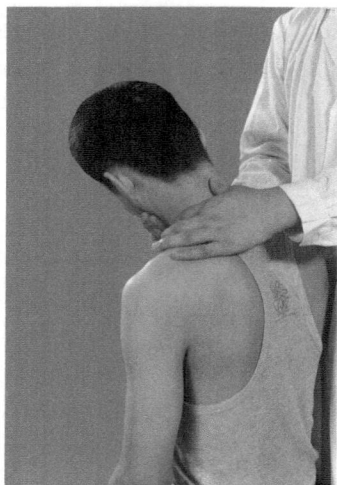

图 1-4-62　颈椎旋转定位扳法（1）

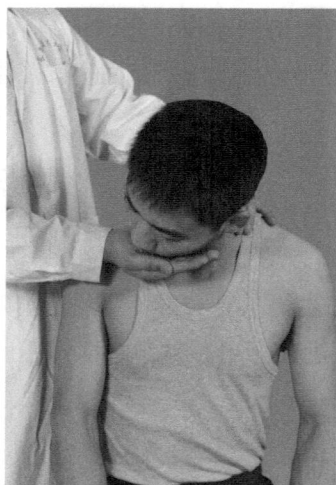

图 1-4-63　颈椎旋转定位扳法（2）

（2）胸背部扳法：包括扩胸牵引扳法、胸椎对抗复位扳法、扳肩式胸椎扳法和仰卧压肘胸椎整复法。其中扩胸牵引扳法和胸椎对抗复位法较常用。

扩胸牵引扳法：受术者取坐位，两手十指交叉扣住并抱于枕后部。术者站于其后方，以一侧膝关节抵住其背部病变处，两手分别握扶住两肘部。先嘱受术者做前俯后仰运动，并配合深呼吸。即前俯时呼气，后仰时吸气。如此活动数遍后，待受术者身体后仰至最大限度时，术者随即用"巧力寸劲"将其两肘部向后方突然拉动，与此同时膝部向前顶抵，常可听到"喀"的弹响声。见图 1-4-64。

胸椎对抗复位法：受术者取坐位，两手交叉扣住并抱于枕后部。术者站其后方，两手臂自其两腋下伸入，并握住其两前臂下段，一侧膝部顶压住病变胸椎处。然后握住前臂的两手用力下压，而两前臂则用力上抬，将其脊柱向上向后牵引，而顶压住患椎的膝部也同时向前向下用力，与前臂的上抬形成对抗牵引。持续牵引片刻后，两手、两臂与膝部协同用力，以"巧力寸劲"做一突发性有控制的快速扳动，常可听到"喀喀"的弹响声。见图1-4-65。

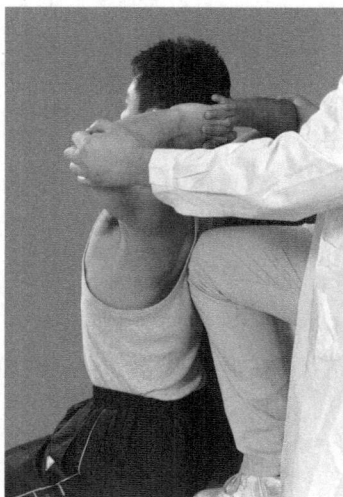

图1-4-64　扩胸牵引扳法

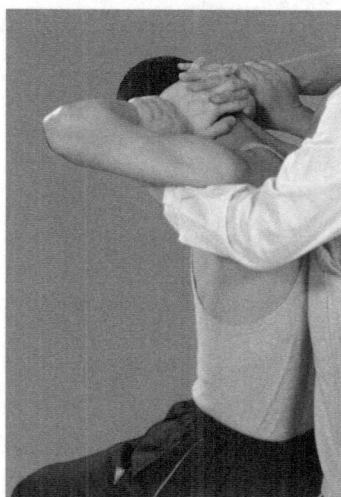

图1-4-65　胸椎对抗复位法

（3）腰部扳法：包括腰部斜扳法、腰椎旋转复位法、直腰旋转扳法和腰部后伸扳法，均为临床常用手法。

腰部斜扳法：受术者取侧卧位。患侧下肢在上，屈髋屈膝；健侧下肢在下，自然伸直。术者以一肘或手抵住其肩前部，另一肘或手抵于臀部。两肘或两手协调施力，先做数次腰部小幅度的扭转运动。即按于肩部的肘或手与按于臀部的另一肘或手，同时施用较小的力按压，使肩部向前下方，臀部向后下方，压后即松，使腰部形成连续的小幅度扭转，待腰部完全放松后，在腰部扭转至有明显阻力时，略停片刻，然后施以"巧力寸劲"，做一个突然幅度增大的快速扳动，常可听到"喀喀"的弹响声。见图1-4-66。

腰椎旋转复位法：受术者取坐位，腰部放松，两臂自然下垂。以右侧病变向右侧旋转扳动为例。助手位于受术者右前方，用两下肢夹住其右小腿部，双

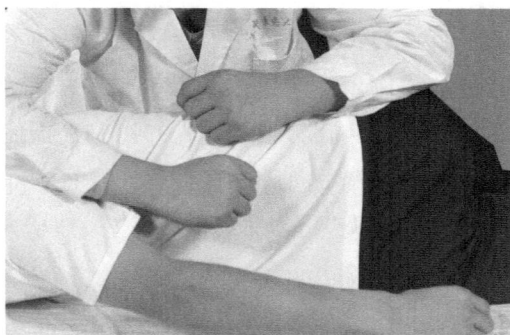

图1-4-66　腰部斜扳法

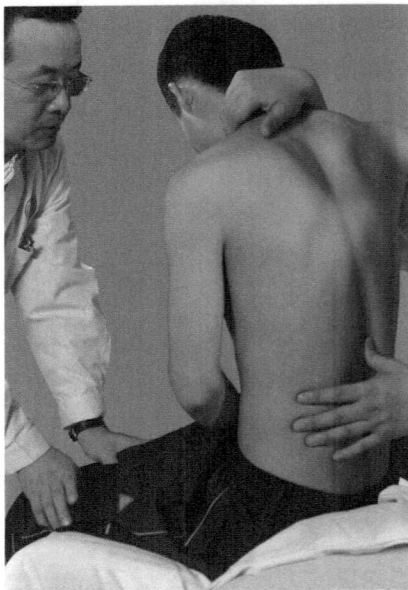

图 1-4-67　腰椎旋转复位法（1）

手按压于下肢股上部，以确保其在坐位情况下身体下半部姿势固定不变。术者位于受术者后侧右方，以左手拇指端或罗纹面顶按于腰椎偏歪的棘突侧方，右手臂从其右腋下穿过并以右掌按于颈后项部。右掌缓慢下压，并嘱受术者做腰部前屈配合，至术者左拇指下感到棘突活动、棘突间隙张开时停止其腰椎前屈活动，保持这一前屈姿势。然后右侧手臂缓慢施力，左拇指顶按住腰椎偏歪的棘突，以此为支点，使腰部向右屈至一定幅度后，再使其腰部向右旋转至最大限度。略停片刻，右掌下压其项部，右肘部上抬，左手拇指则同时用力向对侧顶推偏歪的棘突，两手协调用力，以"巧力寸劲"做一较大幅度的快速扳动，常可听到"喀"的弹响声。见图 1-4-67、图 1-4-68。

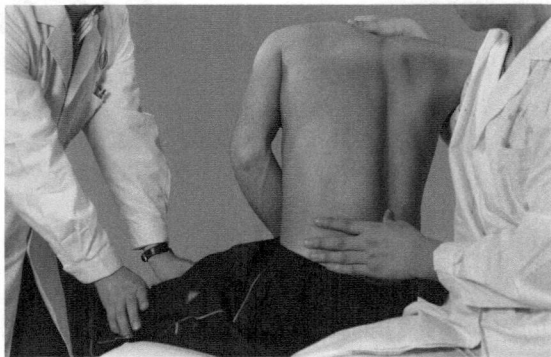

图 1-4-68　腰椎旋转复位法（2）

　　直腰旋转扳法：受术者取坐位，两下肢分开，与肩同宽，腰部放松。以向右侧旋转扳动为例。术者以两下肢夹住受术者的左小腿部及股部以固定。左手抵住其左肩后部，右臂从其右腋下伸入并以右手抵住肩前部。然后两手协调施力，以左手前推其左肩后部，右手向后拉其右肩，且右臂部同时施以上提之力，使其腰部向右旋转。至有阻力时，以"巧力寸劲"，做一突然增大幅度的快速扳动，常可听到"喀"的弹响声。见图 1-4-69。

直腰旋转扳法另一术式：受术者取坐位，两下肢并拢，术者立于受术者对面。以双下肢夹住其两小腿及股部。以一手抵于其肩前，另一手抵于肩后。两手协调用力，一推一拉，使其腰椎小幅度旋转数次，待腰部充分放松后，使其腰椎旋转至阻力位时，略停片刻，然后以"巧力寸劲"，做一较大幅度的快速扳动，常可听到"喀"的弹响声。

腰部后伸扳法：受术者取俯卧位，两下肢并拢。术者一手按压于腰部，另一手臂托抱住其两下肢膝关节上方并缓缓上抬，使其腰部后伸。当后伸至最大限度时，两手协调施力，以"巧力寸劲"，做一较大幅度的下按腰部与上抬下肢方向相反的用力扳动。见图1-4-70。

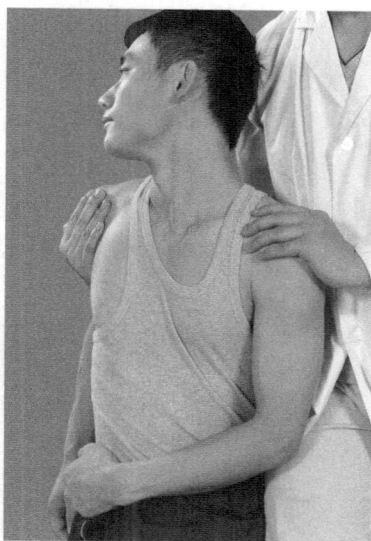

图1-4-69　直腰旋转扳法

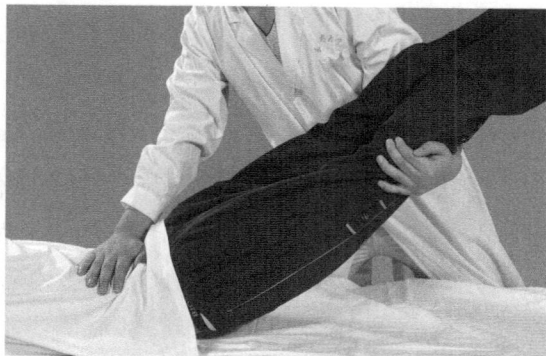

图1-4-70　腰部后伸扳法

（4）肩关节扳法：包括肩关节前屈扳法、外展扳法、内收扳法、旋内扳法和上举扳法。

肩关节前屈扳法：受术者取坐位，患侧肩关节前屈30°~50°。术者半蹲于患肩前外侧，以两手自前后方向将其患肩锁紧扣住，患侧上臂置于术者内侧的前臂上。手臂部协调施力，将其患臂缓缓上抬，至肩关节前屈有阻力时，以"巧力寸劲"，做一较大幅度的快速扳动。在做扳动之前，肩关节小幅度的前屈数次或进行小范围的环转摇动数次，以使其肩关节尽量放松。

肩关节前屈扳法另一术式：受术者取坐位，两臂下垂，肩关节放松。术者立于其身后，以一手扶按其对侧肩部以固定，另一手握住患侧上臂的肘关节上部，并缓缓上抬患臂，至肩关节前屈到有阻力时，以"巧力寸劲"做一较大幅度的快速扳动。

肩关节外展扳法：受术者取坐位，患侧手臂外展45°左右。术者半蹲于其患肩的外侧，将其患侧上臂的肘关节上部置于一侧肩上，以两手从前后方向将患肩扣住锁紧。然后术者缓缓立起，使其肩关节外展，至有阻力时，略停片刻。然后双手与身体及肩部协同施力，以"巧力寸劲"，做一肩关节外展位较大幅度的快速扳动，如粘连得到分解，可听到"嘶嘶"声或"格格"声。见图1-4-71。

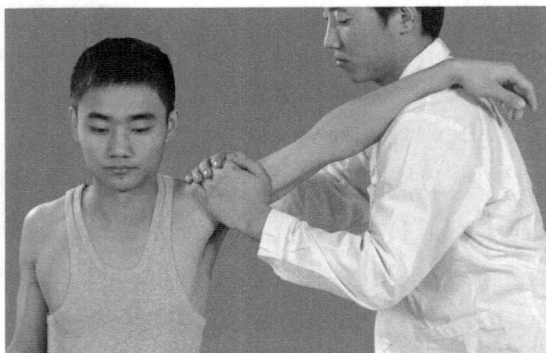

图1-4-71　肩关节外展扳法

肩关节外展扳法也可以采取肩关节前屈扳法的术式进行操作。

肩关节内收扳法：受术者取坐位，患侧上肢屈肘置于胸前，手搭扶于对侧肩部。术者立其身体后侧，以一手扶按患侧肩部以固定，另一手托握患侧肘部并缓慢向对侧胸前上托，至有阻力时，以"巧力寸劲"，做一较大幅度的快速扳动。见图1-4-72。

肩关节旋内扳法：受术者取坐位，患侧上肢的手与前臂置于腰部后侧。术者立于其身前健侧的侧方，以一手扶按患侧肩部以固定，另一手握住其腕部将患肢小臂沿腰背部缓缓上抬，以使肩关节逐渐内旋，至有阻力时，以"巧力寸劲"，做一较快速有控制的上抬小臂动作，以使肩关节旋转至极限。如粘连分解，可听到"嘶嘶"声。见图1-4-73。

肩关节旋内扳法另一术式：受术者坐式同前。术者立于受术者的对面，身体略下蹲，稳定好重心。一手扶按其对侧肩部以固定，将颏部抵在其患侧肩井部以增强固定。另一手臂托握住其患侧手臂，并将其手臂缓缓上抬，其余手法如上法要领进行

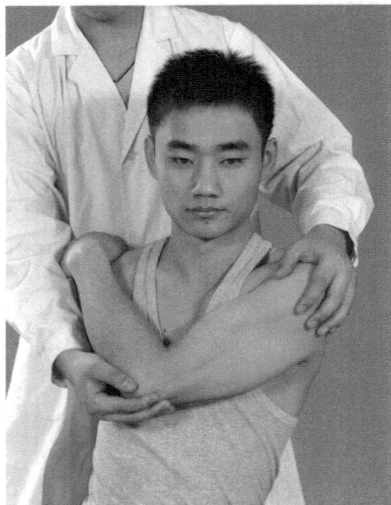

图1-4-72　肩关节内收扳法

扳动。

肩关节上举扳法：受术者取坐位，两臂自然下垂，术者立于其身体后方。以一手托握住患肩侧上臂下段，并自前屈位或外展位缓缓向上抬起，至120°~140°时，以另一手握住其前臂近腕关节处。两手协调施力，向上逐渐拔伸牵引，至有阻力时，以"巧力寸劲"，做一较快速有控制的向上拉扳。见图1-4-74。

肩关节上举扳法另一式：受术者取侧卧位，患侧肩部在上。术者坐于其头端，令其患侧上肢自前屈位上举，待达到120°~140°时，以一手握其前臂，另一手握其上臂，两手臂同时施力，向其头端方向缓缓拔伸牵引，至有阻力时，可如上法要领进行扳动。

（5）肘关节扳法：受术者取仰卧位，患侧上臂平放于床面。术者坐于其侧，以一手托握其肘关节上部，另一手握住前臂远端，先使肘关节做缓慢的屈伸运动。然后视其肘关节功能障碍的具体情况来决定扳法的选用。如为肘关节屈曲功能受限，则在其屈伸活动后，将肘关节置于屈曲位，缓慢施加压力，使其进一步向功能位靠近。当遇到明显阻力时，以握前臂一手施加一个持续的使肘关节屈曲的压力，达到一定时间后，两手协调用力，以"巧力寸劲"，做一小幅度快速的加压扳动。见图1-4-75。如为肘关节伸直受限，则以反方向施法，道理亦然。

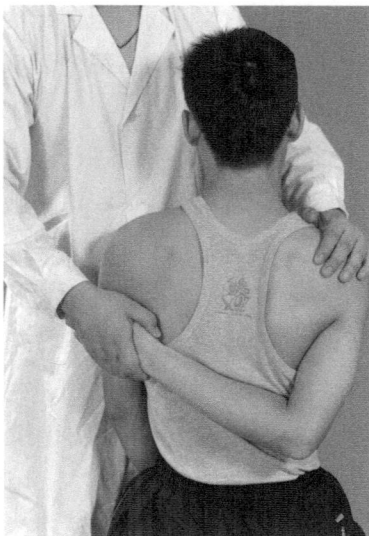

图1-4-73　肩关节旋内扳法

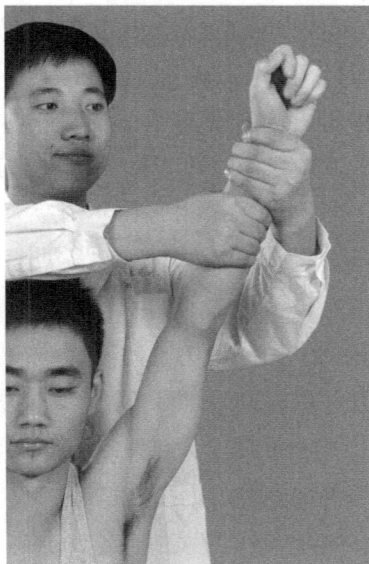

图1-4-74　肩关节上举扳法

其他如腕关节、髋关节、膝关节和踝关节等关节的扳法，均可参照肘关节扳法操作。

**2. 要求及注意事项**　要顺应符合关节的生理功能进行技法操作。各关节的构成

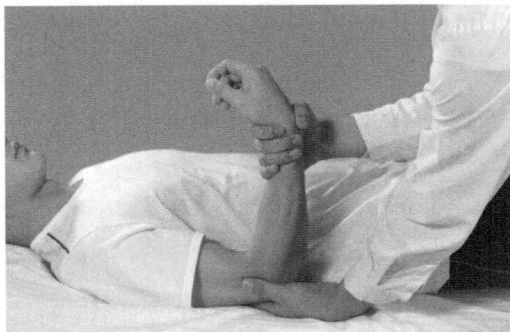

图1-4-75　肘关节扳法

要素虽然基本相同，但在结构上均有各自的特点，其生理功能有很大差异。所以要把握好各关节的结构特征、活动范围、活动方向及其特点，宜顺应符合各关节的各自运动规律来实施扳法。

操作时要分阶段进行。扳法操作第一步是使关节放松，关节做小范围的活动或结合摇法使关节逐渐放松、松弛；第二步是将关节极度地伸展或屈曲、旋转，在保持这一位置的基础上，再实施第三步的扳法。

扳法在扳动时所施之力，一为"巧力"，二为"寸劲"，故名为"巧力寸劲"。所谓"巧力"即指手法的技巧力，是与蛮力、拙力相对而言，经长期的习练和临床实践才能获得；所谓"寸劲"指短促之力。即所施之力比较快速，能够充分地控制扳动幅度，作用得快，消失得也快，做到中病即止。

扳动发力的时机要准，用力要适当。如发力时机过早，关节还有松弛的运动余地，则未尽其法；如发力时机过迟，关节在极度伸展或屈曲旋转的状态下停留时间过长，易使松弛的关节变得紧张，而不易操作。若用力过小，则达不到治疗效果，用力过大，则易致不良反应。

不可逾越关节运动的生理范围。超越关节生理活动范围的扳动，容易使关节自身及附着于关节的肌肉、韧带等软组织受到损伤。对于脊椎而言，属半关节性连接，其中椎管内有脊髓、马尾及神经根组织。脊髓为低级神经中枢，于颈、胸部做扳法时，尤其应加以注意，决不可逾越其生理活动范围。

不可粗暴用力和使用蛮力。所谓粗暴用力，是指操作时手法粗糙，无准备动作，不分操作过程的阶段性，入手即扳，且扳动时所施力量不知大小，不能有效控制。所谓蛮力，是指所施扳法力量有余而灵巧不足，能发而不能收，呆板笨拙。简而言之，施用暴力和蛮力，是不得手法要领，未掌握手法的技巧力，不懂"巧力寸劲"之故。其后果轻则受术者不适，重则造成损伤而发生推拿医疗事故。

不可强求关节弹响。在颈、胸及腰部施用扳法操作过程中，常可听到"喀"的弹响声，是关节弹跳或因扭转摩擦所发出的声音，一般认为是关节复位、手法成功的标志之一。在实际操作过程中，若未能出现这种响声，也不宜过于追求。若反复扳动，易使关节紧张度增大，有可能造成不良后果。

诊断不明确的脊柱外伤及带有脊髓症状体征者，禁用扳法。对于骨关节结核、骨肿瘤者，禁用扳法。

老年人伴有较严重的骨质增生、骨质疏松者，慎用扳法。

3. **适用部位**　全身各部位关节。

4. **功效主治**　具有滑利关节、整复错位、松解粘连的功效，兼具舒筋通络、解痉止痛的作用。主要用于颈椎病、落枕、寰枢关节半脱位、肩周炎、腰椎间盘突出症、脊椎小关节紊乱、四肢关节外伤后功能障碍等病症。

### （二十五）拔伸法

固定关节或肢体的一端，牵拉另一端，应用对抗的力量使关节或半关节得到伸展，称为拔伸法。拔伸法又名牵引法、牵拉法、拉法和拔法，为正骨推拿流派常用手法之一。包括全身各部位关节、半关节的拔伸牵引方法。

**1. 动作要领**

（1）颈椎拔伸法：包括掌托拔伸法、肘托拔伸法和仰卧位拔伸法三种。

掌托拔伸法：受术者取坐位。术者站于其后，以双手拇指端和罗纹面分别顶按住其两侧枕骨下方风池穴处，两掌分置于两侧下颌部以托挟助力。然后掌指及臂部同时协调用力，拇指上顶，双掌上托，同时前臂下压，缓慢地向上拔伸 1~2 分钟，以使颈椎在较短时间内得到持续牵引。见图 1-4-76。

肘托拔伸法：受术者取坐位。术者站于其后方，以一手扶于其枕后部以固定助力，另一侧上肢的肘弯部托住其颏部，手掌则扶住对侧颜面以加强固定。托住其颏部的肘臂与扶枕后部一手协调用力，向上缓慢地拔伸 1~2 分钟，以使颈椎在较短的时间内得到持续的牵引。

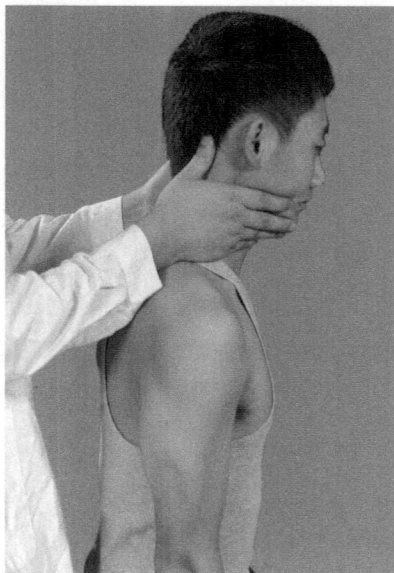

图 1-4-76　掌托拔伸法

仰卧位拔伸法：受术者取仰卧位。术者坐于其头端，以一手托扶其枕后部，另一手扶托颏部。双手臂协调施力，向其头端缓慢拔伸，拔伸时间根据病情需要而定，使颈椎得到持续的水平位牵引。

（2）肩关节拔伸法：包括上举拔伸法、对抗拔伸法和手牵足蹬拔伸法。

肩关节上举拔伸法：受术者坐于低凳上，两臂自然下垂。术者立于其身体后方，以一手托握患肩侧上臂下段，并自前屈位或外展位将其手臂缓缓抬起，至 120°~140°时，以另一手握住其前臂近腕关节处，同时握上臂一手上移其下。两手协调施力，向上缓慢地拔伸，至阻力位时，以钝力持续进行牵引。

肩关节上举拔伸法还可以在侧卧位时操作，参见"肩关节上举扳法"在卧位情况下的操作术式。

肩关节对抗拔伸法：受术者取坐位。术者立于其患侧，以两手分别握住其腕部和肘部，于肩关节外展位逐渐用力牵拉。同时嘱受术者身体向另一侧倾斜，或有助手协助固定其身体上半部，与牵拉之力相对抗。见图1-4-77。

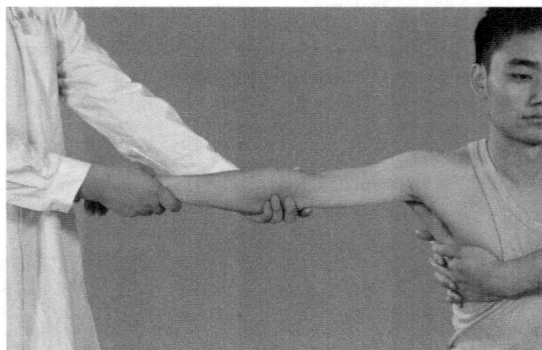

图1-4-77　肩关节对抗拔伸法

肩关节手牵足蹬拔伸法：受术者取仰卧位，患肩侧位于床边。术者置方凳坐于其身侧，以临近受术者一侧下肢的足跟置于其腋下，双手握住其腕部或前臂部，徐徐向外下方拔伸。手足协调用力，使其患侧肩关节在外展位20°左右得到持续牵引，并同时用足跟顶住腋窝与之对抗，持续一定时间后，再逐渐使患肩内收、内旋。

（3）腕关节拔伸法：受术者取坐位。术者立于其侧方，一手握住其前臂下端，另一手握住其手掌部。双手同时做相反方向用力，缓慢地进行拔伸。见图1-4-78。

腕关节拔伸法还可以双手握住受术者的掌指部，嘱其身体向另一侧倾斜或以助手固定其身体上部，进行持续拔伸牵引。

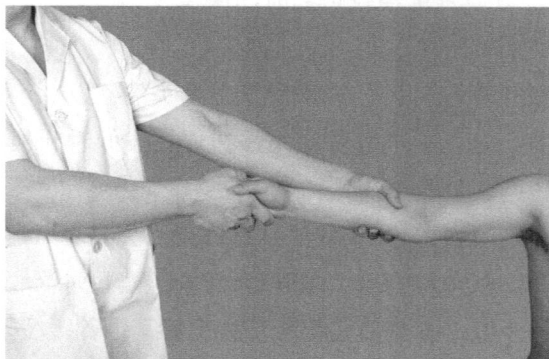

图1-4-78　腕关节拔伸法

（4）指间关节拔伸法：以一手握住受术者腕部，另一手捏住患指末节，两手同时施力，做相反方向拔伸。

（5）腰部拔伸法：受术者取俯卧，双手用力抓住床头。术者立于其足端，以两手分别握住其两踝部，向下逐渐用力牵引。在牵引过程中，术者身体上半部应顺势后仰，以加强牵拉拔伸的力量。

（6）骶髂关节拔伸法：受术者取仰卧位，患侧膝关节略屈，会阴部垫一软枕。术者立于其足端，以一手扶按其膝部，另一手臂穿过其腘后，握住扶膝一手的前臂下段，并用腋部夹住其小腿下段，再以一足跟部抵住其会阴部软枕处。然后手足协同用力，将其下肢向下方逐渐拔伸，身体同时随之后仰，以增强拔伸之力。

（7）踝关节拔伸法：受术者取仰卧位。术者以一手握住其患肢侧的小腿下段，另一手握住其足掌前部。两手协同施力，向相反方向牵拉拔伸。在牵拉拔伸过程中，配合进行踝关节的屈伸活动。

**2. 要求及注意事项**　拔伸动作要稳而缓，用力要均匀持续。在拔伸的开始阶段，用力由小到大，逐渐增加，拔伸到一定程度后，需要一个稳定的持续牵引力。

要掌握好拔伸操作术式，根据病情轻重缓急不同和施术部位不同，控制好拔伸的力量和方向。

不可用突发性的暴力进行拔伸，以免造成牵拉损伤。要注意拔伸的角度和方向。

在关节复位时，不在疼痛、痉挛较重的情况下拔伸，以免手法失败和增加受术者痛苦。

**3. 适用部位**　全身各部位关节。

**4. 功效主治**　具有分解粘连，整复错位，舒筋通络和滑利关节的作用。骨科临床主要用于骨折和关节脱位，推拿临床常用于软组织损伤性疾患。

# 第五节　临床应用

## 一、颈椎病

颈椎病又称颈椎综合征，是常见多发病，多见于30~60岁的人，男性多于女性。本病是由于颈椎间盘退行性改变、颈椎骨质增生，以及颈部损伤等原因，引起脊柱内外平衡失调，刺激或压迫颈神经根、椎动脉、脊髓或交感神经而引起的一组综合征。属中医学"项筋急""项肩痛""眩晕"等范畴。临床表现轻者头、颈、肩臂麻木疼痛，重者可致肢体酸软无力，甚至大小便失禁、瘫痪。病变累及椎动脉及交感神经时，可以出现头晕、心慌等相应症状。

【病因病机】

颈椎病是一种颈椎退行性疾病，颈椎间盘退变是本病的内因，各种急慢性颈部外伤是导致本病的外因。由于长期从事低头伏案工作，使椎间盘发生退变，导致关节囊和韧带松弛，椎骨间滑移活动增大，影响了脊柱的稳定性，久之产生骨质增生，韧带钙化，直接和间接地刺激或压迫颈神经根、椎动脉、交感神经、脊髓致颈椎病发作。

1. **内因**　在一般情况下颈椎椎间盘从30岁以后开始退变，退变从软骨板开始并逐渐骨化，通透性随之降低，髓核中的水分逐渐减少，形成纤维化，逐渐缩小变硬成为一个纤维软骨性实体，椎间盘变薄，椎间隙变窄。由于椎间隙变窄，使前后纵韧带松弛，椎体失稳，后关节囊松弛，关节腔变小，关节面易发生磨损而导致增生。由于以上因素使颈段的脊柱稳定性下降，椎体失稳，故椎体前后形成代偿性骨质增生。总之，椎体后关节、钩椎关节等部位的骨质增生，以及椎间孔变窄或椎管前后径变窄，是造成脊髓、颈神经根、椎动脉及交感神经受压的主要病理基础。

2. **外因**　颈椎的急性外伤或慢性劳损是引起颈椎病的外因。由于跌、扭、闪或长期从事低头伏案工作的人，如会计、缝纫、刺绣、打字等工作的人，均可使颈椎间盘、后关节、钩椎关节、颈椎周围各韧带及其附近软组织不同程度的损伤，从而破坏了颈椎的稳定性，促使颈椎发生代偿性骨质增生。若增生物刺激或压迫邻近的神经、血管和软组织，就会出现各种症状。此外，颈项部受寒，肌肉痉挛，使局部缺血缺氧，也可以引起临床症状或诱发各型颈椎病。

【临床表现】

1. **神经根型颈椎病**　肩背或颈枕部呈阵发性或持续性的隐痛或剧痛，受刺激或压迫的颈脊神经其走行方向有烧灼样或刀割样疼痛，伴针刺样或过电样麻感。当颈部活动或腹压增高时，上述症状会加重。颈部活动有不同程度受限或发硬、发僵，或颈呈痛性斜颈畸形。患侧上肢发沉无力，握力减弱或持物坠落。在病变节段间隙棘突旁及其神经分布区，可以出现压痛。颈椎生理前凸减少或消失，脊柱侧凸。颈部肌肉张力增高，局部有条索状或结节状反应物。椎间孔挤压试验阳性，臂丛神经牵拉试验阳性。

2. **脊髓型颈椎病**　四肢麻木、酸胀、烧灼感、僵硬无力、头痛、头昏、大小便改变（如排尿、排便障碍，排便无力或便秘等）。重者活动不便、走路不稳、甚至出现瘫痪。肢体张力增高，肌力减弱。低头1分钟后症状加重。肱二三头肌肌腱及膝跟腱反射亢进，同时还可以出现髌阵挛和踝阵挛。腹壁反射和提睾反射减弱，霍夫曼氏征和巴宾斯基征阳性。

3. **椎动脉型颈椎病**　每当头部取过伸位或转向某一方位时，即出现位置性眩晕、恶心、呕吐、耳鸣、耳聋等。猝然摔倒，神志多清楚。病变节段横突部压痛。颈椎旋转到一定的方位即出现眩晕，改变位置时，症状即可消失。

4. **交感神经型颈椎病**　头痛或偏头痛，头沉或头晕，枕部或颈后痛，心跳加快或缓慢，心前区或有疼痛，肢体发凉，局部皮温降低，肢体遇冷时刺痒感，继而出现红肿、疼痛加重，也有指端发红、发热、疼痛或痛觉过敏。或有耳鸣耳聋等症状，$C_5$椎旁压痛。根据临床体征排除其他疾患。

**5. 混合型颈椎病**　指出现两型或两型以上症状者。

【治疗】

**1. 治疗原则**　舒筋活血，解痉止痛，整复错位。

**2. 处方**　以滚法、按法、揉法、拿法、拔伸法、拔伸旋转法、搓拿法、揉擦法等手法，在风池、肩井、曲池、手三里、小海、合谷等穴位和颈肩背及一侧上肢部位治疗。

**3. 操作**

（1）受术者取坐位。术者立于其后，用拇指指腹与中指指腹同时按揉风池穴 1 分钟，从风池穴起至颈根部，用拇指指腹与食、中指指腹对称用力拿捏颈项两旁的软组织，由上而下操作 5 分钟左右。随后用滚法放松受术者颈肩部、上背部及上肢的肌肉，5 分钟左右。

（2）然后做颈项部拔伸法。术者两前臂尺侧放于受术者两侧肩部并向下用力，双手拇指顶按在风池穴上方，其余四指及手掌托住下颌部。嘱受术者身体下沉，术者双手向上用力，前臂与手同时向相反方向用力，把颈牵开，边牵引边使头颈部前屈、后伸及左右旋转。

（3）提拿受术者两侧肩井并拿揉患肢曲池、手三里、小海、合谷穴。以肱二头肌和肱三头肌为主，用多指横拨腋下臂丛神经分支，使受术者手指有窜麻感为宜。

（4）牵抖患侧上肢 2~3 次，最后拍打肩背部和上肢，使受术者有轻快感为宜。

## 二、腰椎间盘突出症

腰椎间盘突出症又称腰椎间盘纤维环破裂症，是临床常见的腰腿痛疾病之一，是由于腰椎间盘的退变与损伤，导致髓核脱出于纤维环之外，刺激或压迫腰脊神经根而引起腰腿痛的一种病症。本病尚缺乏准确的临床流行病学资料，一般好发于 30~50 岁的体力劳动者，男性多于女性，临床以 L4~L5 和 L5~S1 之间突出为多。

【病因病机】

**1. 内因**

（1）解剖结构的因素：腰椎间盘纤维环后外侧较为薄弱，后纵韧带纵贯脊柱的全长，加强了纤维环的后面。自第 1 腰椎平面以下，后纵韧带逐渐变窄，至第 5 腰椎和第 1 骶椎间，宽度只有原来的一半。腰骶部是承受动静力最大的部分，所以后纵韧带的变窄，造成了自然结构的弱点，使髓核易向后方两侧突出。

（2）椎间盘的退变和发育上的缺陷：椎间盘随年龄的增长，有不同程度的退变。

至 30 岁以后，退变开始明显，由于负重和脊柱运动机会增多，椎间盘经常受到来自各方面力的挤压、牵拉和扭转应力，因而容易使椎间盘发生脱水、纤维化、萎缩、力学性能下降，致脊柱内外力学平衡失调，稳定性下降，这是本病发生的主要原因。

**2. 外因**

（1）损伤和劳损：积累性损伤是引起该病的重要因素。由于腰椎排列呈生理性前凸，椎间盘前厚后薄，在弯腰搬运重物时，由于受到体重、肌肉和韧带等张力的影响，髓核产生强大的反抗性张力，在此情况下，如腰部过度负重或扭伤，就很可能使髓核冲破纤维环而向侧后方突出。椎间盘在弯腰活动或受压时变形，此时椎间盘吸水能力降低，直至压力解除后，变形和吸水能力方能恢复。若长期从事弯腰工作，或腰部积累性劳损，至髓核长期得不到正常充盈，纤维环的营养供应也长期不足，加之腰背肌肉张力增高，导致椎间盘内压力升高，有时较轻微的外力也可以使纤维环破裂而致髓核突出。

（2）寒冷刺激：长期受寒冷刺激，使腰背肌肉血管痉挛收缩，影响局部血液循环，进而影响椎间盘的营养供应，同时由于肌肉的紧张痉挛，导致椎间盘内压力升高，特别是对于已变性的椎间盘，更可能造成进一步的损害，致使髓核突出。

【病理分型】

**1. 根据髓核突出的方向** 分为向后突出、向前突出、向椎体内突出 3 种类型。比较常见且具有临床意义的是第一种类型。

**2. 根据向后突出的不同部位** 分为单侧型、双侧型、中央型 3 种。中央型突出压迫下行的马尾神经，可以引起鞍区麻痹和大小便功能障碍等症状，预后较差。

**3. 根据髓核突出的程度** 分为隐藏型（幼弱型）、突出型（移行型）和破裂型（成熟型）3 种类型。

【临床表现】

**1. 腰痛和一侧下肢放射痛** 腰部反复疼痛，逐渐向一侧下肢放射，程度轻重不等，严重者不能久坐久立，翻身转侧困难，咳嗽、喷嚏或大便用力时，因腹压增高而疼痛加重。下肢放射痛多向一侧沿坐骨神经分布区域放射。

**2. 主观麻木感** 久病受术者或神经根受压严重者常有患侧下肢麻木，中央型髓核突出可见鞍区麻痹。

**3. 患肢温度下降** 受术者感觉患肢不温，怕冷，经与健肢对比，患肢温度确有降低。

**4. 腰部运动障碍** 腰部各方向活动均受限，尤以后伸和前屈为甚。

**5. 腰椎脊柱姿势改变** 有脊柱侧弯、腰椎前凸增大、腰椎曲线变平或倒转 4 种形式，尤以脊柱侧弯最多见，占 80% 以上。

**6. 压痛点** 在 L4~5 或 L5~S1 间隙棘突旁有明显压痛，用力按压或叩击痛处时，可以引起下肢放射痛。

7. **直腿抬高及加强试验阳性**　阳性率达 90% 以上。严重者在 15° 以下。

8. **拇趾背伸或跖屈力减弱或消失**　拇趾背伸力减弱或消失，提示为 L4~5 突出；拇趾跖屈力减弱或消失，提示为 L5~S1 突出。

9. **屈颈试验、挺腹试验、下肢后伸试验**　可见阳性。

【治疗】

1. **治疗原则**　舒筋通络，活血化瘀，松解粘连，理筋整复。

2. **处方**　以㨰、按、揉、点压、顶推、扳、踩蹻、背法等手法，在腰阳关、肾俞、居髎、环跳、承扶、委中、阿是穴，以及腰臀和下肢后等部位操作。

3. **操作**

（1）受术者取俯卧位，术者用㨰、按、揉手法在受术者脊柱两侧膀胱经及臀部和下肢后外侧施术 3~5 分钟，以腰部为重点。然后术者用双手掌重叠用力，沿脊柱由上至下按压腰骶部，反复 2~3 遍。

（2）术者先用拇指或肘尖点压腰阳关、肾俞、居髎、环跳、承扶、委中及阿是穴，力度以受术者能耐受为度。然后在助手配合拔伸牵引的情况下，用拇指顶推或肘尖按压患处（与突出物方向相反）。

（3）受术者侧卧位，实施腰部斜扳法，左右各 1 次。如果条件许可，也可以采用坐位旋转定点扳法。

（4）受术者仰卧位，术者强制实施直腿抬高至极限位，停顿数秒钟，反复 3~5 次。

（5）轻柔屈伸摇转膝髋，拿揉下肢两侧，由上及下，结束治疗。

## 三、肩关节周围炎

肩关节周围炎是指肩关节及其周围的肌腱、韧带、腱鞘、滑囊等软组织的急慢性损伤，或退行性变，产生无菌性炎症，从而引起肩部疼痛和功能障碍为主症的一种疾病。本病又名"五十肩""冻结肩""漏肩风""肩凝症""肩痹"等，从这些名称，不难看出本病的发病年龄、病因病理及临床特征。本病体力劳动者多见，女性略多于男性。

【病因病机】

1. **外伤、劳损**　肩关节是人体活动范围最广的关节，其关节囊较松弛，跨越肩关节的肌腱、韧带较多，且大多是细长的肌腱。维持肩关节稳定，多数依靠其周围的肌肉、肌腱和韧带的力量。正常人的肌腱是十分坚韧的，但由于肌腱本身的血供较差，随着年龄的增长，常有退行性改变；另一方面由于肩关节在日常生活和劳动中，活动比较频繁，肩部软组织经常受到上肢重力和肩关节大范围运动的牵拉扭转，容易引起损伤和劳损。损伤后，软组织的充血、水肿、渗出、增厚等炎性改变如得不到有效治疗，久之造成肩关节软组织粘连，甚至肌腱钙化，导致肩关节活动功能严重障碍。

**2. 风、寒、湿三邪入侵**　本病的发生与风寒湿三邪的侵袭有关。《素问·痹论》载："风寒湿三气杂至，合而为痹也。"在日常生活中，受术者因久居湿地，风雨露宿或贪凉夜寐露肩当风，以致风寒湿外邪入侵，客于血脉筋肉，血受寒则凝，肩部经络不通，脉络拘急，引起肌肉、筋骨、关节疼痛。湿邪滞留于关节，湿性重浊黏滞，使气血运行迟涩，易使肩部诸筋粘连，也是导致关节运动功能障碍的主要原因。

**3. 肝肾亏虚，气血不足**　人到50岁左右，肝肾精气开始衰退，气血不足，血脉周流运行迟涩，不能濡养筋骨，血虚筋脉失其所养，日久营卫失调，筋脉拘急疼痛而不用。

【临床表现】

**1. 发病早期**　主要症状是肩部疼痛，尤以夜间为甚。初期感肩部酸痛，疼痛可以急性发作，多数呈慢性进展，常因天气变化和劳累后诱发。开始疼痛多为阵发性，后期逐渐发展成持续性疼痛，并渐行加重，夜不能寐。肩部受牵拉或碰撞后，可以引起剧烈疼痛。病程日久受术者疼痛感反而逐渐减轻。

**2. 病程后期**　主要表现为肩关节功能障碍，肩关节各方面活动功能明显受限。早期功能障碍多因疼痛所致，后期则因肩关节广泛粘连所致。尤以外展、内旋及后伸功能受限为甚。特别是当肩关节外展时，出现典型的"扛肩"现象。梳头、穿衣等动作均难以完成。严重时肘关节功能也受限，屈肘时手不能摸对侧肩部。日久上臂肌群不同程度的失用性萎缩，使肩部各方向活动均受限。

**3. 肩关节周围压痛点**　主要在肩内陵、肩髃、秉风、肩贞、天宗、曲池等处，常有不同程度的压痛。肩关节功能主动及被动活动均受限，尤以上臂的外展、内旋及后伸功能受限明显。

【治疗】

**1. 治疗原则**　初期疏通经络，活血止痛。后期松解粘连，滑利关节，促进关节功能恢复。

**2. 处方**　𢫬、拿揉肩前部、三角肌部及肩后部，点压、弹拨肩井、秉风、天宗、肩内陵、肩贞、肩髃各穴，扳、摇肩关节，拔伸、抖上肢，搓揉上肢。

**3. 操作**　初期疼痛剧烈，宜采用轻柔手法在局部治疗，如𢫬、拿揉、点压、弹拨等，改善局部血液循环，以加速渗出物的吸收，促进病变组织的修复。对后期受术者或感觉迟钝者，治疗以改善肩关节功能为主，可用较重手法，如扳法、摇法、拔伸、抖法等，并着重配合肩关节内收、外展、后伸及内旋的扳动，以松解粘连，滑利关节，促进关节功能的恢复。最后都使用上肢的牵拉提抖，从肩部到前臂反复上下搓动3~5遍结束手法，以放松肩臂，从而达到舒筋活血的目的。

## 四、落枕

落枕又名失枕，是颈部软组织常见的损伤之一，多见于青壮年，冬春季节发病率较高。临床上以急性颈部肌肉痉挛、强直、酸胀、疼痛，以致颈部转动不利为主要症状。轻者4~5天可以自愈，重者疼痛严重并向头部、项背及上肢部放射，迁延数周不愈。此病推拿疗效确切迅速。落枕为单纯的肌肉痉挛，成年人若经常发作，系颈椎病的前驱症状。

【病因病机】

落枕多由睡眠时枕头过高、过低或过硬，以及睡卧姿势不当等因素，致使颈部一侧肌群在较长时间内处于过度伸展牵拉状态，引发静力性损伤。临床上常见的损伤部位有胸锁乳突肌、斜方肌及肩胛提肌。本病的发生多由素体亏虚，气血不足，循行不畅，舒缩活动失调，或颈肩受风寒侵袭，致使气血凝滞，肌筋不舒，经络痹阻，不通则痛，故而拘急疼痛。

【临床表现】

颈部疼痛，活动时疼痛加重。颈项相对固定在某一体位，某些受术者用一手扶持颈项部，以减少颈部活动，缓解症状。颈部活动明显受限，如左右旋转、左右侧屈、前屈与后伸等活动。在胸锁乳突肌、斜方肌、肩胛提肌或锁骨外1/3处、肩井穴处、肩胛骨内侧缘、肩胛骨内上角处，触诊可见肌张力增高、压痛。

【治疗】

1. **治疗原则**  舒筋活血，温经通络，理顺肌筋。

2. **处方**  以一指禅推法、㨰法、按法、揉法、拿法、拔伸法、擦法等，在风池、风府、风门、肩井、天宗、肩外俞等部位操作。

3. **操作**

（1）受术者取坐位。术者立于其后，用轻柔的㨰法、一指禅推法在患侧颈项及肩部施术3~5分钟。

（2）用拿法提拿颈椎旁开1.5寸处的软组织，以患侧为重点部位，并弹拨紧张的肌肉，使之逐渐放松。

（3）嘱受术者自然放松颈项部肌肉，术者左手持续托起下颌，右手扶持后枕部，使颈略前屈，下颌内收。双手同时用力向上提拉，并缓慢左右旋转受术者头部10~15次，以活动颈椎小关节。摇动旋转之后，在颈部微前屈的状态下，迅速向患侧加大旋转幅度，手法要稳而快，手法的力度和旋转的角度必须掌握在受术者可以耐受的限度内，切忌暴力蛮劲，以防发生意外。

（4）术者按揉风池、风府、风门、肩井、天宗、肩外俞等穴，每穴30秒，手法由轻到重，然后轻拿颈椎棘突两侧肌肉。最后在患部加用擦法治疗。

## 五、急性腰扭伤

急性腰肌扭伤是指腰部肌肉、肌筋膜、韧带、关节囊、滑膜等软组织急性损伤，或伴随腰椎关节、骶髂关节嵌顿，而引起腰部疼痛及活动受限的一种病症。俗称"闪腰岔气"。多发于青壮年体力劳动者，长期从事弯腰工作的人，和平时缺乏锻炼肌肉力量薄弱者。

【病因病机】

多因腰部卒然受到暴力，或由于腰部活动时姿势不当，用力失度，动作失衡，或跌仆闪挫，使腰部肌肉、韧带受到剧烈地扭转、牵拉、撞击等，均可导致本病。

棘上和棘间韧带在正常情况下，受骶棘肌保护。在弯腰搬运重物时，骶棘肌处于相对松弛状态，臀部及大腿后部肌肉收缩，以腰椎为杠杆将重物提起，其支点在腰骶部，所以力全落在韧带上，极易造成棘上韧带撕裂伤。或由于弯腰劳动时，实然受外力打击，迫使腰前屈，引起棘上韧带的撕裂。由于棘上韧带大多终止于L3~4棘突，而L4以下几乎无棘上韧带，在弯腰时，其应力落在棘间韧带上，棘间韧带受到强力牵拉或外力作用于该韧带上，容易使之发生损伤或断裂。

突然滑倒单侧臀部着地，或弯腰负重时突然扭闪，使腰骶、骶髂关节间韧带受到损伤，由于韧带被牵拉，关节面相对位置移动，可以使关节扭错移位。

【临床表现】

1. **疼痛** 有刺痛、胀痛或牵扯样痛等。疼痛一般较剧烈，部位较局限，常牵掣臀部及下肢疼痛，咳嗽或深呼吸时疼痛加重。根据疼痛部位的不同，可以初步判断是骶棘肌、腰背筋膜、棘上或棘间韧带损伤，还是腰骶或骶髂关节损伤。

2. **强迫体位** 受术者为了缓解疼痛而出现强迫体位，或以手托腰，不能坐立。

3. **局部肿胀** 损伤部位较表浅时，可见皮下肿胀或瘀血斑。

4. **活动受限** 腰不能挺直，俯仰转侧均受限，甚至不能翻身起床站立或行走。

5. **脊柱侧弯** 疼痛引起不对称性的肌肉痉挛，改变脊柱正常的生理曲线，多数表现为不同程度的脊柱侧弯畸形，一般是脊柱向患侧侧弯。疼痛和肌肉痉挛解除后，此种畸形可以自行消失。

6. **肌肉痉挛** 多数受术者有单侧或双侧腰部肌肉痉挛，多发生在骶棘肌、腰背筋膜等处。这是疼痛刺激引起的一种保护性反应，站立或弯腰时加重。

7. **局部压痛** 多有局限性压痛，压痛点固定，与受伤组织部位一致。棘上韧带损伤处可有条索状剥离或有明显钝厚感，局部有时稍隆起，左右拨动时有紧缩感，并感到有纤维束在棘突上滑动。

8. **阳性体征** 根据损伤部位不同，直腿抬高试验、骨盆旋转试验、"4"字试验、骨盆分离和挤压试验、床边试验、髋后伸试验、足跟叩击试验等，可有部分阳性。

【治疗】

**1. 治疗原则**　舒筋通络，活血散瘀，消肿止痛。

**2. 处方**　以㨰、按、揉、点压、弹拨、扳、擦法等手法，在肾俞、命门、腰阳关、志室、大肠俞、环跳、委中、阿是穴及腰臀部治疗。

**3. 操作**

（1）受术者取俯卧位，自然放松。术者站于一侧，用㨰、揉等轻柔手法在局部施术3~5分钟。

（2）术者用拇指点压、弹拨等稍重刺激手法，依次点压肾俞、命门、腰阳关、志室、大肠俞、环跳及阿是穴，在点压穴位时应加以按揉或弹拨，以产生酸、麻、胀感觉为度。

（3）术者先施腰椎后伸扳法扳动数次，然后用腰部斜扳法，常听到受术者腰部有"咯嗒"声响。腰椎关节突关节滑膜嵌顿者，可以实施背法。

（4）骶髂关节错位向前扭转错位者，受术者健侧卧位，身体靠近床边，健侧下肢伸直，患侧屈膝屈髋。术者与之面对面站立，一手按住患肩向后固定其躯体，另一手按住患膝向前向下作最大限度揿压，借助杠杆作用，可使骶髂关节错动而复位。受术者复仰卧位，术者站于患侧，在做髋膝关节屈曲至最大限度的同时，于屈髋位做快速伸膝和下肢拔伸动作，反复3~5次。骶髂关节向后半脱位者，受术者健侧卧位，健侧下肢伸直，患侧屈髋屈膝。术者站在身后，一手向前抵住患侧骶髂关节，一手握住患侧踝部，向后拉至最大限度的同时，两手做相反方向的推拉。受术者再取俯卧位，术者站于患侧，一手向下压住患侧骶髂部，一手托起患侧下肢，两手对称用力，使患侧下肢后伸至最大限度，然后两手同时用力做相反方向的骤然扳动，此时听到复位关节的响声。

（5）以推拿揉捏法自上而下施术3~5遍，最后直擦腰部两侧膀胱经，横擦腰骶部，以透热为度。

## 六、腕关节扭伤

腕关节扭伤是指关节在超越正常活动范围的瞬间，因遭受直接或间接外力，使周围的关节囊、韧带、肌肉等受到过度牵拉、扭转而发生的损伤。因腕关节受直接或间接暴力只有软组织损伤而无骨折者比较少见，所以腕部急性损伤必须排除腕骨骨折或尺骨下端骨折。

本节讨论范围仅限于腕周围软组织的扭伤、腕关节软组织扭伤与劳损，应用推拿疗法均可以减轻疼痛。

【病因病机】

**1. 急性损伤**　多在腕关节突然过度背伸、掌屈、尺、桡侧屈或旋转时发生。如在日常生活中，不慎跌倒手掌猛力撑地，或因持物而突然旋转及伸屈腕关节，也有因暴力直接打击而致伤者。

2. **慢性劳损**　腕关节超负荷的过度劳累或腕关节长期反复操劳积累，可引起慢性劳损。如手工劳动者在生产劳动中，长期反复使用腕关节，使单一的肌肉、韧带、肌腱处于紧张痉挛状态，引起劳累损伤。

【临床表现】

1. **有外伤或劳损史**　急性损伤的症状可见腕部疼痛明显，功能活动受限，活动时疼痛加剧。慢性劳损的症状可见腕关节疼痛不甚，做较大幅度活动时，伤处可有疼痛感，腕部常有"乏力"和"不灵活"感，常感腕关节僵硬，握力下降，轴向负重时轻度疼痛。

2. **局部压痛明显，腕关节活动受限**　检查时，如果将腕关节用力掌屈，在背侧发生疼痛，则为腕背侧韧带与伸指肌腱损伤，反之则为腕掌侧韧带或屈肌腱损伤。如果将腕关节向尺侧倾斜，在桡侧茎突部发生疼痛，则为桡侧副韧带损伤，反之则为尺侧副韧带损伤。如果向各种方向均发生疼痛，且活动明显受限，则多为韧带和肌腱等的复合损伤。急性损伤可见明显局部肿胀，皮下有弥散性瘀斑，慢性劳损可无明显肿胀。

【治疗】

1. **治疗原则**

（1）急性损伤：疏通经气，消肿祛瘀。

（2）慢性劳损：理筋通络，滑利关节，活血止痛。

2. **处方**　按揉、拿捏关节两侧及受损的肌腱、韧带，点压少海、通里、神门、尺泽、列缺、太渊、合谷、阳溪、曲池等穴，拔伸、摇腕关节，推抹手掌及腕关节，捻指间关节，擦腕关节。

3. **操作**　推拿治疗腕部软组织损伤，因损伤部位和损伤时间的不同，在手法的具体应用上也有不同。

（1）急性损伤：由于疼痛和肿胀较为明显，手法操作时宜轻柔。先在伤处附近选用相应经络上的适当穴位，如尺侧掌面，可选手少阴心经的少海、通里、神门等穴；桡侧掌面，可选手太阴肺经的尺泽、列缺、太渊等穴；桡侧背面，可选手阳明大肠经的合谷、阳溪、曲池等穴。选好穴位后，用点按法使之得气，即有较强的酸胀感，约1分钟。以疏通经气，促使经络气血畅通。再在伤处的周围向上、下、左、右用揉法，时间3~5分钟，以消肿祛瘀。

（2）慢性劳损：手法可以稍重，并做损伤关节小范围的屈伸、外展、内收及环转摇动，并拔伸腕关节，以理筋通络滑利关节。然后在损伤的腕关节及手掌（背）做自上而下的推抹，捻指间关节，最后在局部施以擦法，以透热为度，以活血止痛。

# 第二章　小儿推拿技术

## 第一节　概　述

　　小儿推拿学是在中医基础理论和相关临床知识指导下，根据小儿的生理病理特点，研究在体表特定的穴位或部位施以手法，以防治疾病、助长益智的一种外治疗法，是一门独具特色的中医临床学科。小儿推拿学具有自身系统的理论体系和临床宝贵经验，是千百年来我国历代医家长期临床实践中不断积累和总结的结果，对小儿的健康及中华民族的繁衍昌盛做出了不可磨灭的贡献。

　　小儿推拿是中医推拿学科的重要组成部分，随着儿科学理论体系的建立和推拿临床的广泛应用而逐步形成。

　　在1973年长沙马王堆西汉古墓出土的医学帛书《五十二病方》中，"婴儿病痫方"和"婴儿瘈方"是现今最早的小儿推拿方法文字记载。其以汤匙边摩拭病变部位治疗小儿惊风抽搐，该法是一种器具按摩法，后世的刮痧疗法应属此类，至今仍常用于小儿感冒、中暑和小儿惊风等病。《黄帝内经》作为指导中医临床各学科的经典著作，也指导着小儿推拿的发展，如有关按摩工具，就在九针中有关于"圆针"和"锟针"的记载。另外，成书于东汉时期的《金匮要略·脏腑经络先后病脉证》中，首次记载了膏摩，"若人能养慎，不令邪风干忤经络，适中经络，未流传脏腑，即医治之。四肢才觉重滞，即导引、吐纳、针灸、膏摩，勿令九窍闭塞"。膏摩法，是指应用特制的中药膏涂抹于病患处，并使用手法按摩的一类操作。该法由于手法和药物的协同作用，不但提高了疗效且保护了皮肤，同时也为小儿推拿使用介质奠定了基础。

　　晋代葛洪在《肘后备急方》中首创的指针法、捏脊法、颠簸法等手法，如今仍广泛应用于小儿推拿的临床治疗中。其中关于捏脊法的记载："卒腹痛……拈取其脊骨皮，深取痛行之，从龟尾至项乃止，未愈更为之。"如今的小儿捏脊流派的形成正是得益于此。

宋元时期，小儿推拿方面，出现了运用掐法治疗新生儿破伤风的最早记载，北宋沈括《良方》10卷，记载了用掐法治疗脐风，这也是宋代少有取得的一项关于小儿推拿疗法的成就。而此时期的中医儿科学得到了全面发展。《颅囟经》作为我国最早的儿科专著，在其影响下，著名儿科学家钱乙结合自己的临床经验，著成了《小儿药证直诀》，该书将小儿的生理病理特点概括为"脏腑柔弱，易虚易实，易寒易热"，诊断方面创立"面上证""目内证"等，堪称中医儿科学之精髓。该书的问世，标志着中医儿科学理论体系的建立，这也为小儿推拿学的形成与发展奠定了坚实的基础。

明清时期，小儿推拿形成了自己的独立学术体系，而这正是基于儿科学理论体系的建立和推拿临床的广泛应用。

明代初期，应用推拿防治小儿疾患已经积累了丰富的经验，而真正形成小儿推拿独立的学术体系则是在明代中后期，其主要标志就是《小儿按摩经》《小儿推拿秘旨》《小儿推拿秘诀》这三部小儿推拿专著的相继问世。其中《小儿按摩经》是我国现存最早的小儿推拿专著，该书附录在明代杨继洲编写的《针灸大成》中，作为其中独立的第10卷，故又称《针灸大成·按摩经》。在《针灸大成》中该书题为《保婴神术》，也称《保婴神术按摩经》。据查该书由四明陈氏著，系统介绍了多种小儿推拿手法，如掐、揉、推、按、摩、运、摇、摘、搓、分、合、刮、扯等，还有20余种复式推拿手法、主治功效和50余个小儿特定穴，并介绍了形察色法、面部五位歌、命门部位歌、阳掌图各穴手法仙诀、阴掌图各穴手法仙诀、初生调护、内八段锦、外八段锦等内容。《小儿按摩经》是对明代以前小儿推拿成就的总结，从诊法、辨证、穴位、手法、治疗等方面，对小儿推拿作了系统全面的论述，其主要学术思想和独有的小儿推拿手法和穴位，至今仍应用于临床，是小儿推拿学的奠基之作。明代龚云林所著《小儿推拿秘旨》，又名《小儿推拿方脉活婴秘旨全书》《小儿推拿活婴全书》。该书继承钱乙的学术思想，从小儿辨证、病因病机、推拿穴位、推拿手法及治疗均有论述，对后世影响很大。在推拿手法方面，记载的小儿推拿八法为后世历代小儿推拿医家所推崇，新增了搓、笃、打拍、开弹、拿5种手法，并对12种复式推拿手法从手法的名称、功效、操作方法和适应证进行了详细的阐述；在小儿推拿适应证方面，该书已不仅仅局限于明代中叶以前的小儿惊风，而是扩展到其他杂病，如腹痛、火眼、肿胀、疟疾、痢疾等，且分门别类地加以论述。该书是现存最早的一部小儿推拿单行本，在总结前人有关小儿推拿疗法的基础上，结合临床经验编辑而成，对小儿推拿体系的完善起了重要作用，编著《中国医学大成》一书的曹炳章先生，称此书为"推拿最善之本"。明代周于藩所著《小儿推拿秘诀》在介绍诊法和手法的基础上，尤其对拿法、推法、运法论述详细，如"身中十二拿法"中说"拿即揉掐类"，这里所说的拿法，含有按法和掐，与现在讲的拿法有所差异；此外本书还首次提出一些特定穴，如耳后、奶旁、肚角、皮罢、合骨、鱼肚等；注重推拿与病症、时辰的关系；载有多种推拿图谱。该书内容与前两部书以及《幼科百效全书·幼科急救推拿奇法》《万育仙书·推拿目》等小儿著作密切相关，对后世影响较大，清代重要的推拿专著《厘正按摩要术》就是以此为蓝本。

到了清代，此时期的小儿推拿的理论以及临床应用进一步发展，诊疗水平进一步提高，相关专著也陆续问世。其中影响较大的如清代张振鋆所著《厘正按摩要术》，该书是对光绪十四年前小儿推拿集大成的著作，书中所创小儿推拿八法"按、摩、掐、揉、推、运、搓、摇"、胸腹按诊、穴位推拿等沿用至今疗效显著，对临床具有实际指导意义；熊应雄所著《小儿推拿广意》主要论述推拿治疗小儿惊风的作用，儿科诊断强调望、问二诊的重要性，详细阐明囟门、面部、虎口、指纹，以及精神、声息等的变化，结合病证介绍推拿治疗常用穴位、手法、操作顺序等，介绍手足45个小儿推拿特定穴的主治，并附有图示，提出了手部和头面部推拿操作的常规顺序，后列举了儿科常见病的内服外用方剂185首；骆如龙所著《幼科推拿秘书》对推拿操作有简明的介绍，认为分阴阳为"诸症之要领，众法之先声"，"起式""总收法"的提出是本书的手法特点，对于复式手法提出"十三大手法"，是小儿推拿的入门书；夏云集所著《保赤推拿法》专门论述推拿操作，介绍了43种手法，阐述了推、拿、挤、搓等11种手法的操作要领；徐谦光所著《推拿三字经》以三字为句，便于记忆，通俗易懂，其治法取穴少，操作次数多为其特点。其他如《小儿推拿术》《推拿须知》《推拿抉微》《推拿捷径》《推拿指南》《推拿图解》等，都对小儿推拿的适应证及治疗原则作了系统论述，在小儿推拿的理论和临床应用发展上具有重要的意义。

"民国"时期，由于当时卫生政策对中医的不重视，甚至是反对传统医学，曾一度"废止旧医"，许多推拿医家尤其是小儿推拿活跃于民间并得到广泛的流传和应用，也正是这种分散于全国各地的发展模式，使得推拿学科当然也包括小儿推拿，按照各自地域流行特点和民间要求，形成了各具特色的推拿流派，如湘西的儿科推拿，山东的小儿推拿就至少有三个流派，海派儿科推拿，北京小儿捏脊流派等，期间仍有不少小儿推拿著作问世。

新中国成立后，随着推拿学整体的发展，小儿推拿在此时期也得到了快速发展，从20世纪60年代初中期起，开始重新整理和发掘推拿文献，很多小儿推拿古籍得到了重印和再版，并新编出版了不少小儿推拿著作，如青岛医学院张汉臣编著的《实用小儿推拿》、上海金义成的《小儿推拿学》等。在科研方面，开始广泛应用病理生理、物理化学等现代技术手段，开展了对小儿推拿临床、原理、手法、穴位等方面的深入研究，如北京、安徽等地系统观察了捏脊疗法对患儿胃泌素、肺功能、血压以及免疫功能的影响，从而证实了小儿推拿对小儿消化、呼吸、循环、免疫等系统的功效；青岛医学院利用胃描记和试管对比法观察了推脾土和运内八卦前后，胃的运动和胃液对蛋白质消化的分解情况，证明小儿推拿可以促进胃的运动和消化功能。在临床方面，从 20 世纪 50 年代起，临床逐步应用推拿治疗小儿蛔虫性肠梗阻、小儿腹泻（婴幼儿轮状病毒性腹泻）、小儿厌食等病，并进行规范的临床疗效观察和研究，并对其疗效和作用机制运用现代医学手段加以证实。以上这些均有力地推动了小儿推拿学术的快速发展。

# 第二节　小儿推拿作用原理

小儿推拿辨证也是在四诊八纲基础上进行的。在四诊中，乳儿不会说话，因此常是间接问诊，较大儿童虽能言语，往往不能确切诉说病情，加之婴儿气血未充，经脉未盛，脉象难凭，闻诊虽能反映一些情况，但也不够全面。只有望诊不受条件限制，反映病情比较可靠，尤其是小儿指纹的望诊，应予重视。

由于小儿发病方面特点以外感病和饮食内伤居多，临证以阳证、实证、热证为多，因此在推拿治疗上常用的也以解表（推攒竹、推坎宫、推太阳、拿风池等）、清热（清河水、退六腑、推脊等）、消导（推脾经、清大肠、揉扳门、揉中脘、揉天枢等）为多；小儿推拿的穴位除常用的少数经穴、奇穴外，多数穴位为小儿特定穴位，除点状穴位外，还有线状和面状之不同。点状穴位如精宁、威灵、一窝风、小天心等，线状穴位如天河水、三关及六腑等，面状穴位腹、脐、八卦等均为成人推拿少用甚至不用的。而且多分布在两肘以下，与成人不同，这些特有穴位的分布特点，给临床治疗带来了很多方便。

小儿脏腑娇嫩，形气未充，肌肤柔弱，手法要求轻柔深透，适达病所而止，因此要很好地进行手法练习。手法练习的方法较多，小儿推拿手法练习以进行人体操作为主，大多数可以参考成人推拿手法的练习方法。小儿推拿手法操作的时间，一般来说以推法、揉法次数为多，摩法时间较长，掐法则重、快、少，在掐后常继用揉法，而按法和揉法也常配合应用。掐、拿、捏等较强刺激手法，一般应放在最后操作，以免刺激过强，使小儿哭闹，影响后来操作治疗。

# 第三节　小儿推拿适用范围

小儿推拿疗法的对象一般是 6 岁以下的小儿，尤其适用于 3 岁以下的婴幼儿。

## 一、适应证

小儿推拿适应证较广，常用于感冒、咳嗽、发热、腹痛、腹泻、呕吐、咽炎、肥胖、消化不良、少食厌食、疳积、哮喘、支气管炎、夜啼、梦呓、惊风、肌性斜颈、脑瘫、佝偻病、近视、盗汗、脱肛、湿疹，跌打损伤等治疗，以及小儿保健与预防。

## 二、禁忌证

小儿推拿操作安全，运用广泛，也是有一些不宜推拿的禁忌证应予以注意。

1. **皮肤疾患**　各种皮肤病患处以及皮肤有破损如发生烧伤、烫伤、擦伤、裂伤等，皮肤炎症如疔疮、疖肿、脓肿，不明肿块，以及有伤口瘢痕等局部。

2. **感染性疾病**　如骨结核、骨髓炎、蜂窝组织炎、丹毒等。

3. **急性传染病**　如猩红热、水痘、病毒性肝炎、肺结核、梅毒等。

4. **有出血倾向疾病**　如血小板减少性紫癜、白血病、血友病、再生障碍性贫血、过敏性紫癜等，以及正在出血和内出血的部位，应该禁用推拿手法，手法刺激后可导致再出血或加重出血。

5. **部分骨科疾病**　骨与关节结核和化脓性关节炎，可能存在的肿瘤、外伤骨折、脱位等不明疾病，局部应避免推拿。

6. **其他**　严重的心、肺、肝、肾等脏器疾病，有严重症状而诊断不明确者慎用。

以上的禁忌证多是指某些不适宜采用推拿疗法的小儿病症，在小儿推拿的适应证治疗时，同样要注意手法力度，方向等，如果应用不当也会出现一些意外和危险，所以要求推拿医师熟悉小儿相关解剖和病理知识，熟练掌握小儿推拿手法，才能保证小儿推拿的安全性和有效性。

## 三、注意事项

1. 推拿诊室应选择避风、避强光、安静的房间，室内要保持清洁卫生，温度适宜，保持空气流通，尽量减少闲杂人员走动。

2. 术者要态度和蔼，耐心仔细，认真操作，随时观察小儿的反应，保持双手清洁，操作前洗手，不能佩戴戒指、手镯等影响推拿的饰物。经常修剪指甲，刚剪过的指甲，要用指甲锉锉平，保持指甲圆滑，以免损伤小儿肌肤。天气寒冷时，保持双手温暖，避免小儿因此而着凉而加重病情。每次推拿治疗完一个患儿后，术者要认真清洗双手，保持清洁，避免交叉感染发生。

3.推拿的时间应根据患儿年龄大小，病情轻重，体质强弱及手法的特性而定，一般不超过20分钟，也可以根据病情灵活掌握，通常每日治疗1次，高热等急性病每日治疗2次。

4.上肢部穴位，习惯只推一侧，无男女之分；其他部位的双侧穴位，两侧均可治疗。

5.治疗时应配合滑石粉等推拿介质，目的是润滑皮肤，防止擦破皮肤，又可以提高治疗效果。

6.对于惊厥的患儿，经治疗施术后，如症状仍不减轻，应注意保持其侧卧位，保持呼吸道通畅，防止窒息，并及时请有关科室会诊，以免贻误病情。

7.小儿过饥过饱，均不利于推拿疗效的发挥，最佳的小儿推拿时间宜在饭后1小时进行。在小儿哭闹时，应先安抚小儿再进行推拿治疗。推拿时应注意小儿体位，以使小儿舒适为宜，能消除小儿恐惧感，便于临床操作。推拿后注意保暖避风寒，忌食生冷。

## 第四节　小儿推拿常用特定穴与操作

### 一、常用特定穴

（一）头面颈项部穴位

小儿头面颈项部穴位，见图2-4-1。

#### 1.百会

定位：两耳尖连线与头顶正中线的交点处；或前发际正中直上5寸。

操作：术者用拇指端按或揉，按30~50次，揉100~200次，称按百会或揉百会。

功效：安神镇惊，升阳举陷。

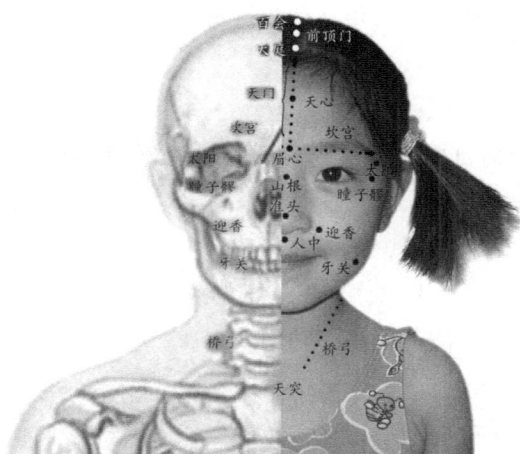

图 2-4-1 小儿头面、颈项部穴位

临床应用：常用于治疗惊风、惊痫、烦躁等症，多与清肝经、清心经、掐揉小天心等合用；用于遗尿，脱肛等症，常与补脾经、补肾经、推三关、揉丹田等合用。

**2. 前顶门**

定位：头正中线，入前发际 3.5 寸；或于百会前 1.5 寸取穴。

操作：术者用拇指甲掐 3~5 次，揉 20~30 次，称掐揉前顶门。

功效：镇惊、安神、通窍。

临床应用：常用于头痛，惊风，鼻塞等症。

**3. 高骨（耳后高骨）**

定位：耳后入发际，乳突后缘高骨下凹陷中。

操作：术者用拇指或中指端揉 30~50 次，称揉高骨，或用两拇指运推，运 30~50 次，称运高骨。

功效：疏风解表，安神除烦。

临床应用：常用于感冒头痛，多与推攒竹、推坎宫、揉太阳等合用。亦能治神昏烦躁等症。

**4. 攒竹（天门）**

定位：两眉中间至前发际成一直线。

操作：术者两拇指自下而上交替直推 30~50 次，称推攒竹，亦称开天门。若自眉心推至囟门处，推 30~50 次，则称为"大开天门"。

功效：疏风解表，开窍醒脑，镇静安神。

临床应用：常用于外感发热、头痛等症，多与推坎宫，推太阳等合用；若惊惕不安，烦躁不宁，多与清肝经、按揉百会等同用。

按：对体质虚弱出汗较多和佝偻病患儿慎用。

### 5. 坎宫

定位：自眉心起至眉梢成一横线。

操作：术者用两拇指自眉心向两侧眉梢做分推 30~50 次，称推坎宫，亦称"分头阴阳"。

功效：疏风解表，醒脑明目，止头痛。

临床应用：常用于外感发热、头痛，多与推攒竹、揉太阳等合用；若用于治疗目赤痛，多和清肝经、掐揉小天心、清天河水等同用。

### 6. 天心

定位：前额中部，天庭与眉心连线中点处。

操作：术者用拇指甲掐天心 30 次；或用罗纹面揉天心 30 次，称掐天心或揉天心。

功效：醒脑安神。

临床应用：常用于治疗惊风，常与掐人中、承浆等合用；治疗头痛、鼻塞伤风，常用掐揉天心，与掐眉心、山根等同用。

### 7. 眉心（印堂）

定位：两眉内侧端连线中点处。

操作：术者用拇指甲在眉心处掐 3~5 次，称掐眉心；或用拇指端揉 20~30 次，称揉眉心。

功效：祛风通窍，醒脑安神。

临床应用：治疗惊风，常与掐十王、掐人中、掐承浆等法合用；治疗感冒、头痛，常与推攒竹、推坎宫、揉太阳等相配合。

### 8. 山根

定位：两目内眦中间，鼻梁上低凹处。

操作：术者用拇指甲掐 3~5 次，称掐山根。

功效：开关窍，醒目定神。

临床应用：治疗惊风、昏迷、抽搐等症，多与掐人中、掐老龙等合用。

### 9. 准头（鼻准）

定位：鼻尖端。

操作：术者用拇指甲掐 3~5 次，称掐准头。

功效：祛风镇惊。

临床应用：治疗惊风，与掐天庭至承浆同用；治鼻出血，与掐上星、掐迎香合用；治昏厥与按揉内关、足三里合用。

### 10. 太阳

定位：眉后凹陷处。

操作：术者两拇指桡侧自前向后直推 30~50 次，称推太阳；或用中指端揉该穴，揉 30~50 次，称揉太阳或运太阳，向眼方向运为补，向耳方向运为泻。

功效：疏风解表，清热，明目，止头痛。

临床应用：推太阳主要用于外感发热，若外感表实头痛用泻法；若外感表虚、内伤头痛用补法。

### 11. 迎香

定位：鼻翼旁开 0.5 寸，鼻唇沟中。

操作：术者用食中二指按揉 20~30 次，称揉迎香。

功效：宣肺气，通鼻窍。

临床应用：治疗感冒或慢性鼻炎等引起的鼻塞流涕、呼吸不畅，多与清肺经、拿风池等合用。

### 12. 人中

定位：人中沟正中线上 1/3 与下 2/3 交界处。

操作：术者用拇指甲或食指甲掐之，掐 5~10 次或醒后即止，称掐人中。

功效：醒神开窍。

临床应用：常用于急救，对于人事不省、窒息、惊厥或抽搐，多与掐十宣、掐老龙等合用。

### 13. 天柱

定位：项后发际正中至大椎穴成一直线。

操作：术者用拇指或食中指指面自上向下直推 100~300 次，称推天柱；或用汤匙边蘸水自上向下刮，刮至皮下轻度瘀血即可，称刮天柱。

功效：降逆止呕，祛风散寒。

临床应用：治疗呕恶多与横纹推向板门、揉中脘等合用；治疗外感发热、颈项强痛等症，多与拿风池、掐揉二扇门等同用；用刮法多以汤匙边蘸姜汁或凉水，自上向下刮至局部皮下有轻度瘀血，可治暑热发痧等症。

### 14. 桥弓

定位：在颈部两侧，耳后乳突沿胸锁乳突肌至缺盆成一直线。

操作：术者在两侧胸锁乳突肌处揉、抹、拿，揉 30 次，抹 50 次，拿 3~5 次。

功效：活血，化瘀，消肿。

临床应用：用于治疗小儿肌性斜颈，常与摇颈法同用。

## （二）上肢部穴位

上肢部穴位，见图 2-4-2、图 2-4-3。

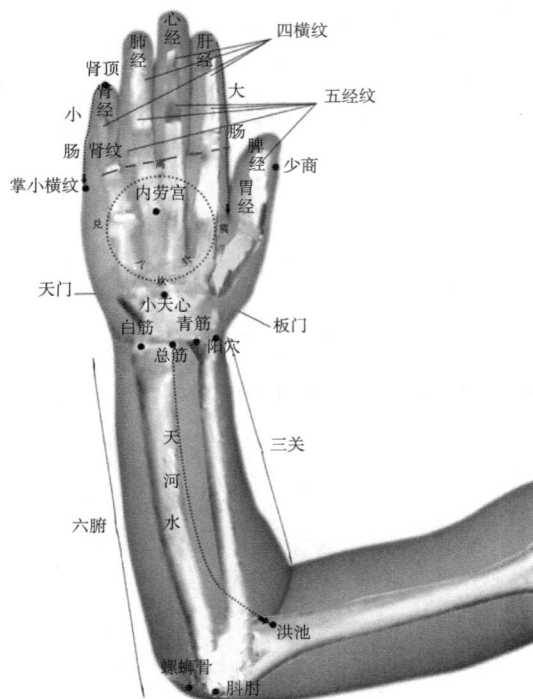

图 2-4-2　上肢部穴位（手掌面）

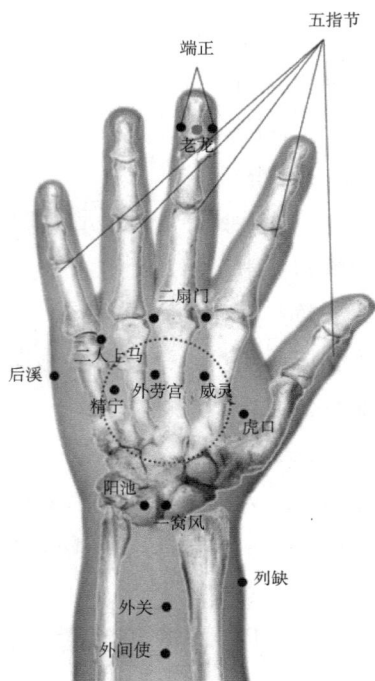

图 2-4-3　上肢部穴位（手背面）

### 1. 脾经

定位：拇指末节罗纹面或拇指桡侧缘，由指尖至指根成一直线。

操作：本法有补脾经与清脾经、清补脾经之分。补脾经：术者以一手持小儿拇指以固定，另一手以拇指罗纹面旋推小儿拇指罗纹面；或将小儿拇指屈曲，以拇指端循小儿拇指桡侧缘由指尖向指根方向直推 100~500 次。清脾经：术者以一手持小儿拇指以固定，另一手以拇指从指尖向指根方向直推小儿拇指罗纹面；或一手持小儿拇指伸直以固定，另一手以拇指指端自小儿拇指桡侧缘由指根向指尖方向直推 100~500 次；往返推为平补平泻，称清补脾经。补脾经和清脾经、清补脾经统称为推脾经。

功效：补脾经，健脾胃，补气血。清脾经：清热利湿，化痰止呕。清补脾经：和胃消食，增进食欲。

临床应用：补脾经常用于脾胃虚弱、气血不足所致食欲不振、肌肉消瘦、消化不良等病症，常与补胃经、揉中脘、摩腹、按揉足三里等合用。清脾经常用于湿热熏蒸、皮肤发黄、恶心呕吐、腹泻痢疾、食积等实证,多与清胃经、揉板门、清大肠、揉中脘、揉天枢等合用。清补脾经常用于治疗饮食停滞、脾胃不和而引起的胃脘痞闷、吞酸纳呆、腹泻、呕吐等病症,多与运内八卦、揉板门、分腹阴阳等相配合。

**按:**小儿脾胃薄弱,不宜攻伐太甚,一般多用补法,体壮邪实患儿方能用清法。

### 2. 胃经

**定位:**拇指掌面近掌端第 1 节或大鱼际桡侧缘赤白肉际,由掌根至拇指根成一直线。

**操作:**有补胃经与清胃经之分。补胃经:术者一手持小儿拇指以固定,另一手以拇指罗纹面旋推小儿拇指掌面近掌端第 1 节;或以拇指端自小儿大鱼际桡侧缘从指根向掌根方向直推 100~500 次。清胃经:术者一手持小儿拇指以固定,另一手以拇指罗纹面沿小儿近掌端第 1 节从指间关节向指根方向直推;或另一手以拇指端自小儿大鱼际桡侧缘从掌根向拇指根方向直推 100~500 次。补胃经和清胃经统称推胃经。

**功效:**补胃经,健脾胃,助运化。清胃经:清热化湿,和胃降逆,除烦止渴。

**临床应用:**补胃经常用于脾胃虚弱、消化不良、腹胀纳呆等症,常与补脾经、揉中脘、摩腹、按揉足三里等合用。清胃经常用于呕恶、脘腹胀满、发热烦渴、便秘纳呆、衄血等实证,多与清脾经、清大肠、推天柱骨、退六腑、揉天枢、推下七节骨等同用。

### 3. 少商

**定位:**拇指桡侧指甲角旁约 0.1 寸。属手太阴肺经。

**操作:**术者一手持小儿拇指以固定,另一手以拇指甲掐穴位处,掐 3~5 次,称掐少商。

**功效:**清热利咽,开窍。

**临床应用:**治疗发热、咽喉肿痛、心烦、口渴、疟疾、痢疾、感冒、昏迷等症。

### 4. 肝经

**定位:**食指末节罗纹面或食指掌面,由指尖至指根成一直线。

**操作:**有补肝经和清肝经之分。补肝经:术者以一手持小儿食指以固定,另一手以拇指罗纹面旋推小儿食指罗纹面;或沿整个食指掌面自指尖推向指根 100~500 次。清肝经:术者一手持小儿食指以固定,另一手以拇指端自食指尖向指根方向直推食指罗纹面;或沿整个食指掌面自指根推向指尖 100~500 次。补肝经和清肝经统称为推肝经。

**功效:**平肝泻火,息风镇惊,解郁除烦。

**临床应用:**清肝经常用于惊风、抽搐、烦躁不安、五心烦热等实证,多与掐人中、掐老龙、掐十宣、揉小天心等合用。

**按:**肝经宜清不易补,若肝虚应补时则需补后加清,或以补肾经代之,称为滋肾养肝法。

### 5. 心经

**定位**：中指末节罗纹面或中指掌面，由指尖至指根成一直线。

**操作**：有补心经与清心经之分。补心经：术者以一手持小儿中指以固定，另一手以拇指罗纹面旋推小儿中指罗纹面；或沿整个中指掌面自指尖推向指根 100~500 次。清心经：术者一手持小儿中指以固定，另一手以拇指指端自中指尖向指根方向直推中指罗纹面；或沿整个中指掌面自指根推向指尖 100~500 次。补心经和清心经统称为推心经。

**功效**：清热退心火。

**临床应用**：常用于心火亢盛所致高热神昏、面赤口疮、小便短赤等，多与清天河水、清小肠等同用。

**按**：本穴宜用清法，不宜用补法，恐动心火之故。若气血不足而见心烦不安、睡卧露睛等症，需用补法时，可补后加清，或以补脾经代之。

### 6. 肺经

**定位**：无名指末节罗纹面或无名指掌面，由指尖至指根成一直线。

**操作**：有补肺经和清肺经之分。补肺经：术者以一手持小儿无名指以固定，另一手以拇指罗纹面旋推小儿无名指末节罗纹面；或沿整个无名指掌面自指尖推向指根 100~500 次。清肺经：术者一手持小儿无名指以固定，另一手以拇指指端自无名指尖向指根方向直推无名指罗纹面；或沿整个无名指掌面自指根推向指尖 100~500 次。补肺经和清肺经统称为推肺经。

**功效**：补肺经，补肺气。清肺经：宣肺清热，疏风解表，止咳化痰。

**临床应用**：补肺经常用于虚性咳喘、遗尿、自汗、盗汗，常与补脾经、揉二马、推三关等合用。清肺经常用于脏热喘咳、感冒发热、便秘等实证，多与清天河水、退六腑、推揉膻中、运内八卦等同用。

### 7. 肾经

**定位**：小指末节罗纹面或小指掌面稍偏尺侧，由指尖至指根成一直线。

**操作**：有补肾经和清肾经之分。补肾经：术者以一手持小儿小指以固定，另一手以拇指罗纹面旋推小儿小指末节罗纹面；或沿整个小指掌面自指根直推向指尖 100~500 次。清肾经：术者一手持小儿小指以固定，另一手以拇指指端自小指指尖向指根方向直推小指罗纹面；或沿整个小指掌面自指尖直推向指根 100~500 次。补肾经和清肾经统称为推肾经。

**功效**：补肾经：补肾益脑，温养下元。清肾经：清利下焦湿热。

**临床应用**：补肾经常用于先天不足、久病体虚、肾虚久泻、多尿、遗尿、虚汗、喘息等症，多与补脾经、补肺经、揉肾俞、擦命门、捏脊等合用。清肾经常用于治疗膀胱蕴热、小便赤涩、腹泻等病症，多与掐揉小天心、清小肠、推箕门等相配合。

**按：** 肾经穴临床上多用补法，需用清法时，多以清小肠代之。

### 8. 五经纹

定位：拇指、食指、中指、无名指、小指末节罗纹面，即脾、肝、心、肺、肾经。

操作：术者以一手夹持小儿五指以固定，另一手以拇指或中指端由小儿拇指尖至小指尖做运法，或用拇指甲逐一掐揉，运 50~100 次，掐揉各 3~5 次，称运五经和掐揉五经；术者一手持小儿手掌，另一手拇指置小儿掌背，余四指在小儿掌面，同时向指端方向直推，推 50~100 次，称推五经。

功效：健脾，疏肝，宁心，润肺，温肾。

临床应用：治疗相应脏腑病症。

**按：** 推五经多用于治疗 6 个月之内的婴儿发热。

### 9. 四横纹

定位：掌面食指、中指、无名指、小指近侧指间关节横纹处。

操作：有掐四横纹与推四横纹之分。术者一手持小儿四指固定，另一手拇指甲自食指横纹至小指横纹依次掐 3~5 次，称掐四横纹；或一手将患儿四指并拢用另一手拇指罗纹面从小儿食指横纹处推向小指横纹处，推 100~300 次，称推四横纹。

功效：掐四横纹：退热除烦，散瘀结。推四横纹：调中行气，和气血，清胀满。

临床应用：治疗胸闷痰喘，多与运八卦、推肺经、推膻中等合用；治疗疳积、腹胀、气血不和、消化不良等症，常与补脾经、揉中脘等合用。

### 10. 小横纹

定位：掌面食指、中指、无名指、小指掌指关节横纹处。

操作：有掐小横纹和推小横纹之分。术者一手持小儿四指固定，另一手拇指甲自食指横纹至小指横纹依次掐 3~5 次，称掐小横纹；或一手将患儿四指并拢用另一手拇指桡侧从食指横纹处推向小指横纹处，推 100~150 次，称推小横纹。

功效：掐小横纹：退热，消胀散结。推小横纹：治疗肺部干性啰音。

临床应用：用于治疗脾胃热结、口唇糜烂、腹胀等症。因脾虚作胀者，兼补脾经；因食损者，兼揉脐、清补脾经、运八卦；口唇破裂、口舌生疮者，常与清脾经、清胃经、清天河水合用。

### 11. 大肠

定位：食指桡侧缘，自食指尖至虎口成一直线。

操作：有补大肠与清大肠之分。补大肠：术者以一手持小儿食指以固定，另一手以拇指罗纹面由小儿食指尖直推向虎口 100~500 次，称补大肠。清大肠：术者一手持小儿食指以固定，另一手以拇指罗纹面由小儿虎口推向食指尖 100~500 次，称清大肠。

补大肠和清大肠统称为推大肠。

功效：补大肠：涩肠固脱，温中止泻。清大肠：清利肠腑，除湿热，导积滞。

临床应用：补大肠常用于虚寒腹泻、脱肛等病症，常与补脾经、推三关、补肾经、揉脐、分腹阴阳、推上七节骨合用。清大肠常用于湿热，积食滞留肠道，身热腹痛，痢下赤白，大便秘结等症，常与清天河水、退六腑、分腹阴阳、清脾经、清肺经、推下七节骨、揉龟尾等同用。

**按**：大肠亦称指三关，可用于小儿望诊。

### 12. 小肠

定位：小指尺侧边缘，自指尖至指根成一直线。

操作：有补小肠和清小肠之分。补小肠：术者以一手持小儿小指以固定，另一手以拇指罗纹面由小儿指尖推向指根100~500次。清小肠：术者以一手持小儿小指以固定，另一手以拇指罗纹面由小儿指根推向指尖100~500次。补小肠和清小肠统称为推小肠。

功效：补小肠：温补下焦。清小肠：清利下焦湿热，泌别清浊。

临床应用：补小肠常用于下焦虚寒、多尿、遗尿，常与补脾经、补肺经、补肾经、揉丹田、揉肾俞、擦腰骶部合用。清小肠多用于小便短赤不利、尿闭、水泻等症，若心经有热，移热于小肠，配合清天河水，可加强清热利尿的作用。

### 13. 肾顶

定位：小指顶端。

操作：术者一手持小儿小指以固定，另一手中指或拇指端按揉小儿小指顶端100~500次，称揉肾顶。

功效：收敛元气，固表止汗。

临床应用：常用于自汗、盗汗，或大汗淋漓不止等症。阴虚盗汗，多与揉肾经、揉二人上马、补肺经等同用；阳虚自汗配补脾经。

### 14. 肾纹

定位：手掌面，小指远侧指间关节横纹处。

操作：术者一手持小儿小指以固定，另一手中指或拇指端按揉小儿小指远侧指间关节横纹处，揉100~500次，称揉肾纹。

功效：祛风明目，散瘀结。

临床应用：治疗目赤肿痛，常与清心经、清肝经合用；治疗口舌生疮、弄舌，常与清胃经、清心经、清天河水同用；治疗高热、呼吸气凉、手足逆冷等症，常与清肝经、清心经、清肺经、揉小天心、退六腑、清天河水、推脊同用。

### 15. 掌小横纹

定位：掌面小指根下，尺侧掌纹头。

操作：术者一手持小儿手掌，另一手中指或拇指端按揉小儿小指根下尺侧掌纹头，揉 100~500 次，称揉掌小横纹。

功效：清热散结，宽胸宣肺，化痰止咳。

临床应用：揉掌小横纹常用于喘咳、口舌生疮等。治喘咳常与清肺经、推六腑、开璇玑同用；治疗口舌生疮常与清心经、清胃经、清天河水同用。

**按**：此穴是治百日咳、肺炎的要穴，可以治疗肺部湿性啰音。

### 16. 板门

定位：手掌大鱼际平面。

操作：有揉板门、板门推向横纹和横纹推向板门之分。术者以一手持小儿手部以固定，另一手拇指端揉小儿大鱼际平面，揉 50~100 次，称揉板门或运板门；用推法自指根推向腕横纹 100~300 次，称板门推向横纹；反向推 100~300 次，称横纹推向板门。

功效：揉板门：健脾和胃、消食化滞。板门推向横纹：健脾止泻。横纹推向板门：和胃降逆。

临床应用：揉板门常用于治疗乳食停积、食欲不振、嗳气、腹胀、腹泻、呕吐等症，常与推小横纹合用。板门推向横纹止泻，常与推脾经、推大肠、推上七节骨合用。横纹推板门止呕吐，常与清胃经同用。

### 17. 内劳宫

定位：掌心中，屈指时中指端与无名指端之间中点。

操作：有揉内劳宫与运内劳宫之分。术者一手持小儿手部以固定，另一手以拇指端或中指端揉 100~300 次，称揉内劳宫；用拇指指腹自小指根运推，经掌小横纹、小天心至内劳宫止，运 10~30 次，称运内劳宫（水底捞明月）。

功效：揉内劳宫：清热除烦。运内劳宫：清心肾两经虚热。

临床应用：揉内劳宫常用于治疗心经有热所致口舌生疮、发热、烦渴等症，常与清小肠、清心经、清天河水、揉小天心等同用。

### 18. 内八卦

定位：手掌面，以掌心为圆心，从圆心至中指根横纹的 2/3 处为半径，所作圆周，八卦穴即在此圆周上（对小天心者为坎，对中指者为离，在拇指侧离至坎半圆的中心为震，在小指侧半圆的中心为兑）。共八个方位，即乾、坎、艮、震、巽、离、坤、兑。

操作：运八卦有顺运、逆运和分运之分。术者一手持小儿四指以固定，掌心向上，拇指按定离卦，另一手食、中二指夹持小儿拇指，拇指自乾卦运至兑卦，运 100~500 次，称顺运内八卦；若从兑卦运至乾卦，运 100~500 次，称逆运内八卦（运至离宫时，应从拇指上运过，否则恐动心火）；根据症状，可以按方位分运，运 100~200 次，称分运八卦。

功效：顺运内八卦：宽胸理气，止咳化痰，行滞消食。逆运内八卦：降气平喘。

临床应用：顺运内八卦主要用于痰结喘嗽、乳食内伤、胸闷、腹胀、呕吐及纳呆等症，多与推脾经、推肺经、揉板门、揉中脘等合用。逆运内八卦主要用于痰喘、呕吐等，多与补脾经、补肺经、推三关、推天柱骨、推膻中等同用。

### 19. 小天心

定位：大小鱼际交接处凹陷中。

操作：有揉、掐、捣小天心之分。术者一手持小儿四指以固定，掌心向上，另一手中指端揉 100~150 次，称揉小天心；以拇指甲掐 3~5 次，称掐小天心；用中指尖或屈曲的指间关节捣 10~30 次，称捣小天心。

功效：揉小天心：清热，镇惊，利尿，明目。掐、捣小天心：镇惊安神。

临床应用：揉小天心主要用于心经有热而致的目赤肿痛、口舌生疮、惊惕不安，或心经有热移于小肠而见小便短赤等症，常与清心经、清天河水、清肝经、按揉精宁等同用。揉小天心还可以用于新生儿硬皮病、黄疸、遗尿、水肿、痘疹欲出不透等。掐捣小天心常用于惊风抽搐、夜啼、惊惕不安等症。若惊风眼翻、斜视，与掐老龙、掐人中、清肝经等合用。眼上翻者则向下掐、捣，右斜视则向左掐、捣，左斜视则向右掐、捣。

### 20. 大横纹

定位：仰掌，掌后横纹。近拇指端称阳池，近小指端称阴池。

操作：有分阴阳与合阴阳之分。术者两手相对挟持小儿手部，两拇指置小儿掌后横纹中央。由总筋向两旁分推，推 30~50 次，称分推大横纹，也称分阴阳；自两侧向总筋合推，推 30~50 次，称合阴阳。

功效：分阴阳：平衡阴阳，调和气血，行滞消食。合阴阳：行痰散结。

临床应用：分阴阳多用于阴阳不调、气血不和所致寒热往来、烦躁不安，以及乳食停滞、腹胀、腹泻、呕吐等症，多与开天门、分推坎宫、揉太阳、掐总筋合用。如实热证重分阴池，虚寒证重分阳池。合阴阳多用于痰结喘嗽、胸闷等症，与揉肾纹、清天河水同用。

### 21. 总筋

定位：掌后腕横纹中点。

操作：有揉总筋和掐总筋之分。术者一手持小儿四指以固定，另一手拇指端按揉掌后腕横纹中点 100~300 次，称揉总筋；用拇指甲掐 3~5 次，称掐总筋。

功效：揉总筋：清心经热，散结止痉，通调周身气机。掐总筋：镇惊止痉。

临床应用：揉总筋治疗口舌生疮、潮热、夜啼等实热证，常与清天河水、清心经合用。掐总筋治疗惊风抽搐，常与掐人中、拿合谷、掐老龙等同用。

### 22. 列缺

定位：在桡骨茎突上方，腕横纹上 1.5 寸。属手太阴肺经。

操作：术者一手持小儿手部，掌背向上，另一手用拇指甲掐穴处；或拇、食指拿穴处，掐 3~5 次，拿 5~10 次，称掐列缺、拿列缺。

功效：宣肺散邪，醒脑开窍。

临床应用：治疗感冒、无汗，常与开天门、推坎宫、揉太阳等合用；治疗惊风、昏厥，常与掐人中、掐老龙、掐十王等同用。

### 23. 三关

定位：前臂桡侧缘，自阳池至曲池成一直线。

操作：术者一手握持小儿手部，另一手以拇指桡侧缘或食、中指面自腕横纹推向肘横纹，推 100~500 次，称推三关；屈小儿拇指，自拇指外侧端推向肘横纹称为大推三关。

功效：温阳散寒，补气行气，发汗解表。

临床应用：主治一切虚寒病证。常用于治疗气血虚弱、命门火衰、下元虚冷、阳气不足引起的四肢厥冷、面色无华、食欲不振、疳积、吐泻等症，多与补脾经、补肾经、揉丹田、捏脊、摩腹等合用；治疗感冒风寒、怕冷无汗或疹出不透等症，多与清肺经、推攒竹、掐揉二扇门等合用。

### 24. 天河水

定位：前臂正中，自总筋至洪池成一直线。

操作：术者一手持小儿手部，另一手食、中指面自腕横纹推向肘横纹 100~500 次，称清（推）天河水。

功效：清热解表，泻火除烦。

临床应用：本法性微凉，清热力平和，善清卫、气分热，清热而不伤阴。治一切热证，多用于五心烦热、口燥咽干、唇舌生疮、夜啼等症，常与清心经、退六腑同用。若用于外感风热所致感冒发热、头痛、恶风、汗微出、咽痛等症，则多与推攒竹、推坎宫、揉太阳等同用。

### 25. 六腑

定位：前臂尺侧，自阴池至肘肘成一直线。

操作：术者一手持小儿腕部以固定，另一手拇指或食、中指面自肘横纹推向腕横纹，推 100~500 次，称退六腑或推六腑。

功效：清热凉血解毒。

临床应用：退六腑性寒凉，适用于一切实热病证。治疗温病邪入营血、脏腑郁热积滞、壮热烦渴、腮腺炎及肿毒等实热证，与补脾经合用止汗，脾虚腹泻者慎用。常与推三关同用，能平衡阴阳，防止大凉大热，清热而不伤正气。若寒热夹杂，以热为主，则可以退六腑三数，推三关一数之比推之；若以寒为重，则可以推三关三数，退六腑一数之比推之。

### 26. 洪池（曲泽）

定位：仰掌，肘部微屈，当肱二头肌腱内侧。属手厥阴心包经。

操作：术者一手拇指按穴位上，另一手拿小儿四指摇之，摇 5~10 次，称按摇洪池。

功效：调和气血，通调经络。

临床应用：主要用于关节疼痛、气血不和，多与按、揉、拿局部和邻近穴位配合应用。因穴属心包经，按之能泄血热，可以与清河水同用，清心热。

### 27. 曲池

定位：屈肘成直角，肘横纹外侧纹头与肱骨外上髁连线的中点。属手阳明大肠经。

操作：先使小儿屈肘，术者一手托住其腕部不动，另一手握住小儿肘部，以拇指甲掐之，继以揉之，掐揉 30~50 次，称掐揉曲池。

功效：解表退热，利咽。

临床应用：主治风热感冒、咽喉肿痛、上肢痿软、抽掣、咳喘、嗳气、腹痛、呕吐、泄泻等症，常与开天门、推坎宫、推太阳、清天河水等同用。

### 28. 十王（十宣）

定位：十指尖指甲内赤白肉际处。

操作：术者一手握小儿手部，使手掌向外，手指向上，以另一手拇指甲先掐小儿中指，然后逐指掐之，各掐 3~5 次；或醒后即止，称掐十王。

功效：清热，醒神，开窍。

临床应用：主治高热惊风、抽搐、昏厥、两目上视、烦躁不安、神呆等症，多与掐人中、掐老龙、掐小天心等合用。

### 29. 老龙

定位：中指甲根后 0.1 寸处。

操作：术者一手握持小儿手部，另一手以拇指甲掐小儿中指甲根后 0.1 寸处，掐 3~5 次；或醒后即止，称掐老龙。

功效：醒神开窍。

临床应用：用于急救。主治急惊风、高热抽搐、不省人事。若急惊暴死，掐之知痛有声者易治，不知痛而无声者，一般难治。

### 30. 端正

定位：中指甲根两侧赤白肉际处，桡侧称左端正，尺侧称右端正。

操作：术者一手握持小儿手部，另一手以拇指甲掐或用拇指罗纹面揉，掐 5 次，揉 50 次，称掐揉端正。

功效：揉右端正：降逆止呕。揉左端正：升提中气，止泻。掐端正：醒神开窍，止血。

临床应用：揉右端正常用于胃气上逆而引起的恶心呕吐等症，常与清胃经、横纹推向板门合用。揉左端正用治水泻、痢疾等症，多与推脾经、推大肠合用。掐端正常用于治疗小儿惊风，常与掐老龙、清肝经等同用。

### 31. 五指节

定位：掌背 5 指近侧指间关节。

操作：有掐五指节和揉五指节之分。术者手握小儿手部，使掌面向下，另一手拇指甲由小指或从拇指依次掐之，继以揉之，各掐 3~5 次，揉 30~50 次，称掐揉五指节；以拇、食指揉搓 30~50 次，称揉五指节。

功效：安神镇惊，祛风痰，通关窍。

临床应用：掐五指节主要用于惊惕不安、惊风等症，多与清肝经、掐老龙等合用；揉五指节主要用于胸闷、痰喘、咳嗽等症，多与运内八卦、推揉膻中等合用。

**按**：经常搓捻五指节有利于小儿智力发育，可用于小儿保健。

### 32. 后溪

定位：轻握拳，第 5 掌指关节尺侧后方横纹头凹陷中，赤白肉际处取穴。属手太阳小肠经。

操作：有掐揉后溪和推后溪之分。术者一手持小儿手部，握拳，另一手拇指甲掐揉穴处，掐 3~5 次，揉 20~50 次，称掐揉后溪；或上下直推穴处，推 50 次，称推后溪。

功效：清热，利小便。上推清热，下推补肾虚。

临床应用：掐揉、上推后溪治疗小便赤涩不利，下推后溪治疗肾虚遗尿。

### 33. 二扇门

定位：掌背中指根本节两侧凹陷处。

操作：有掐、揉二扇门之分。术者一手持小儿手部，另一手食、中指端揉穴处，揉 100~500 次，称揉二扇门；术者两手食、中二指固定小儿腕部，令手掌向下，无名指托其手掌，然后用两拇指甲掐之，继而揉之，掐 3~5 次，称掐二扇门。

功效：发汗透表，退热平喘。

临床应用：治疗体虚外感常与揉肾顶、补脾经、补肾经等合用。揉两扇门要稍用力，速度宜快，多用于风寒外感。

**按**：掐揉二扇门是发汗要法。

### 34. 上马（二人上马）

**定位**：手背无名指与小指掌指关节后陷中。

**操作**：有掐上马与揉上马之分。术者一手握持小儿手部，使手心向下，以另一手拇指甲掐穴处，掐 3~5 次，称掐上马；以拇指端揉之，揉 100~500 次，称揉上马。

**功效**：滋阴补肾，顺气散结，利水通淋。

**临床应用**：临床上用揉法为多，主要用于阴虚阳亢、潮热烦躁、牙痛、小便赤涩淋漓等症。揉上马常与揉小横纹合用，治疗肺部感染有干性啰音久不消失者。湿性啰音配揉掌小横纹，多揉有效。

**按**：揉上马为补肾滋阴的要法。

### 35. 威灵

**定位**：手背第 2、3 掌骨歧缝间。

**操作**：术者一手持小儿四指，令掌背向上，另一手拇指甲掐穴处，继以揉之，掐 5 次；或醒后即止，称掐威灵。

**功效**：开窍醒神。

**临床应用**：多用于急惊风、昏迷不醒急救，常与掐精宁同用，以加强开窍醒神作用。

### 36. 精宁

**定位**：手背第 4、5 掌骨指缝间。

**操作**：术者一手持小儿四指，令掌背向上，另一手拇指甲掐穴处，继以揉之，掐 5 次，称掐精宁。

**功效**：行气，破结，化痰。

**临床应用**：多用于痰食积聚、气吼痰喘、干呕、疳积等症。体虚者慎用，若应用则多与补脾经、推三关、捏脊等同用。

### 37. 外劳宫

**定位**：掌背中，与内劳宫相对处。

**操作**：有掐外劳宫与揉外劳宫之分。术者一手持小儿四指令掌背向上，另一手中指端揉穴处，揉 100~300 次，称揉外劳宫；以拇指甲掐之，掐 3~5 次，称掐外劳宫。

**功效**：温阳散寒，升阳举陷，兼能发汗解表。

**临床应用**：治疗外感风寒、鼻塞流涕、脏腑积寒、完谷不化、肠鸣腹泻、寒痢腹痛、疝气等症。治疗脱肛、遗尿常与补脾经、补肾经、推三关、揉丹田等合用。

**按**：本穴性温，用于一切寒证。临床上以揉法多用。

### 38. 虎口（合谷）

**定位**：手背第 1、2 掌骨之间，近第 2 掌骨中点的桡侧。属手阳明大肠经。

操作：术者一手持小儿手部，令其手掌侧置，桡侧在上，以另一手食、中二指固定小儿腕部，用拇指甲掐穴处，继而揉之，掐揉 5~20 次，称掐揉虎口。

功效：清热，通络，止痛。

临床应用：治疗发热无汗、头痛、项强、面瘫、口噤、便秘、呕吐、嗳气呃逆、鼻衄，常与推大肠、推脾经、拿肚角等同用。

### 39. 外八卦

定位：掌背外劳宫周围，与内八卦相对处。

操作：术者一手持小儿四指令掌背向上，另一手拇指做顺时针方向运，运 100~300 次，称运外八卦。

功效：宽胸理气，通滞散结。

临床应用：治疗胸闷、腹胀、便结，多与摩腹、推揉膻中等合用。

### 40. 一窝风（乙窝风）

定位：手背腕横纹正中凹陷处。

操作：术者一手握持小儿手部，另一手以中指或拇指端按揉穴处，揉 100~300 次，称揉一窝风。

功效：温中行气，止痹痛，利关节。

临床应用：常用于受寒、食积引起的腹痛症，多与拿肚角、推三关、揉中脘等合用。多揉治疗寒滞经络引起的痹痛。

### 41. 肘肘

定位：在肘关节尺骨鹰嘴突处。

操作：有掐、揉肘肘和摇肘肘之分。术者一手固定小儿臂肘，另一手拇、食二指叉入虎口，同时用中指按小鱼际中心，屈小儿手，上下摇之，摇 20~30 次，称摇肘肘；或用拇指端掐、揉穴位处，掐 3~5 次，揉 20~30 次，称掐、揉肘肘。

功效：通经活血，顺气生血，化痰。

临床应用：治疗上肢痿痹，与揉曲池、拨小海同用；治疗痞积，与补脾经、运四横纹同用。

### 42. 膊阳池（外间使、支沟）

定位：腕背横纹上 3 寸，尺桡骨之间。属手少阳三焦经。

操作：术者一手持小儿腕部，另一手拇指甲掐穴处，掐 3~5 次，继而揉之，称掐膊阳池；用拇指端或中指端揉 100~500 次，称揉膊阳池。

功效：解表清热，通络止痛。

临床应用：治疗小儿感冒头痛、腹泻、腹痛。

（三）胸腹部穴位

小儿胸腹部穴位，见图2-4-4。

**1. 天突**

定位：胸骨上窝正中，正坐仰头取穴。

操作：有按揉天突、点天突、捏挤天突之分。术者一手扶小儿头侧部，另一手中指端按或揉该穴10~30次，称按天突或揉天突；以食指或中指端微屈，向下用力点3~5次，称点天突；若用两手拇、食指相对捏挤天突穴，至皮下瘀血呈红紫色为度，称捏挤天突。

功效：理气化痰，降逆平喘，止呕。

临床应用：常用于治疗气机不利、痰涎壅盛或胃气上逆所致之痰喘、呕吐，多与推揉膻中、揉中脘、运内八卦等合用。中指端微屈向下向里按，动作要快，可以催吐。中暑引起的恶心呕吐、头晕等症，捏挤天突，再配合捏挤大椎、膻中、曲池等穴，亦有良效。

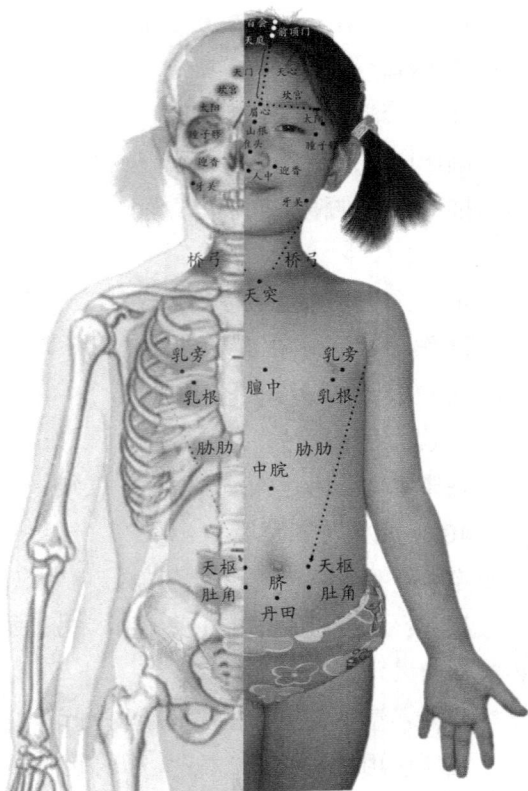

图2-4-4　小儿胸腹部穴位

**2. 膻中**

定位：两乳头连线中点，胸骨中线上，平第4肋间隙。

操作：有揉膻中与分推膻中、推膻中之分。小儿仰卧，术者以中指端揉该穴50~100次，称揉膻中；术者以两拇指端自穴中向两侧分推至乳头50~100次，称为分推膻中；用食中指自胸骨切迹向下推至剑突50~100次，称推膻中。

功效：宽胸理气，止咳化痰。

临床应用：治疗呕吐、呃逆、嗳气，常与运内八卦、横纹推向板门、分腹阴阳等合用；治疗喘咳，常与推肺经、揉肺俞等合用；治疗吐痰不利，常与揉天突、按弦走搓摩、按揉丰隆等同用。

**3. 乳根**

定位：乳头直下0.2寸，平第5肋间隙。

操作：术者以两手四指扶小儿两胁，再以两拇指于穴位处揉30~50次，称揉乳根。

功效：宣肺理气，止咳化痰。

临床应用：治疗咳嗽、胸闷、痰鸣等症，临床上常与揉乳旁、推揉膻中合用。

### 4. 乳旁

定位：乳头外旁开 0.2 寸。

操作：术者以两手四指扶小儿两胁，再以两拇指于穴位处揉 30~50 次，称揉乳旁。

功效：宽胸理气，止咳化痰。

临床应用：治疗胸闷、咳嗽、痰鸣、呕吐等症。以食、中二指同时按揉乳根、乳旁两穴，称揉乳根、揉乳旁。

### 5. 胁肋

定位：从腋下两胁至天枢穴水平处。

操作：小儿正坐，术者两手掌自小儿两胁腋下搓摩至天枢穴水平处，称搓摩胁肋，又称按弦走搓摩。搓摩 50~100 次。

功效：顺气化痰，除胸闷，开积聚。

临床应用：用于治疗小儿食积、痰壅、气逆所致的胸闷、腹胀等症。治疗肝脾肿大，须久久搓摩。中气下陷、肾不纳气者慎用本穴。

### 6. 中脘

定位：前正中线，脐上 4 寸处。

操作：有揉、摩、推中脘之分。患儿仰卧，术者用指端或掌根按揉中脘 100~300 次，称揉中脘；术者用掌心或四指摩中脘 5 分钟，称摩中脘；术者用食、中指端自中脘向上直推至喉下或自喉向下推至中脘 100~300 次，称推中脘，又称推胃脘。

功效：健脾和胃，消食和中。

临床应用：用于治疗泄泻、呕吐、腹胀、腹痛、食欲不振等症，多与按揉足三里、推脾经等合用。推中脘自上而下操作，有降胃气的作用，主治呕吐恶心；自下而上操作，有涌吐的作用。

### 7. 腹

定位：腹部。

操作：有摩腹与分推腹阴阳之分。患儿仰卧，术者用两拇指指端沿肋弓角边缘或自中脘至脐，向两旁分推 100~200 次，称分推腹阴阳；术者用掌面或四指摩腹 5 分钟，称摩腹，逆时针摩为补，顺时针摩为泻，往返摩之为平补平泻。

功效：摩腹：消食，理气，降气。分推腹阴阳：健脾和胃，理气消食。

临床应用：分腹阴阳常用于治疗乳食停滞、胃气上逆引起之恶心、呕吐、腹胀等症，临床上多与运内八卦、推脾经、按揉足三里等相配合；治小儿厌食症多与揉板门、运内八卦、摩腹、捏脊等相配合。摩腹补法能健脾止泻，用于脾虚、寒湿型的腹泻；泻法能消食导滞、通便，用于治疗便秘、胀腹、厌食、伤乳食泻等，多与分腹阴阳同用；

平补平泻则能和胃，久摩之有消食、强壮身体的作用，常与补脾经、捏脊、按揉足三里合用，为小儿保健常法。

### 8. 脐

定位：肚脐中。

操作：有揉脐与摩脐之分。患儿仰卧，术者用中指端或掌根揉100~300次，用拇指和食中二指抓住肚脐抖揉100~300次，均称为揉脐；术者用掌或指摩，称摩脐。

功效：温阳散寒，补益气血，健脾和胃，消食导滞。

临床应用：常用于治疗小儿腹泻、便秘、腹痛、疳积等症，多与摩腹、推上七节骨、揉龟尾同用，简称"龟尾七节，摩腹揉脐"。

### 9. 天枢

定位：脐旁2寸。

操作：患儿仰卧位，术者用食、中指端按揉左右二穴50~100次，称揉天枢。

功效：疏调大肠，理气消滞。

临床应用：用于治疗急慢性胃肠炎及消化功能紊乱引起的腹泻、呕吐、食积、腹胀、大便秘结等症，常与摩腹、揉脐、推上七节、揉龟尾等同用。可用中指按脐，食指与无名指各按两侧天枢穴三指同时揉动。

### 10. 丹田

定位：小腹部，脐下2~3寸之间。

操作：有摩丹田与揉丹田之分。患儿仰卧，以掌摩该穴处2~3分钟，称摩丹田；用拇指或中指端揉100~300次，称揉丹田。

功效：培肾固本，温补下元，分清别浊。

临床应用：用于治疗小儿先天不足、寒凝少腹及腹痛、疝气、遗尿、脱肛等症，常与补肾经、推三关、揉外劳宫等合用；用治尿潴留常与推箕门、清小肠等同用。

### 11. 肚角

定位：脐下2寸（石门）旁开2寸之大筋。

操作：有拿肚角与按肚角之分。患儿仰卧，术者用拇、食、中三指深拿3~5次，称拿肚角；术者用中指端按穴处3~5次，称按肚角。

功效：健脾和胃，理气消滞。

临床应用：治疗各种原因所致腹痛，以寒痛、伤食痛为佳。因本法刺激强度较大，一般拿3~5次即可，不可多拿，拿后向内上做一推一拉一紧一松的轻微动作1次。拿肚角一般在诸手法完成后进行，以防小儿哭闹影响治疗。

**按**：拿肚角为止腹痛的要法。

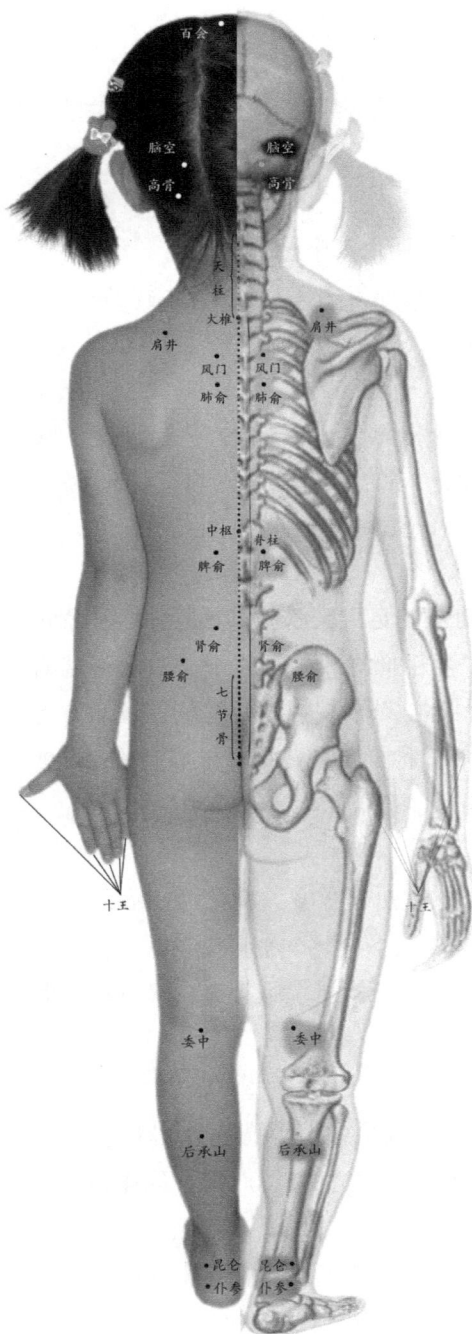

图 2-4-5　小儿背腰骶部穴位

## （四）背腰骶部穴位

以经穴和线状特定穴为主，介绍肩井、大椎等 9 个穴位。小儿背腰骶部穴位，见图 2-4-5。

### 1. 肩井

定位：在肩上，督脉大椎穴与肩峰连线中点的筋肉处。属足少阳胆经。

操作：有拿肩井、按肩井和揉肩井之分。患儿取坐位，术者以双手拇指与食中两指相对着力，稍用力做一紧一松交替提拿该处筋肉 3~5 次，称为拿肩井；以拇指指端或中指指端着力，稍用力按压该处 10~30 次，称按肩井；以拇指罗纹面或中指罗纹面着力，揉动 10~30 次，称揉肩井。若一边揉肩井，一边屈伸上肢，即为复式操作法中的总收法。

功效：宣通气血，解表发汗，通窍行气。

临床应用：常用于治疗感冒、惊厥、上肢抬举不利、肩背痛、项强等病症。常与推攒竹、分推坎宫、运太阳、揉耳后高骨等相配合，多用于治疗外感发汗无汗、肩臂疼痛、颈项强直、肌性斜颈等病症。还可以作为治疗的结束手法。

### 2. 大椎

定位：在后正中线上，当第 7 颈椎棘突与第 1 胸椎棘突之间凹陷处。属督脉。

操作：有按大椎、揉大椎、捏挤大椎、刮大椎之分。用拇指或中指指端按压大椎 30~50 次，称按大椎；用拇指、中指指端或罗纹面，或掌根着力，揉动大椎 30~50 次，称揉大椎；用双手拇指与食指对称着力，用力将大椎穴周围的皮肤捏起，进行挤捏，至局部皮肤出现紫红瘀斑为度，称捏挤大椎；用汤匙或钱币之光滑边缘蘸水或油，在大椎穴上下刮之，至局部皮肤出现紫红瘀斑，称刮大椎。

功效：清热解表，通经活络。

临床应用：按揉大椎，常用于治疗感冒发热、项强等病症。捏挤、提拧大椎，对百日咳有一定的疗效。刮大椎，用于中暑发热。

### 3. 风门

定位：在第2胸椎棘突下，督脉旁开1.5寸处。属足太阳膀胱经。

操作：用拇指端与罗纹面，或食中两指端与罗纹面着力，在一侧或两侧风门穴上做按法或揉法20~50次，称按风门、揉风门。

功效：解表通络。

临床应用：多与清肺经、揉肺俞、推揉膻中等相配合，用于治疗外感风寒、咳嗽气喘等病症；与揉二马、揉肾顶、分手阴阳等相配合，用于治疗骨蒸潮热、盗汗等病症；与拿委中、拿承山、拿昆仑等相配合，用于治疗背腰肌肉疼痛等病症。

### 4. 肺俞

定位：在第3胸椎棘突下，督脉旁开1.5寸处。属足太阳膀胱经，系肺之背俞穴。

操作：有揉肺俞、推肺俞和擦肺俞之分。以两手拇指或一手之食、中两指端或罗纹面着力，同时在两侧肺俞穴上揉动50~100次，称揉肺俞；以两手拇指罗纹面着力，同时从两侧肩胛骨内上缘自上而下推动100~300次，称推肺俞或称分推肩胛骨；以食、中、无名指三指指面着力，擦肺俞部至局部发热，称擦肺俞。

功效：益气补肺，止咳化痰。

临床应用：常用于治疗呼吸系统疾病，如外感发热、咳嗽、痰鸣等病症，多与推攒竹、分推坎宫、运太阳、揉耳后高骨等相配合。久咳不愈时，加推脾经以培土生金，或揉肺俞时加少许盐，以增强效果。风寒咳嗽、寒喘，用揉肺俞或擦肺俞；风热咳嗽、热喘，用分推肺俞。

### 5. 脾俞

定位：在第11胸椎棘突下，督脉旁开1.5寸处。属足太阳膀胱经，系脾之背俞穴。

操作：以拇指罗纹面着力，在一侧或两侧脾俞穴上揉动50~100次，称揉脾俞。

功效：健脾和胃，消食祛湿。

临床应用：常用于治疗脾胃虚弱、乳食内伤、消化不良等引起的呕吐、腹泻、疳积、食欲不振、黄疸、水肿、慢惊风、四肢乏力等病症，常与推脾经、揉足三里等相配合；并能治疗脾虚所引起的气虚、血虚、津液不足等。

### 6. 肾俞

定位：在第2腰椎棘突下，督脉旁开1.5寸处。属足太阳膀胱经，系肾之背俞穴。

操作：以拇指罗纹面着力，在肾俞穴上揉动50~100次，称揉肾俞。

功效：滋阴壮阳，补益肾元。

临床应用：常用于治疗腹泻、便秘、哮喘、少腹痛、下肢痿软乏力等病症。与揉二马、补脾经或推三关等相配合，治疗肾虚腹泻、阴虚便秘；与揉肺俞、揉脾俞等相配合，治疗肾虚气喘；与揉腰俞、拿委中、按揉足三里等相配合，治疗下肢痿软乏力、慢性腰痛等病症。

### 7. 七节骨

定位：从第 4 腰椎至尾椎骨端成一直线；又说自第 2 腰椎至尾椎骨端成一直线。

操作：有推上七节骨与推下七节骨之分。以拇指罗纹面桡侧或食、中两指罗纹面着力，自下向上做直推法 100~300 次，称推上七节骨；若自上向下做直推法 100~300 次，称推下七节骨。

功效：温阳止泻，泻热通便。

临床应用：推上七节骨多用于治疗虚寒腹泻或久痢等病症，临床上与按揉百会、揉丹田等相配合；还可以用于治疗气虚下陷、遗尿等病症。若属实热证，则不宜用本法，用后多令患儿腹胀或出现其他变证。推下七节骨多用于治疗实热便秘或痢疾等病症，若腹泻属虚寒者，不可用本法，以免滑脱。

### 8. 龟尾（长强）

定位：在尾骨下方，尾骨端与肛门连线的中点处，属督脉。小儿推拿应用中习惯取尾骨端。

操作：有揉龟尾与掐龟尾之分。以拇指端或中指端着力，在龟尾穴上揉动 100~300 次，称揉龟尾；用拇指爪甲掐 3~5 次，称掐龟尾。

功效：通调督脉，调理大肠。

临床应用：治疗泄泻、便秘、脱肛、遗尿等病症。龟尾穴性平和，既能止泻又能通便，多与揉脐、推七节骨等相配合，以治疗腹泻、便秘等症。

按：龟尾穴一般不单独使用，常与七节骨配合应用。

### 9. 脊柱

定位：在后正中线上，自第 1 胸椎至尾椎端成一直线。穴呈线状。

操作：有推脊、捏脊、按脊之分。以食中两指罗纹面着力，自上而下在脊柱穴上做直推法 100~300 次，称推脊；以拇指与食中两指呈对称着力，自龟尾开始，双手一紧一松交替向上挤捏推进至第 1 胸椎处，反复操作 3~7 遍，称捏脊；以拇指罗纹面着力，自第 1 胸椎向下依次按揉脊柱骨至尾椎端 3~5 遍，称按脊。

功效：调阴阳，和脏腑，理气血，通经络。

临床应用：常用于治疗发热、惊风、夜啼、疳积、腹泻、腹痛、呕吐、便秘等病症。脊柱穴属督脉循行路线，督脉贯脊属脑络肾，督率阳气，统率真元。临床上捏脊多与补脾经、补肾经、推三关、摩腹、按揉足三里等相配合，治疗先天和后天不足的一些慢性病症均有一定效果。捏脊法单用称捏脊疗法，不仅用于治疗小儿腹泻、疳积等病症，还用于治疗成人的失眠、肠胃病、月经不调等病症。捏脊法操作时也旁及足太阳膀胱经脉，临床应用时根据不同病情，重提或按揉相应的背部俞穴，能加强疗效。捏脊法具有强健身体的功能，是小儿保健推拿常用的主要手法之一。推脊自上而下，有清热的作用，多与清天河水、退六腑、推涌泉等相配合，用于治疗发热、惊风等病症。按脊法多与揉肾俞、按揉腰俞、拿委中、拿承山等相配合，用于治疗腰背强痛、角弓反张、下焦阳气虚弱等病症。

### （五）下肢部穴位

以经穴为主，介绍箕门、百虫等6个穴位。小儿下肢部穴位，见图2-4-6、图2-4-7。

**1. 箕门（足膀胱）**

定位：在大腿内侧，膝盖上缘至腹股沟成一直线。足膀胱属小儿推拿的特定穴，呈线状。有左为膀胱右为命门之说。

操作：有推足膀胱与拿足膀胱之分。以食中两指罗纹面着力，自膝盖内侧上缘向上直推至腹股沟处100~300次，称推足膀胱或称推箕门；以拇指与食中两指相对着力，提拿该处肌筋3~5次，称拿足膀胱或称拿箕门。

功效：利尿，清热。

临床应用：常用于治疗癃闭、小便赤涩不利、尿闭、水泻，及下肢痿软无力等病症。推箕门性平和，有较好的利尿作用，多与揉丹田、按揉三阴交等相配合，用于治疗尿潴留等病症；与清小肠等相配合，用于治疗心经有热的小便赤涩不利等病

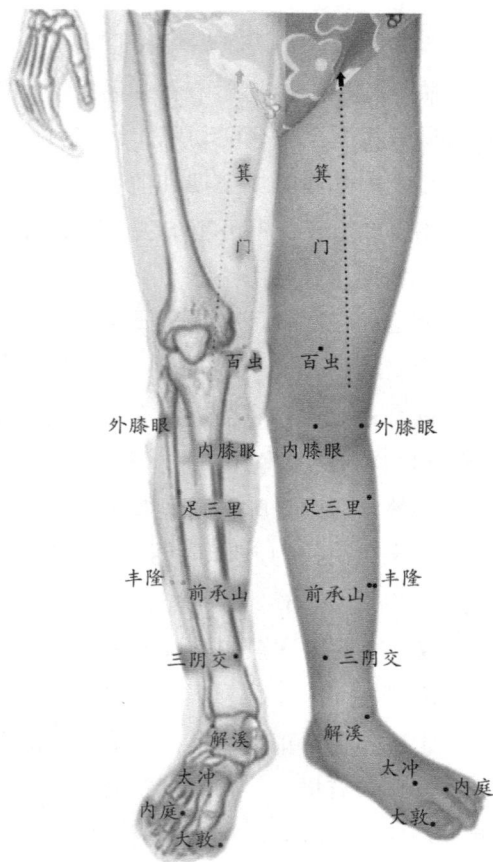

图2-4-6 小儿下肢部穴位（正面）

症；治疗尿闭则自上往下推或拿；治疗水泻无尿，则自下向上推，有利小便、实大便的作用；治疗股内痛或该处痿软无力，则轻拿足膀胱穴处的肌筋。

**2. 百虫（血海）**

定位：在膝上股内侧肌隆起处，当髌骨内上缘2.5寸处。属足太阴脾经。

操作：有按揉百虫与拿百虫之分。以拇指端或罗纹面的前1/3处着力，稍用力按揉百虫10~30次，称按揉百虫；用拇指与食中两指端着力，提拿百虫3~5次，称拿百虫。

功效：通经活络，平肝息风。

临床应用：常用于治疗四肢抽搐、下肢痿躄不用。多与拿委中、按揉足三里等相配合，以治疗下肢瘫痪、痹痛等病症；若用于惊风抽搐，则手法刺激宜重。

**3. 膝眼（鬼眼）**

定位：在髌骨下缘，髌韧带内外侧凹陷中。外侧凹陷称外膝眼，又称犊鼻，属足阳明胃经；内侧凹陷称内膝眼，又名膝目，属经外奇穴。

操作：有按膝眼、揉膝眼与掐膝眼之分。以拇指端着力，或用拇食两指端同时着力，稍用力按压一侧或内外两侧膝眼穴10~20次，称按膝眼；以一手或两手拇指罗纹面着力，揉动一侧或两侧膝眼穴50~100次，称揉膝眼；若用拇指爪甲掐一侧或两侧膝眼穴3~5次，称掐膝眼。

功效：通经活络，息风止搐。

临床应用：常用于治疗下肢痿软无力、惊风抽搐、膝痛等病症。临床上按、掐膝眼多用于治疗惊风抽搐；揉膝眼配合拿委中多用于治疗下肢痿软无力，并能治疗膝关节软组织扭挫伤及膝部证候。

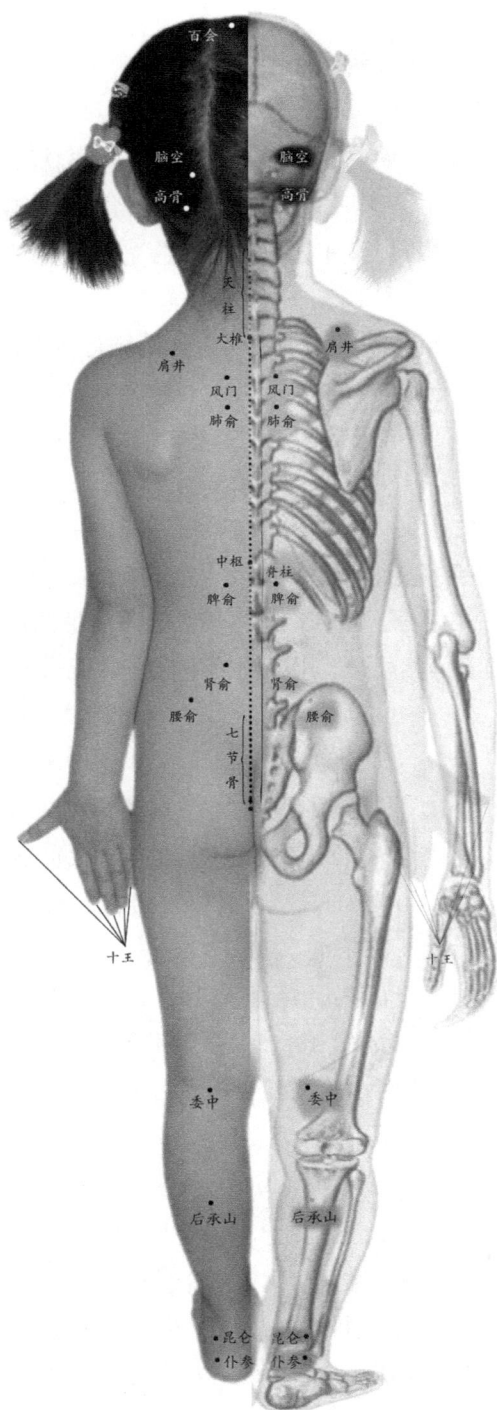

图2-4-7　小儿下肢部穴位（背面）

**4. 足三里（三里）**

定位：在小腿外测，外膝眼下3寸，距胫骨前嵴约一横指处，当胫骨前嵴上。属足阳明胃经，系本经合穴。

操作：以拇指端或罗纹面着力，稍用力按揉 20~100 次，称按揉足三里。

功效：健脾和胃，调中理气，导滞通络，强壮身体。

临床应用：常用于治疗腹胀、腹痛、呕吐、泄泻等消化系统疾病，及下肢痿软乏力等病症。多与推天柱骨、分推腹阴阳等相配合，以治疗呕吐；与推上七节骨、补大肠等相配合，以治疗脾虚泄泻；常与捏脊、摩腹等相配合，以作小儿保健。

### 5. 前承山（条口）

定位：在小腿胫骨旁，与后承山相对处，约当膝下 8 寸。在足阳明胃经的循行线上，系小儿推拿的特定穴位。

操作：有掐前承山与揉前承山之分。以拇指爪甲掐该穴 3~5 次，称掐前承山；用拇指罗纹面揉该穴 30 次左右，称揉前承山。

功效：息风定惊，行气通络。

临床应用：常用于治疗惊风、下肢抽搐、下肢痿软无力等病症。掐、揉本穴主要治疗惊风抽搐，多与拿委中、按百虫、掐解溪等相配合，以治疗角弓反张、下肢抽搐；揉前承山能通经络，行气血，纠正畸形，与揉解溪等相配合，用于治疗下肢痿软无力、肌肉萎缩、足下垂等病症。

### 6. 涌泉

定位：在足掌心前 1/3 与后 2/3 交界处的凹陷中。属足少阴肾经，系本经井穴。

操作：有推涌泉、揉涌泉和掐涌泉之分。以拇指罗纹面着力，向足趾方向做直推法 100~400 次，称推涌泉；以拇指罗纹面着力，稍用力在涌泉穴上揉 30~50 次，称揉涌泉；以拇指爪甲着力，稍用力在涌泉穴上掐 3~5 次，称掐涌泉。

功效：滋阴，退热。

临床应用：推涌泉能引火归元，退虚热。多与揉上马、运内劳宫等相配合，以治疗五心烦热、烦躁不安、夜啼等病症；与推六腑、清天河水等相配合，可用于退实热。揉涌泉能治吐泻，左揉止吐，右揉止泻。掐涌泉能治惊风。

## 二、常用手法

小儿推拿手法的种类较少，清·张振鋆在《厘正按摩要术》中，首次将"按、摩、掐、揉、推、运、搓、摇"列为小儿推拿八法。随着小儿推拿的发展，许多成人推拿手法也变化运用到小儿推拿疗法中来，成为小儿推拿常用手法。主要有推、揉、按、摩、掐、捏、运、捣、拿、擦、搓、捻、刮、摇、拍、按揉、揉捏 17 种常用手法。

（一）推法

以拇指或食、中两指的罗纹面着力，附着在患儿体表一定的穴位或部位上，做单方向的直线或环旋移动，称为推法。临床上根据操作方向的不同，分为直推法、旋推法、分推法、合推法。

**1. 操作**

（1）直推法：以一手握持患儿肢体，使被操作的部位或穴位向上；另一手拇指自然伸直，以罗纹面或桡侧缘着力，或食、中两指伸直，以罗纹面着力单方向直线推动。频率每分钟约 250 次。见图 2-4-8。

（2）旋推法：以拇指罗纹面着力于一定的穴位上，拇指主动运动，带动着力部分做顺时针方向的环旋移动，频率每分钟约 200 次。见图 2-4-9。

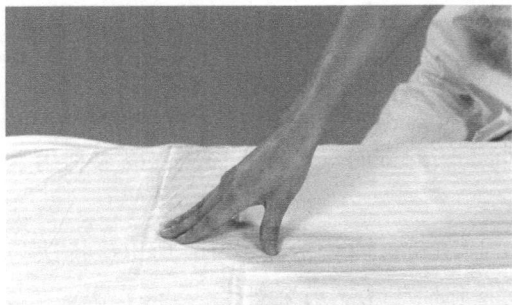
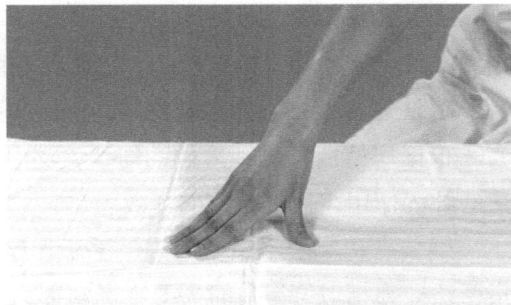

图 2-4-8　直推法　　　　　　　　　图 2-4-9　旋推法

（3）分推法：以双手拇指罗纹面或桡侧缘，或用双掌着力，稍用力附着在患儿所需要治疗的穴位或部位上，用腕部或前臂发力，带动着力部分自穴位或部位的中间，向两旁做直线或弧线推动。一般连续分推 20~50 次。见图 2-4-10。

（4）合推法：合推法是与分推法相对而言。以双手拇指罗纹面或双掌着力，稍用力附着在患儿所需要治疗的穴位或部位的两旁，用腕部或前臂发力，带动着力部分自两旁向中间做相对方向的直线或弧线推动，本法又称合法或和法。

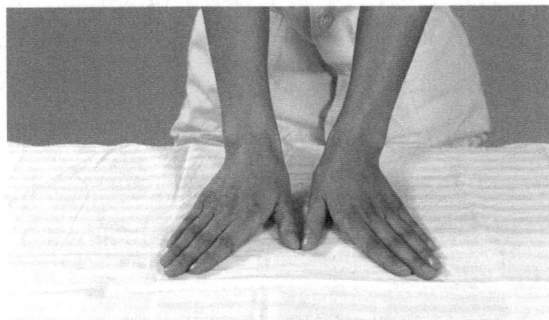

图 2-4-10　分推法

**2. 动作要领**

（1）直推法：用拇指着力做直推法时，主要依靠腕部带动拇指做主动的内收和外展活动；用食、中指着力做直推法时，主要依靠肘部做适当的屈伸活动。操作时，动作要轻快连续，一拂而过，如帚拂尘状，以推后皮肤不发红为佳。操作时必须直线进行，不可歪斜。

（2）旋推法：肩、肘、腕、掌指关节均要放松，仅依靠拇指做小幅度的旋转推动。动作要轻快连续，犹如用拇指做摩法，仅在皮肤表面推动，不得带动皮下组织。要求动作协调，力度均匀柔和，速度较直推法稍缓慢。

（3）分推法：操作时主要依靠肘关节的屈伸活动，带动指、掌着力部分做横向直线分推，依靠腕部和拇指掌指关节的内收、外展活动，带动拇指着力部分做弧线分推。双手用力要均匀，动作要柔和而协调，节奏要轻快而平稳。

（4）合推法：动作和要求与分推法基本相同，推动方向相反，主要是做直线合推，不做弧线合推，动作幅度较小，不要使皮肤向中间起皱。

**3. 注意事项** 不能推破皮肤，一般需要辅以介质，随蘸随推。

根据病情、部位和穴位的需要，注意掌握手法的方向、轻重、快慢，以求利用手法的补泻作用，达到预期的疗效。

推法是从摩法中演变而来，手法比摩法、运法重，而较指揉法轻，所以旋推法与指摩法极为相似，操作时需要准确掌握力度。操作时手法不可呆滞。

**4. 适用部位** 直推法适用于小儿推拿特定穴中的线状穴位和五经穴，多用于头面部、四肢部、脊柱部；旋推法主要用于手部五经穴及面状穴位；分推法适用于头面部、胸腹部、腕掌部及肩胛部等；合推法适用于头面部、胸腹部、腕掌部。

## （二）揉法

以手指的指端或罗纹面，手掌大鱼际、掌根着力，吸定于一定的治疗部位或穴位上，做轻柔和缓顺时针或逆时针方向的环旋运动，并带动该处的皮下组织一起揉动，称为揉法。揉法是小儿推拿的常用手法之一，根据着力部位的不同，分为指揉法、鱼际揉法、掌根揉法3种。

**1. 操作**

（1）指揉法：以拇指或中指的指面或指端，或食、中、无名指指面着力，吸定于治疗部位或穴位上，做轻柔和缓、小幅度、顺时针或逆时针方向的环旋揉动，使该处的皮下组织一起揉动。根据着力部位的不同，分为拇指揉法、中指揉法、食中两指揉法和食中无名三指揉法。见图2-4-11。

（2）鱼际揉法：以大鱼际部着力于施术部位上，稍用力下压，腕部放松，前臂主动运动，通过腕关节带动着力部分在治疗部位上做轻柔和缓、小幅度、顺时针或逆时针方向的环旋揉动，使该处的皮下组织一起揉动。见图2-4-12。

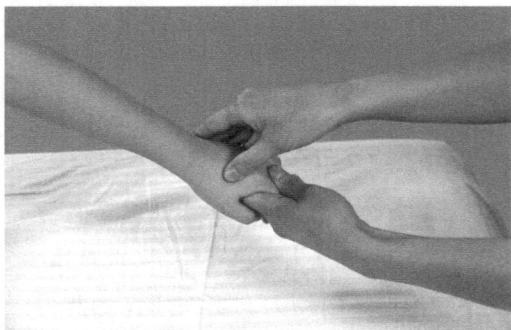

图 2-4-11　指揉法

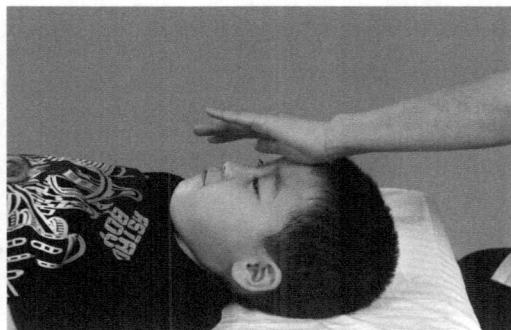

图 2-4-12　鱼际揉法

（3）掌根揉法：以掌根部着力，吸定在治疗部位上，稍用力下压，腕部放松，以肘关节为支点，前臂做主动摆动，带动腕部及着力部位连同前臂做轻柔和缓、小幅度、顺时针或逆时针方向的环旋揉动，使该处的皮下组织一起揉动。见图2-4-13。

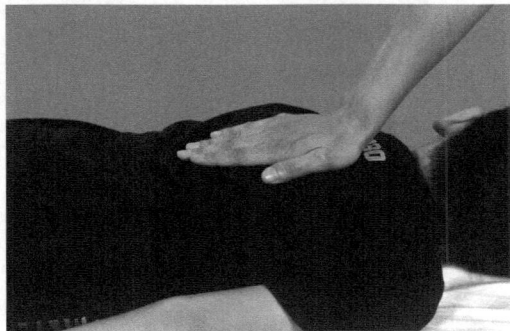

图 2-4-13　掌根揉法

2. **动作要领**　腕部放松，紧贴体表，带动皮下肌肉组织，动作宜轻柔。

3. **注意事项**　揉法在操作时，着力部位不能与患儿皮肤发生摩擦，也不能用力下压。揉法的动作与摩法颇为相似，需注意区别。揉法着力相对较重，操作时要吸定治疗部位或穴位，并带动该处的皮下组织一起揉动；摩法着力相对较轻，操作时仅在体表做抚摩，不带动该处的皮下组织。

4. **适用部位**　拇指与中指揉法适用于全身各部位或穴位，食、中双指揉法适用于肺俞、脾俞、胃俞、肾俞、天枢等穴位，三指揉法适用于胸锁乳突肌及脐、双侧天枢穴处。鱼际揉法适用于头面部、胸腹部、胁肋部、四肢部。掌根揉法适用于腰背部、腹部及四肢部。

（三）按法

以拇指或中指的指端或罗纹面，或掌面（掌根）着力，附着在一定的穴位或部位上，逐渐用力向下按压，按而留之或一压一放地持续进行，称为按法。根据着力部位不同分为指按法和掌按法。

**1. 操作**

（1）指按法：分为拇指按法和中指按法。

拇指按法：拇指伸直，其余四指握空拳，食指中节桡侧轻贴拇指指间关节掌侧，起支持作用，以协同助力。用拇指罗纹面或指端着力，吸定在患儿治疗穴位上，垂直用力，向下按压，持续一定的时间，按而留之，然后放松，再逐渐用力向下按压，如此一压一放反复操作。见图 2-4-14。

中指按法：中指指间关节、掌指关节略屈，稍悬腕，用中指端或罗纹面着力，吸定在患儿需要治疗的穴位上，垂直用力，向下按压。余同拇指按法。见图 2-4-15。

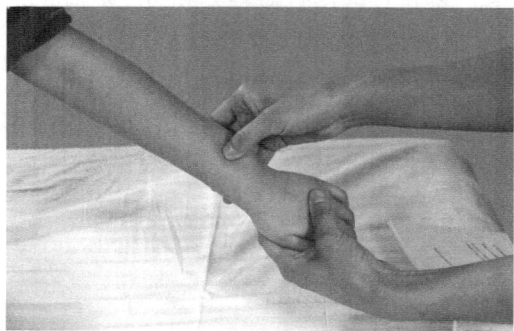

图 2-4-14　拇指按法

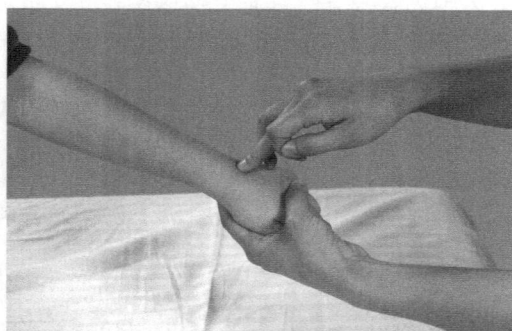

图 2-4-15　中指按法

（2）掌按法：腕关节背伸，五指放松伸直，用掌面或掌根着力，附着在患儿需要治疗的部位上，垂直用力，向下按压，并持续一定的时间，按而留之。见图 2-4-16。

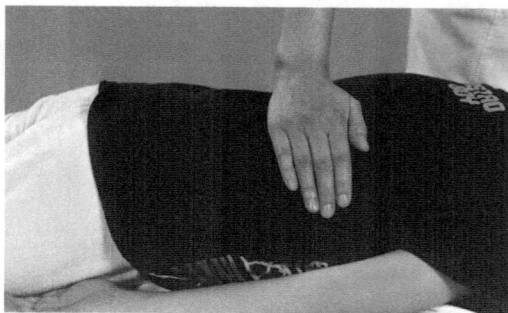

图 2-4-16　掌按法

**2. 动作要领** 操作时，按压的方向，要垂直向下用力。按压的力量要由轻到重，力量逐渐增加，平稳而持续。按压时着力部位要紧贴患儿体表的部位或穴位上，不能移动。

**3. 注意事项** 操作时，切忌用迅猛的暴力，以免造成组织损伤。

按法结束时，不宜突然撤力，要逐渐减轻按压的力量。

**4. 适用部位** 指按法适用于全身各部的经络和穴位。掌按法适用于面积大而又较为平坦的部位，如胸腹部、腰背部等。

（四）摩法

以食、中、无名、小指的指面或掌面着力，附着在患儿体表一定的部位或穴位上，做环形而有节律的抚摩运动，不带动皮下组织，称为摩法。分为指摩法与掌摩法两种。

**1. 操作**

（1）指摩法：食、中、无名、小指四指并拢，指掌关节自然伸直，腕部微悬屈，以指面着力，附着在患儿体表一定的部位或穴位上，前臂主动运动，通过腕关节做顺时针或逆时针方向的环形摩动。见图 2-4-17。

（2）掌摩法：指掌自然伸直，腕关节微背伸，用掌面着力，附着在患儿体表一定部位上，腕关节放松，前臂主动运动，通过腕关节连同着力部位做顺时针或逆时针方向的环形摩动。见图 2-4-18。

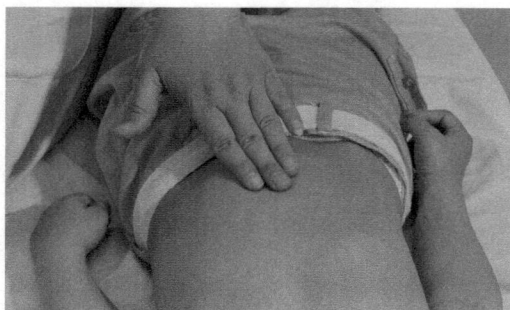

图 2-4-17 指摩法　　　　　　　　　　图 2-4-18 掌摩法

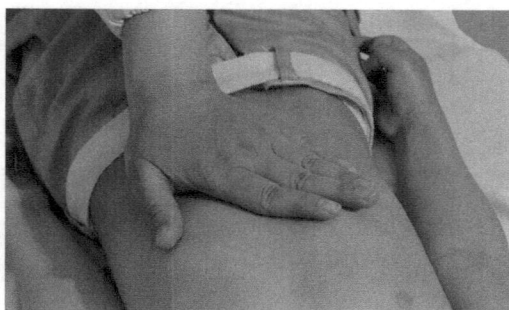

**2. 动作要领** 肩、肘、腕均要放松。操作时，前臂要主动运动，通过放松了的腕关节使着力部位形成摩动。动作要和缓协调，用力要轻柔、均匀。

**3. 注意事项** 同成人推拿手法中的摩法。

**4. 适用部位** 指摩法和掌摩法主要适用于胸腹部。

（五）掐法

以拇指甲切掐患儿的穴位或部位，称为掐法。又称切法、爪法、指针法。

**1. 操作** 术者手握空拳，拇指伸直，指腹紧贴在食指中节桡侧缘，以拇指指甲着力，吸定在患儿需要治疗的穴位或部位上，逐渐用力进行切掐。见图2-4-19。

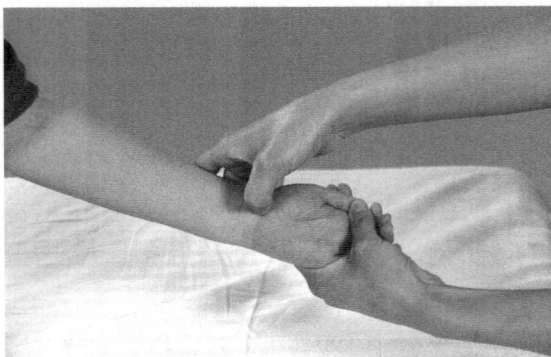

图2-4-19 掐法

**2. 动作要领** 准确取穴。操作时，垂直持续用力切掐，也可以间歇性用力，以增强刺激。

**3. 注意事项** 掐法是强刺激手法之一，不宜反复长时间应用，更不能掐破皮肤。掐后常继用揉法，以缓和刺激，减轻局部的疼痛或不适感。

**4. 适用部位** 适用于头面部和手足部穴位。

（六）捏法

以单手或双手的拇指与食、中两指或拇指与四指的指面做对称性着力，夹持住患儿的肌肤或肢体，相对用力挤压并一紧一松逐渐移动，称为捏法。小儿推拿主要用于脊柱，故又称捏脊法。

**1. 操作**

（1）患儿取俯卧位，被捏部位裸露，术者双手呈半握拳状，拳心向下，拳眼相对，用两拇指面的前1/3处或指面的桡侧缘着力，吸定并顶住患儿龟尾穴旁的肌肤，食、中两指面前按，拇、食、中三指同时用力将该处的皮肤夹持住并稍提起，然后双手交替用力，自下而上，一紧一松挤压向前，移动至大椎穴处。见图2-4-20。

（2）患儿取俯坐位或俯卧位，被捏部位裸露，术者双手呈半握拳状，拳心相对，拳眼向上，食指半屈曲，用中节的桡侧缘及背侧着力，吸定并顶住患儿龟尾穴处的肌肤，拇指端前按，拇、食两指同时用力将该处的皮肤夹持住并稍提起，然后双手交替用力，自下而上，一紧一松挤压向前移动至大椎穴处。见图 2-4-21。

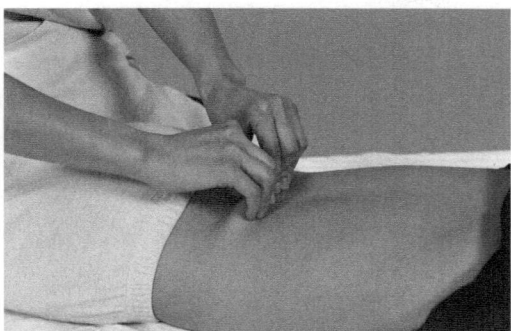

图 2-4-20 捏法（1）

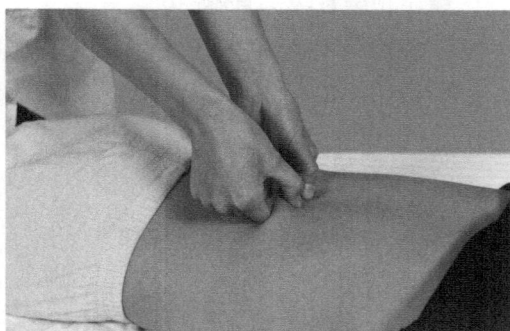

图 2-4-21 捏法（2）

**2. 动作要领** 肩肘关节要放松，腕指关节的活动要灵活协调。操作时，既要有节律性，又要有连贯性。操作时间的长短和手法强度的轻重及挤捏面积的大小要适中，用力要均匀。

**3. 注意事项** 捏脊时要用指面着力，不能以指端着力挤捏，更不能将肌肤拧转，或用指甲掐压肌肤，否则容易产生疼痛。捏拿肌肤不可过多，过多则动作呆滞不易向前推进，过少则易滑脱。用力过重易导致疼痛，过轻又不易得气。挤压向前推进移动时，需做直线移动，不可歪斜。

捏法靠慢功奏效，不可急于求成。

**4. 适用部位** 脊柱。

（七）运法

以拇指罗纹面或食、中指的罗纹面在患儿体表做环形或弧形移动，称为运法。

**1. 操作** 以一手托握住患儿手臂，使被操作的部位或穴位平坦向上，另一手以拇指或食指、中指的罗纹面着力，轻附着在治疗部位或穴位上，做由此穴向彼穴的弧形运动；或在穴周做周而复始的环形运动，每分钟操作 60~120 次。见图 2-4-22。

**2. 动作要领** 操作时，术者着力部位要轻贴体表。用力宜轻不宜重，作用力仅达皮表，只在皮肤表面运动，不带动皮下组织。运法的操作较推法和摩法轻而缓慢，幅度较旋推法为大。运法的方向常与补泻

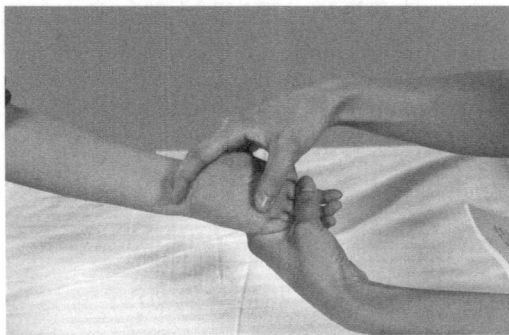

图 2-4-22 运法

有关，操作时应视病情需要而选用。

操作频率宜缓不宜急。

3. **注意事项**　操作时一般配合使用润滑剂，以保护患儿皮肤。

4. **适用部位**　多用于弧线形穴位或圆形面状穴位。

（八）捣法

以中指端，或食、中指屈曲的指间关节着力，有节奏的叩击穴位的方法，称为捣法。实为"指击法"或"叩点法"。

1. **操作**　患儿取坐位，以一手握持住患儿食指、中指、无名指、小指四指，使手掌向上，用另一手的中指端或食指、中指屈曲后的第1指间关节突起部着力，其他手指屈曲相握，以腕关节做主动屈伸运动来发力，带动着力部位做有节奏的叩击，5~20次。见图2-4-23。

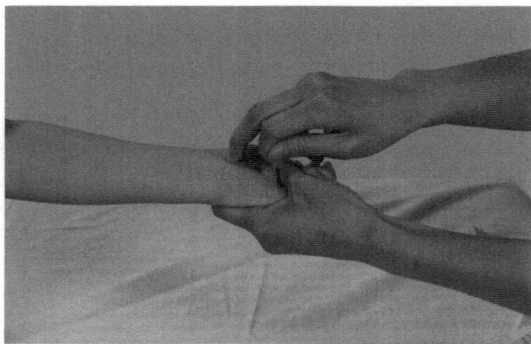

图2-4-23　捣法

2. **动作要领**　前臂为动力源，腕关节放松。捣击时取穴要准确，发力要稳，而且要有弹性。

3. **注意事项**　捣击时不要用暴力。操作前要将指甲修剪圆钝平整，以免损伤小儿肌肤。

4. **适用部位**　适用于手部小天心穴及承浆穴。

（九）拿法

以单手或双手的拇指与食中两指相对夹捏住某一部位或穴位处的肌筋，逐渐用力内收，并做一紧一松的拿捏动作，称为拿法。有"捏而提起谓之拿"的说法。

1. **操作**　以单手或双手的拇指与食、中两指的罗纹面的前1/3处相对着力，稍用力内收，夹持住某一部位或穴位处的肌筋，并进行一紧一松轻重交替持续不断的提捏动作。见图 2-4-24。

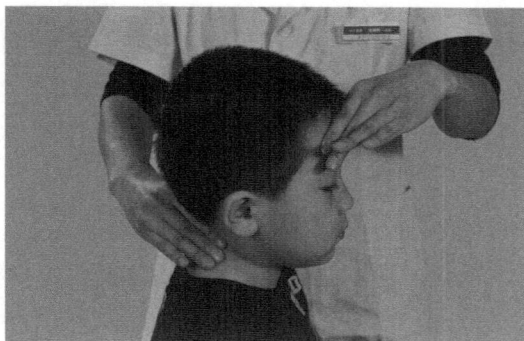

图 2-4-24 拿法

**2. 动作要领** 肩、肘、腕关节要放松，手掌空虚，着力部位要贴紧患儿被拿处的肌肤。

操作时，要蓄劲于掌，贯注于指，拇指与余指主动运动，以其相对之力进行捏提揉动。用力要由轻而重，缓慢增加，逐步深透，使动作柔和而灵活。

**3. 注意事项** 操作中，不能用指端与指甲内扣。操作时，不可以突然用力或使用暴力，更不能拿住不放。

由于拿法的刺激较强，拿后手掌继以揉摩手法，以缓解拿后不适。

**4. 适用部位** 主要适用于颈项、肩部、腹部、四肢部。

# 第五节　临床应用

## 一、发热

发热是指人体口腔温度＞ 37.5℃，或肛温＞ 38℃，或 1 天中体温波动超过 1.0℃即可以认为发热。

小儿基础体温是指直肠温度。正常体温范围：肛温≤ 37.5℃，口温≤ 37.2℃，腋温≤ 37.0℃。以肛温为标准，发热分为低热（37.5~38.5℃），中度发热（38.6~39.5℃），高热（39.6~40.5℃），超高热（＞ 40.5℃）。

【临床表现】

**1. 外感发热** 偏于风寒者可见发热，恶风寒，头痛，无汗，鼻塞，流涕，舌质淡红，苔薄白，脉浮紧，指纹鲜红；偏于风热者可见发热，微汗出，口干，鼻流黄涕，苔薄黄，脉浮数，指纹红紫。

2. **阴虚发热**　午后发热，手足心热，形瘦神疲，盗汗，食纳减少，舌红苔剥，脉细数无力，指纹淡紫。

3. **肺胃实热**　高热，面红，气促，不思饮食，便秘烦躁，渴而引饮，舌红苔燥，脉数有力，指纹深紫。

4. **气虚发热**　活动劳累后发热，低热，语声低微，懒言乏力，动则自汗，食欲不振，形体消瘦或食后即泻，舌质淡，苔薄白，脉虚弱或沉细无力，指纹色淡。

【治疗】

1. **外感发热**

治则：清热解表，发散外邪。

处方：推攒竹 30 次，推坎宫 30 次，揉太阳 30 次，清天河水 200 次。风寒者加推三关 200 次，掐揉二扇门 30 次，掐风池 5 次；风热者加推脊 100 次。

方义：清肺经、清天河水宣肺清热；推攒竹、推坎宫、揉太阳疏风解表，发散外邪；风寒者加推三关，掐揉二扇门、拿风池发汗解表，驱散风寒；风热者加推脊以清热解表。

加减：若兼咳嗽，痰鸣气急者加推揉膻中、揉肺俞、揉丰隆、运内八卦；兼见脘腹胀满，不思乳食，嗳酸呕吐者加揉中脘、推揉板门、分腹阴阳、推天柱骨；兼见烦躁不安，睡卧不宁，惊惕不安者加清肝经、掐揉小天心、掐揉五指节。

2. **阴虚内热**

治则：滋阴清热。

处方：补脾经 300 次，补肺经 300 次，揉上马 300 次，清天河水 200 次，推涌泉 300 次，按揉足三里、运内劳宫各 200 次。

方义：补肺经、揉上马滋肾养肺，滋补阴液，配清天河水、运内劳宫以清虚热；补脾经、按揉足三里健脾和胃，增进饮食；推涌泉引热下行以退虚热。

加减：烦躁不眠加清肝经、清心经、按揉百会；自汗盗汗加揉肾顶、补肾经。

3. **肺胃实热**

治则：清泄里热，理气消食。

处方：清肺经 300 次，清胃经 300 次，清大肠 300 次，揉板门 50 次，运内八卦 100 次，清天河水 200 次，退六腑 300 次，揉天枢 100 次。

方义：清肺经、清胃经可以清肺胃两经实热，配清大肠、揉天枢疏调肠腑结滞以通便泻火；清天河水、退六腑清热除烦；揉板门、运内八卦理气消食。

### 4. 气虚发热

治则：健脾益气，佐以清热。

处方：补脾经、补肺经、运内八卦、摩腹、分手阴阳、揉足三里、揉脾俞、揉肺俞各 200 次，清天河水、清大肠各 100 次。

方义：补脾经、补肺经、运内八卦、摩腹、分手阴阳、揉足三里、揉脾俞、揉肺俞以健脾益气；清天河水、清大肠以清热。

加减：若腹胀、纳呆者，加运板门、分推腹阴阳、摩中脘；若大便稀溏，加有不消化食物残渣，加逆时针摩腹、推上七节骨、补大肠、板门推向横纹；若恶心呕吐，加推天柱骨、推中脘、横纹推向板门、揉右端正。

## 二、肌性斜颈

小儿肌性斜颈以头向患侧斜、前倾，颜面旋向健侧为特点。临床上，斜颈极个别为脊柱畸形引起的骨性斜颈，视力障碍的代偿姿势性斜颈和颈部肌麻痹导致的神经性斜颈，一般系指一侧胸锁乳突肌挛缩造成的肌性斜颈。

【临床表现】

1. **发病初期**　颈部一侧可以发现有梭形肿物（有的经过半年后，肿物自行消退），以后患侧的胸锁乳突肌逐渐挛缩紧张，呈条索状改变，患儿头部向患侧倾斜而颜面部旋向健侧。少数患儿仅见患侧胸锁乳突肌在锁骨的附着点周围有骨疣样改变的硬块物。

2. **中期**　不及时治疗，患侧颜面部的发育会受影响，健侧一半的颜面部也会发生适应性的改变，使颜面部不对称。

3. **晚期**　一般伴有代偿性的胸椎侧凸。

【治疗】

治则：舒筋活血，软坚消肿，局部为主。

处方：患儿取仰卧位。术者推揉患侧的胸锁乳突肌 300 次；拿患侧胸锁乳突肌 300 次；术者一手扶住患侧肩部，另一手扶住患儿头顶，使患儿头部渐渐向健侧肩部倾斜，逐渐拉长患侧胸锁乳突肌，反复进行数次。最后，再推揉患侧胸锁乳突肌 300 次。

方义：推揉及拿捏患侧胸锁乳突肌，能舒筋活血，改善局部血运供给，缓解肌肉痉挛，促使肿物消散；伸展扳拉患侧胸锁乳突肌，能改善和恢复颈部活动功能。

## 三、腹泻

腹泻是以大便次数增多，粪质稀薄或如水样为特征的一种小儿常见病。本病一年四季均可发生，尤以夏秋两季发病为多。发病年龄以婴幼儿为主，其中以 6 个月 ~2 岁的小儿发病率高。本病轻者如治疗得当，预后良好；重者下泻过度，易见气阴两伤，甚至阴竭阳脱；久泻迁延不愈，影响小儿的营养和发育。重症患儿还可以产生脱水、酸中毒等一系列严重症状，甚至危及生命，临诊务必注意。本病相当于现代医学的急慢性肠炎及胃肠功能紊乱等疾病。

【临床表现】

1. 寒湿泻　泻下清稀，甚至如水样，色淡不臭，腹痛肠鸣，脘闷食少，或兼有恶寒发热，鼻塞头痛，小便清长，苔薄白或白腻，脉濡缓，指纹色红。

2. 湿热泻　大便水样，或如蛋花汤样，气味秽臭，或见少许黏液，泻下急迫，势如水注，或泻而不爽，腹痛时作，食欲不振，或伴呕恶，神疲乏力，或发热烦闹，口渴，小便短赤，舌质红，苔黄腻，脉滑数，指纹紫。

3. 伤食泻　腹痛肠鸣，泻后痛减，大便稀溏，夹有乳凝块或食物残渣，气味酸臭，或臭如败卵，脘腹痞满，嗳气酸馊，或有呕吐，不思乳食，夜卧不安，舌苔垢浊或厚腻，或微黄，脉滑实，指纹滞。

4. 脾虚泻　大便时溏时泻，色淡不臭，多于食后作泻，时轻时重，反复发作，稍有饮食不慎，大便次数即增多，夹见水谷不化。饮食减少，脘腹胀闷不舒，面色萎黄，肢倦乏力，形体消瘦，舌淡苔白，脉缓弱，指纹淡。

【治疗】

1. 寒湿泻

治则：散寒化湿，温中止泻。

处方：推三关、揉外劳宫、摩腹、补脾经、补大肠各 300 次，揉龟尾 100 次。

方义：推三关、揉外劳宫温中散寒；补脾经、补大肠与摩腹能健脾化湿；揉龟尾能理肠止泻。全方共奏散寒化湿、温中止泻之功。

2. 湿热泻

治则：清热利湿，分利止泻。

处方：清大肠、退六腑各 300 次，清补脾经、清胃经各 200 次，推下七节骨、揉龟尾各 100 次。

方义：清大肠、退六腑能清泻肠道湿热；清胃经及清补脾经能泻脾胃湿热；推下七节骨能泻热通便；揉龟尾能理肠止泻。全方共奏清热利湿、分利止泻之功。

3. 伤食泻

治则：消食导滞，助运止泻。

处方：补脾经、运内八卦、摩腹各 300 次，清胃、清大肠、退六腑各 200 次，揉龟尾 100 次。

方义：补脾经能健脾消食；运内八卦能消宿食、降胃逆；摩腹善消宿食；清胃、清大肠及退六腑能清胃热、消食导滞；揉龟尾能理肠止泻。全方共奏消食导滞、助运止泻之功。

### 4. 脾虚泻

治则：健脾益胃，温阳止泻。

处方：补脾经、补大肠、摩腹各 300 次，揉外劳宫 200 次，推上七节骨、揉龟尾各 100 次，捏脊 20 次。

方义：补脾经与补大肠能健脾益气；揉外劳宫温中健脾；摩腹、捏脊能温阳消食；推上七节骨、揉龟尾能理肠止泻。

## 四、厌食

厌食是指儿童较长时期食欲不振，甚至拒食的一种病症。发病原因主要是由于喂养不当，导致脾胃不和，受纳运化失职。厌食患儿一般精神状态较正常，病程长者也可以出现面色少华、形体消瘦等症，影响患儿生长发育，应及时治疗。本病多见于 1~6 岁儿童。《诸病源候论·哺露候》："小儿哺乳不调，伤于脾胃，脾胃衰弱，不能饮食，血气减损，不荣肌肉而柴辟羸露。其脏腑之不宜，则吸吸苦热，谓之哺露也。"其记载"哺露"症与厌食极为相似。

【临床表现】

1. **脾失健运** 面色少华，不思纳食，或食物无味，拒进饮食，形体偏瘦，精神状态一般。大小便基本正常。舌苔白或薄腻，脉尚有力。

2. **胃阴不足** 口干多饮而不喜进食或拒食，皮肤干燥，缺乏润泽，大便多干结，舌苔多见光剥，也有光红少津者，舌质偏红，脉细数。

3. **脾胃气虚** 精神疲惫，面色萎黄，全身乏力，不思乳食或拒食，若稍进食，大便中夹有不消化残渣，伴形体消瘦，易汗，舌质淡苔白，脉细弱。

【治疗】

1. 脾失健运

治则：和脾助运。

处方：补脾经、摩中脘各 300 次，运内八卦、按揉脾俞、胃俞、肝俞各 200 次，掐揉四横纹 100 次。

方义：补脾经、摩中脘健脾和中，运内八卦配合按揉脾、胃、肝俞和中消食，掐揉四横纹以增强运脾理气作用。

2. 胃阴不足

治则：滋阴养胃。

处方：分手阴阳（阴重阳轻）、揉板门、补胃经各 300 次，补脾经、运内八卦、揉中脘各 200 次，按揉胃俞、三焦俞、肾俞穴各 100 次。

方义：分手阴阳、揉板门、补胃经养胃生津，补脾经、揉中脘、运内八卦健脾助运，按揉胃、三焦、肾俞加强养胃生津作用。

### 3.脾胃气虚

治则：健脾益气和胃。

处方：补脾经、运内八卦各 300 次，推大肠、补肾经各 200 次，摩腹 100 次，捏脊 20 次。

方义：补脾经、摩腹、运内八卦健脾和胃，益气生血；推大肠温中止泻；补肾经温养下元；捏脊能健脾和胃。

## 五、注意力缺陷（多动症）

注意力缺陷（多动症）又称轻微脑功能障碍综合征，是一种较常见的儿童时期行为障碍性疾病。主要临床特征是注意力涣散或集中困难、活动量过多、自制力弱，并常常伴有情绪不稳、冲动任性及学习困难，智力正常或基本正常。本病男孩多于女孩，多见于学龄期儿童。患病率一般为 3%~6%。本病的发病与遗传、环境、产伤等有一定关系，也可能因孕妇吸烟、饮酒、滥用药物等引起。有人认为城市环境污染、临床上不显症状的轻度铅中毒可为病因之一。本病预后较好，绝大多数患儿到青春期逐渐好转而痊愈。

中医古籍中未见有对本病的专门记载。根据神志涣散、多语多动、冲动不安等临床表现，可以将之归入"脏躁""躁动"证中；由于患儿智能接近正常或完全正常，活动过多思想不易集中而导致学习成绩下降，因此又与"健忘""失聪"有关。

【临床表现】

1.肝肾阴虚　手足多动，难以静坐，冲动任性，注意力难以集中，或有记忆力及学习成绩欠佳，或有遗尿、腰酸乏力，或有五心烦热、盗汗多梦、大便秘结，舌质红，舌苔薄，脉细弦。

2.心脾两虚　神思涣散，注意力不能集中，神疲乏力，形体消瘦或虚胖，多动而不暴躁，言语冒失，做事有头无尾或难以集中精力做完一件事，睡眠不实，记忆力欠佳，伴自汗盗汗，偏食纳少，面色无华，舌质淡，苔薄白，脉虚弱。

3.痰火内扰　多动多语，烦躁不宁，冲动任性，难以制约，兴趣多变，难以集中精力，做事丢三落四，胸中烦热，懊恼不眠，纳少口苦，便秘尿赤，舌质红，苔黄腻，脉滑数。

【治疗】

### 1.肝肾阴虚

治则：滋养肝肾，平肝潜阳。

处方：补肾经、揉二人上马、清肝经、摩腹各 300 次，按揉百会及四神聪、捏脊、擦督脉及膀胱经第一侧线各 20 次。

方义：补肾经滋补肝肾、祛除虚火，揉二人上马滋阴补肾，二者结合清肝经，更能滋养肝肾、平肝潜阳。摩腹、捏脊、擦督脉及膀胱经第一侧线，能调和五脏、平衡阴阳，从而达到阴阳平衡、动静协调的正常健康状态。

### 2. 心脾两虚

治则：补益心脾，养心安神。

处方：补脾经、清心经、摩腹各 300 次，按揉足三里、捏脊、擦督脉及膀胱经第一侧线各 20 次。

方义：补脾经、按揉足三里，能健脾生血、养心安神；清心经宁心安神；摩腹、捏脊并结合擦督脉及膀胱经第一侧线，可调和五脏、平衡阴阳。

### 3. 痰火内扰

治则：清热泻火，化痰宁心。

处方：补脾经、清心经、清肝经、摩腹各 300 次，揉小天心、搓摩胁肋、分推膻中、按揉丰隆、捏脊、擦督脉及膀胱经第一侧线各 20 次。

方义：补脾经与按揉丰隆意在健脾化痰，清心经与肝经能开郁除烦，揉小天心清热安神，搓摩胁肋、分推膻中可疏肝理气、宽胸除烦，摩腹、捏脊、擦督脉及膀胱经第一侧线调和五脏、平衡阴阳。

# 第三章 踩跷技术

## 第一节 概 述

推拿古称按跷，按字从手，跷字从足，即手足并重，分别用手足作为手段治疗疾病的一种外治疗法，"跷"逐渐演化为以足部为主要工具的按摩方法，即踩跷法。踩跷有狭义和广义之分。狭义踩跷单指一种脚法，即通过术者双足在受术者腰背部节律性的运动达到治疗疾病目的的一种推拿方法。广义踩跷是以中医脏腑经络学说等理论为指导，以足为主要治疗工具，在受术者躯干或肢体表面进行轻柔、稳重、均匀、持久而又灵活操作的各种技巧和方法，从而达到治疗疾病、预防保健的一套方法与技术。

踩跷技术又称踩跷疗法，其简单方便，无不良反应，且省力、易深透、可持久，对某些疾病具有特殊的疗效，所以越来越受到人们的重视，特别在医院的推拿科得到广泛使用，并逐渐成为保健推拿的一种常用方法。

## 第二节 踩跷作用原理

踩跷技术是以中医基础理论为指导，结合现代系统解剖学、生理病理学等为基础理论指导，通过运用各种娴熟的脚法和动作技巧，在人体表面进行轻柔、稳重、均匀、持久而又灵活的操作，给予机体适当的良性物理刺激，从而通过调整脏腑、疏通经络、行气活血、理筋整复等来消除各种疾病。

## 一、调整脏腑

脏腑为人体内脏的总称，包括五脏和六腑，是构成人体和维持人体生命活动的重要器官。中医学有"有诸内，必形诸外"，即脏腑的内在变化可以通过经络的传导表现于外，可以出现精神萎靡、情志异常、食欲改变、二便失调、汗出异常、寒热、四肢疼痛，以及肌肉强直等各种不同的症状，而某些踩跷疗法，恰恰是作用于脏腑在人体的反应点，如背俞穴、阿是穴（疼痛点），通过经络的传感作用，间接刺激相应脏腑，对内脏功能进行调节，达到治疗疾病目的。

## 二、疏通经络

经络为经脉和络脉的总称，是运行气血、联系脏腑和体表及全身各部的通道，是人体功能的调控系统。内属脏腑，外连肢节，通达表里，贯穿上下，像网络一样分布全身。具有"行血气而营阴阳，濡筋骨，利关节"功能，所以有"经络者，所以决生死，处百病，调虚实，不可不通"之说。人体就是依赖它来运行气血，发挥营内卫外的作用，使脏腑之间及其与四肢百骸保持动态平衡，使机体与外界环境协调一致。当经络的正常生理功能发生障碍时，外则皮、肉、筋、脉、骨失养不用，内则五脏不荣，六腑不运，气血失调，不能正常地发挥营内卫外的生理作用，则百病由此而生。踩跷疗法通过对经络的刺激，可以使经络气血通畅，从而达到内治脏腑，外治肢节的作用。

## 三、行气活血

气血是构成人体和维持人体生命活动的基本物质，是脏腑、经络、组织器官进行生理活动的物质基础。"气为血之帅，血为气之母"，气血功能协调则人体才能进行一系列的生理活动，否则就会表现出"气滞""气郁""气逆""血瘀"等病理变化。《素问·调经论》说："血气不和，百病乃变化而生。"踩跷疗法可以通过对体表经络的调整，脏腑的直接刺激，纠正气血瘀滞的状态，从而使人体气血充盛，脉络畅通，消除疾病。

## 四、理筋整复

中医学中所说的筋，又称经筋，具有"主束骨利机关"的作用，泛指与骨相连的肌筋组织，相当于现代解剖学的肌肉、肌腱、韧带、筋膜、腱鞘、滑囊、关节囊、神经和血管，甚至关节软骨、关节盂缘等。因各种原因造成的有关软组织损伤，统称为筋伤或伤筋。筋伤后由筋而连属的骨所构成的关节，必然受到不同程度的影响，产生"筋出槽、骨错缝"等有关组织解剖位置异常的一系列病理变化，出现诸如小关节紊乱、脱臼、滑脱、不全脱位、关节错缝、椎间盘突出、肌肉或韧带筋膜等部分纤维撕裂等病症，造成一系列的症状。踩跷疗法在生物力学、解剖学的指导下，可以直接作用于患处，从而纠正生物力学的失衡，或者配合其他手法治疗，重新恢复正常的解剖关系，达到治疗目的。

# 第三节　踩跷适用范围

踩跷疗法的实质上是一种机械性被动的物理刺激，在一定范围内是安全的。考虑到个体在体质、病情、年龄等方面的差异，很难对安全范围做一个准确的界定。在施术前，必须综合考量，全面评估该受术者是否适用于踩跷疗法，只有严格掌握踩跷疗法的适应证，才能做到趋利避害，取得最佳治疗效果，避免医源性损伤。

## 一、适应证

踩跷的适应证非常广泛，归纳起来主要用于以下部位。

**1.腰背部**　这是踩跷施术的重点部位。凡腰背部劳损、伤筋、风湿所致的疼痛、麻木、寒冷、感觉迟钝、肌肉肌腱变性、功能活动受限；腰椎间盘突出、脊柱小关节紊乱、骶髂关节紊乱、脊柱侧弯、骨质增生（脊柱退行性改变）等，都属于踩跷疗法的适应证。督脉及与脏腑关系密切的背俞穴皆分布于脊柱两侧，均对内脏功能有良好的调整作用。从解剖学角度来看，通过对脊柱两侧的交感神经干的刺激，也可以反馈调节相应节段支配的脏器功能。腰背部的踩跷疗法不仅适用于局部改变，在许多内科、妇科疾病上，如失眠、心悸、胃痛、消化不良、腰痛、头痛、慢性疲劳综合征、更年期综合征、偏瘫等，或全身保健时，也多在此运用踩跷法。推拿临床有"疑难杂症取之脊"的说法。

**2.腹部**　腹部为"五脏六腑之宫城，阴阳气血之发源"，通过调整腹部可以起到整体调节作用。在腹部施用踩跷疗法，对肥胖、积聚、高血压、消化不良、慢性腹泻、便秘、胃痛、糖尿病等，具有较好的临床疗效。

**3.四肢关节**　各种伤筋之症，如软组织损伤后的功能恢复，神经损伤后的功能恢复，以及全身疾病或保健时，需在四肢穴位施用踩跷疗法。

## 二、禁忌证

踩跷的禁忌证主要反映在受术者体表与体内是否适合施术；是否利于操作；同时，

踩跷这种重刺激对某些群体与病症是否适宜。有些病症如腰椎滑脱，尽管可以踩跷，可能因为术者操作的水平与经验不足而存在风险，临床也应慎用。

下列几种情况应禁用或慎用踩跷。

**1. 各种皮肤病和皮损**　如湿疹、银屑病、皮炎、疮疡痈疖，开放性创口、烧烫伤等。

**2. 有出血倾向**　如恶性贫血、紫癜、白血病、凝血机制障碍等。

**3. 各种传染性或感染性疾病**　如肝炎、艾滋病、肺炎、高热等疾病，以及骨髓炎、骨结核、化脓性关节炎等表现为局部的疼痛者。

**4. 各种恶性肿瘤**　如肺癌、肝癌、肾癌、卵巢癌、膀胱癌等。

**5. 关节脱位与骨折**　或疑似脱位与骨折以及关节不稳，尤其是脊柱不稳。

**6. 其他**　各种原因导致的心衰、严重心律不齐，可能影响生命的心血管疾病，急腹症、急性胃肠炎、中风急性期、关节红肿疼痛者。

大病初愈、年老体弱、严重骨质疏松者，妊娠、哺乳和经期妇女。

极度疲劳、饥饿者，不宜立即踩跷。酒醉、神经精神性疾病发作者，以及各种原因致神志模糊者，也不宜踩跷。

饭后最好休息半小时以上，再做踩跷治疗。

## 三、注意事项

踩跷法在疾病的防治与保健方面确有其独特的作用，在临床上的运用也越来越受到重视。只要严格遵守操作规程，一般很少有意外发生。与一般推拿手法相比，踩跷疗法重力较大，在实践中必须严格掌握适应证及禁忌证，并注意以下事项。

**1. 技术上的注意事项**　踩跷是以脚为主的运动，要求脚手协调性很强。在技术上，除了按具体脚法的要求操作外，还可以参考下面几点。

根据力和压强的原理，一定的力作用于一定的部位，作用面积越大，单位面积所受压力越小。踩跷时，术者自身的重量相对恒定，踩踏时的习惯动作也基本稳定，即术者施加的外力是相对恒定的。具体踩跷时，用双足整个脚底、双足掌、双足跟、双拇趾，也可以只用单足全脚、单足掌，甚至单足拇趾等部位。接触部位的面积不同，力度也就不同。通过不断变换接触面积以调节刺激量，是踩跷的基本功之一。这种变换只发生于脚部，上身相对不动，使踩跷显得更沉稳。术者应当根据受术者的体质和疾病的性质灵活运用，以确保有效和安全。

踩跷时有双足同时操作的动作，如双足合揉、双足下压、鸡啄米、小步走等。双足同时在踩踏，多以双手用力支撑身体，以免整个身体下压而出现意外，此种情况对上肢的力度要求较高。大多数踩跷脚法都可以用单足，用单足时，用一足支撑，另一足施术。支撑脚置于床面或受术者的某一部位，如骶部、臀部或大腿后部，当踩跷脚和支撑脚都位于受术者身上时，术者通过人体重心的变化，即踩踏重心逐渐由支撑脚向施术脚过度，待得气而止。要求踩跷动作看起来更柔和，同时也更省力安全。在受术者身上通过重心变化来调节力度，也是踩跷的基本功。

现在还没有关于踩跷疗法量效关系的报道与研究，根据临床经验，时间太短达不到阈上刺激；相反时间太长，又因长期反复刺激，导致局部处于疲劳状态。治疗师必须正确掌握踩跷过程的总时间和各种具体脚法运用的时间长短。揉、摩、搓、压等放松脚法操作时间可长些，如每式 3~10 分钟；点、振、击打及整复关节类脚法操作时间短些，有些只做一次即可。时间长短虽然是一种度量，却不是唯一的标准，推拿与踩跷，在临床上应当具体问题具体分析，大多是根据患者病情、体质和耐受程度，综合确定踩跷方案和具体的操作，这样能体现因人制宜的原则，体现个体化治疗的优势。受术者出现或发热，或汗出，或面红，或呃气与矢气，或头昏等表现时，说明踩跷的总刺激量已经达到上限。在具体运用某一脚法时，由于力对肌肉、血液循环的加强作用及对痉挛的抑制作用，将在局部产生透热感或肌肉柔软感，这可以作为判定某一脚法是否已达到刺激量的参考标准。

传统上踩跷多配合受术者的呼吸。术者配合受术者呼吸做节律性运动，临床却常常很难将术者的脚法节律与受术者的呼吸完全同步。为避免因突然下压时，外力与胸腹因吸气而扩张相对抗，产生诸如岔气、扭伤，甚至脱位、骨折等严重的不良反应，踩跷时一定要多与受术者沟通，避免造成损伤。

**2. 其他注意事项**　踩跷前或踩跷过程中，做到下面几点，有利于提高治疗效果避免意外。

通过仔细地检查，全面了解受术者的病情及体质，做好记录，确定踩跷方案。并将治疗方案，以及可能出现的情况告知受术者，以期取得良好的配合。尤其要告知受术者，在出现不能忍受的，或较大程度的不适时，不要强忍，应立即以语言或手势告知术者。

踩跷之初，特别是前 5 分钟内要观察与询问受术者的感受，以随时调整力度。

遵循先轻后重，先慢后快，先单足后双足，慎踩胸廓的原则。初次进行踩跷时，要避免急于求成的心理，要给受术者一个逐步适应的过程，在受术者适应后逐步加大踩跷力度并进行总结，估计出每个受术者个性化的安全区间，确保安全有效。

## 四、意外及处理

**1. 晕厥**　踩跷过程中，受术者突感头晕、心慌、恶心、面色苍白、肢冷、冷汗，甚至昏迷不省人事的现象称为晕厥，与针刺产生的晕针现象相似。主要原因为受术者过于紧张、疲劳、饥饿、虚弱，或为易敏体质，也可能与踩跷时力度过大或对脊柱踩踏过久有关。室温较高且缺乏通风，也可能诱发晕厥。

晕厥发生时，术者要保持镇定。立即停止踩跷，使受术者平卧，饮温开水或葡萄糖水，同时掐揉或针刺合谷、人中、鱼际等穴，或温灸百会、神阙等穴，大多数能缓解。必要时给予输液或吸氧。

**2. 岔气** 所谓岔气即胸胁屏伤。指在踩跷过程中，当踩踏受术者胸或背部时，受术者突然感觉胸或背部疼痛，时如刀割、时如牵掣，甚至呼吸、咳嗽或转身、弯腰都十分困难。岔气的发生多由于用力不当，如用力过猛等（包括突然用力过大和用力过快），初学术者尤易发生，为力量不当导致胸椎小关节紊乱所致，应特别注意。也可能在正常用力情况下，因受术者屏气而产生。

岔气发生后，应首先立即停止踩跷，改以手法治疗。并找准压痛点，以指揉法、指振法在岔气局部行放松；继以扳法或掌按法或叩击法纠正紊乱的关节（应根据具体情况，分别整复椎间关节、肋脊关节、胸肋关节）；最后嘱受术者做深呼吸，术者两手置于胸或背相应部位，于吸气时两手随之上抬，呼气时两手下压，并于呼气末，快速用力振按 1~2 次，常能闻及关节处"咔嗒"声，受术者症状明显减轻。

**3. 骨折** 踩跷时容易发生骨折的部位，多在胸胁部、肋部和腰椎。常由于用力过猛过大，如踩跷时跳跃过高；或踩踏时受术者屏气；或支撑之手意外滑脱，致使重量突然增加等所致。骨折发生后，受术者常感局部疼痛、肿胀、皮色青紫。检查时可有明显压痛点、叩击痛，或胸廓挤压征（＋）。必要时可拍 X 线片以确诊。发生骨折后，立即停止踩跷，送专科处理。

应该高度重视骨折的预防，严格掌握踩跷禁忌证，对年老、体弱或骨质疏松者慎用此法。踩跷时，嘱受术者全身心放松。在施用踩踏类较重脚法时，一定让受术者保持张口，以免屏气。严格遵守技术操作规程，避免使用蛮力。

# 第四节　踩跷基本方法与操作

## 一、踩跷的基本方法

踩跷基本方法是临床踩跷治疗与保健的基础。基本脚法熟练是获得良好踩跷疗效的基础，必须加以高度重视，并反复练习。

目前临床常用的基本脚法主要有以下几种。

（一）脚揉法

以单足或双足足跟、足掌、足弓或足拇趾吸定于施术部位，以臀及大腿发力，通过髋膝关节协调运动，带动吸定点，产生节律性的摆动或旋转揉动的方法，称为脚揉法。

【技术要领】

1. 发力点在髋膝关节，小腿与脚踝尽量放松，防止动作僵化。

2. 揉动的幅度应由小及大，用力宜先轻渐重，经受术者反馈后，灵活调整压力的大小。

3. 术足必须吸定于施术部位，不得在皮肤表面摩擦或滑动，及符合"肉动（深层）皮不动"的揉法特点。

4. 频率以 80~120 次 / 分为宜。操作时间一般为 3~5 分钟。

【临床运用】

本法深沉、柔和，常施术于肌肉丰厚处，具有舒筋通络、益气活血、缓解疲劳与镇痛的功效。多用于治疗开始时的放松、缓解疲劳或痛点治疗。

足跟揉力度最强，多用于脊柱两侧与腰骶部；前掌揉面积较大且力量轻柔，于背部最佳；足拇趾揉面积小而深透，适宜于穴位的点揉；脚弓揉的优势在于臀与大腿等圆弧表面的操作。

（二）脚压法

双足足掌或足跟垂直用力下压，称脚压法。

【技术要领】

1. 术者以双臂支撑来调节力量大小，先以上肢支撑体重，全脚踩踏于一定部位，重心逐渐前移至前掌（前掌压）或重心后移至足跟（足跟压）。然后上肢的支撑力逐渐减小，体重的力量逐渐增大，并配合小腿主动发力。

2. 以单足按压时，如另一足抬起（屈膝屈髋）名为"金鸡独立"。如两脚重叠于按压脚的上方，逐渐用力称"沉压"法。

3. 用力方向一定要垂直于体表，力量由轻到重，以受术者能耐受或产生酸胀感为度。

【临床运用】

本法具有舒筋通络、解痉镇痛、理筋整复的功效，为重要的整脊与理筋脚法。多用于疼痛面积较大的部位，或沿经络操作。如用于脊柱两侧，可以疏理膀胱经脉，外治腰背疼痛，内治调理脏腑。

**1. 前掌压** 力度缓和，作用稍浅，宜站式操作，适用于筋经及肌肉等病变，对于肌肉酸胀、局部麻痹者，可以采用按压与放松交替进行治疗，压时长，放松短，提高神经肌肉的敏感性；一般舒筋则节律按压，压时较短。

**2.足跟压**　力度沉稳，深透力强，常用于痛点治疗，或整复骨与关节的错缝以及椎间盘突出等。对于严重骨质疏松者及孕妇禁用。

### （三）切压法

以脚外侧或足趾施以静止性或节律性地垂直向下的按压，称切压法。

【技术要领】

1.先全脚踩踏于施术部位，然后脚内翻以脚外侧（外侧切压）或足跟及脚弓上抬，以足趾端（趾切法）垂直作用于该部位。

2.切似刀锋，指用力作用于一个狭长的条状部位，此为切法的特点，也是与压法的主要区别。

3.上身保持直立，充分利用身体的重量。

4.得气后，宜保持恒力并持续一定时间。

【临床运用】

1.本法相比脚压法而言，切压法受力面积窄而力大，呈条形作用于施术部位，有阻断血脉经络之功，一般用于四肢部如八溪（腋、肘、髋、膝关节处）或动脉搏动处。如趾切腰眼、切大腿根部、切急脉、切腘动脉等。

2.临床运用切压得气后，多保持该压力，持续作用 1~2 分钟，待受术者觉所切压局部或远端出现麻木、蚁行、冷热或刺痛时方跳开，通过对经脉的反复阻断与再通，形成血流的脉冲波，改变气血原有的流动状态，有较好的活血化瘀疏通经脉的作用。多用于肢端循环障碍、脉管炎、肢肿、血栓形成等。

### （四）脚蹬法

以足跟垂直或斜向施以突然的冲击性向下的用力方法，称为脚蹬法，又称脚顿法。

【技术要领】

1.先行按压至受术者最大活动程度，再发力蹬踏。

2.蹬时瞬间发力，力大而突然。

3.嘱受术者张口或配合呼吸，多于呼气末顿（蹬）之。

【临床运用】

本法具有整复关节的作用。

1.常用于整复关节，多利用该法的爆发力强、深透与振动的特点，促使紊乱的关节结构得以改变，如用于脊柱小关节的错缝，常在蹬踏动作结束时，可以感到患处小关节的错动，闻及"咔嗒"声。

2.当在肌肉丰厚处有节奏的蹬踏时，间隙期辅以振颤法，具有良好的镇痛及镇静作用，多用于机体深部疼痛，也用于高血压、糖尿病、神经官能症等。嘱受术者深呼吸，吸气时术者以上肢支撑体重两脚渐上抬，呼气时双足逐渐下压，且在呼气末于腰或胸背部用力蹬之，有助于肺内余气排出，对肺功能尤其是肺的通气功能有较好的促进作用，有增强吐故纳新之效，多用于保健或治疗反复感冒、哮喘等内科病症。

（五）脚点法

以足拇趾端施以垂直向下的力，称脚点法。

【技术要领】

1. 以双臂支撑身体，脚掌保持水平，足拇趾端对准腧穴或痛点，然后双足上跷，由全脚平置逐渐过渡到足拇趾端着力于穴位，并保持 20~30 秒。

2. 点穴的力度大小，由足拇趾或足跟与作用部位的角度和上肢的支撑力量决定。

3. 因该法对局部压力较大，操作时以得气为度，不可太过，防止医源性损伤。操作时应密切观察或询问受术者，在其能忍受的范围内操作。

【临床运用】

本法具有通络镇痛、激发经气的作用。

1. 因深透力刺激强度大，多用于腰、臀、大腿等肌肉丰厚处穴位。用于保健时，多以双足同时在人体左右两侧对称地沿一定经线操作，如足太阳膀胱经从上至下点压，长于疏通经络。用于某部位病症，尤其是压痛点时，可一足置于患处，另一足对称置于健侧，逐渐将身体重心过渡到点穴之脚，待得气后，保持力度片刻，两脚交替进行，有良好的镇痛作用。

2. 压法与点法都是垂直向下用力，区别主要在于二者的接触面积不一样。压法用足掌、全足或足跟，接触面积大，较为柔和；点法接触面积小，以趾代针，力量大，刺激量大。

（六）脚推法

单方向的做直线运动的力，称为推法。

【技术要领】

1. 受术者俯卧，术者以支撑脚前足掌着于一定部位，膝微屈曲，重心下移，另一侧下肢腘窝紧贴于支撑脚的髌前，以足跟或全脚接触欲施术部位。推脚以膝为支点，小腿向下向前发力，带动足跟或全脚缓缓向前移动。路径短时，多以足跟推，膝腘相贴；路径长时，膝腘方才离开，并逐渐过渡到全脚推。分推法为术者在上肢支撑体重的前提下，双足平行踩踏于脊柱正中两侧，然后双足同时外旋，全脚紧贴皮肤，自然向两侧滑下。

2. 纵推时路径要直，频率应缓，用力应深沉，每个部位推 3~5 次为宜，推动的方向应与局部肌纤维方向一致。分推时，应轻快、自然，一般从上到下，依次分推完为 1 遍，操作 2~3 遍。

3. 若直接接触皮肤时，为防止皮肤破损，应使用介质。

【临床运用】

本法具有理筋整脊、通经活络的作用。

纵推力沉而缓，是重要的镇痛与理筋（脊）方法，也可以作为其他治疗完毕后的结束脚法。多用于沿脊柱两侧及臀腿部的推动，如急慢性腰肌损伤、坐骨神经痛等。分推多用于保健，是重要的放松脚法。

（七）滑溜法

依靠自身重力，身体倾斜，带动双足在体表滑动的方法，称滑溜法。

【技术要领】

1. 上身斜靠墙面或扶手，双足紧贴一定部位，逐渐下滑。

2. 下肢一定要保持平直，滑动要缓慢而自然。

3. 一般沿从头至足的方向滑溜，以减少阻力。

4. 滑溜的路径可以是直线或曲线。

【临床运用】

本法具有舒筋活络、伸展肌肉的作用，为重要的放松与舒筋脚法。多用于腰肌劳损、下肢疲劳与酸痛等，也用于保健。

本法与推法都是推进，推法靠双足主动发力，常常一足固定某一端，另一足沿直线推向另一端，其力深沉，最能理筋与整复；而本法完全凭借术者身体斜向后，自然地滑溜，其力和缓，适宜于保健。

（八）脚抹法

以全脚在一定的平面上左右对称，从一点到另一点呈弧形或螺旋形运动的方法，称脚抹法。

【技术要领】

1. 左右脚一定要对称，置于正中线两侧，两脚同时协调动作。

2. 以双臂支撑身体，力度较轻，双足快速在作用部位轻轻拂过，频率80~120次/分。

3. 一般双脚成正"八"字和倒"八"字交替运动。

【临床运用】

本法具有消除疲劳、开窍醒脑、镇静安神的作用。

1. 本法力度很轻，作用层次较浅，常为保健脚法的重要步骤。

2. 轻柔的刺激对缓解肌肉及精神紧张有显著作用，可用于失眠、头昏、嗜睡、肩背疼痛、腰肌劳损，以及脘痞腹胀等病症的辅助治疗。对皮肤的异常感觉如麻木、蚁行、风湿痹证等也有一定疗效。

（九）脚拨法

以足趾或足跟在水平方向上施以垂直于肌肉或肌腱走行方向的力，称为脚拨法。

【技术要领】

1. 以拇趾或足跟置于肌肉或肌腱的一侧，向对侧施以垂直于走行方向的推动力。

2. 以足跟拨时，术者的身体保持斜向，聚力于足跟向前推动；以足拇趾着力时，一足立于床上，另一足的拇趾置于筋前，通过拇趾的屈曲将其向后拨动。

3. 拨动时，部位吸定，力量沉稳，皮肤虽不动，所拨动的肌肉或肌腱却于皮下发生明显的位移。注意防止摩擦造成皮肤破损。

4. 频率 60~80 次 / 分。

【临床运用】

本法具有舒筋通络、松解粘连、解痉止痛的作用。

1. 拨法长于解除痉挛，广泛用于各种原因导致的肌肉、肌腱紧张度增高造成的痛症，尤以寒湿、劳损、慢性伤筋、疲劳等所致之肢体胀痛、酸痛、麻木等。当筋与筋之间发生粘连时，拨法又是最直接的分离粘连的方法。

2.《医宗金鉴》论推之本意时指出："推者，谓以手推之，使还旧处也。"推法由此及彼，多平行纤维方向运动，使筋顺而归位；拨则垂直于筋腱，使偏斜者复位，推与拨异法而同功。临床经常将拨法和推法结合使用。

（十）踩跷法

双足在腰背部有节律性踩踏的方法，叫踩跷法。见图 3-4-1。

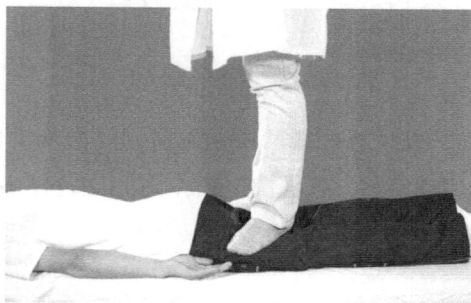

图 3-4-1 踩跷法

【技术要领】

1.嘱受术者全身放松并张口，术者双足分置脊柱两旁，双臂扶于踩跷床横杠或扶手。然后开始小幅度弹跳。跳起时，足掌完全向上离开踩踏部位，足拇趾尖始终与部位接触，不能完全腾空。然后蓄力于前掌或足拇趾，向下踩踏。

2.踩跷的作用强度，由上肢的支撑和接触面积大小决定。高强度刺激时，尽量以足拇趾端，甚至单足拇趾踩踏，上臂基本不用支撑，靠扶手臂起平衡身体的作用。反之，前足掌踩踏，上肢用力支撑，刺激较缓和。

3.踩跷节律性很强，频率快，作用时间短。多三轻一重，三次轻跳时，足跟微上翘，以前足掌富有弹性地跳动，其频率一致，幅度很小；轻跳完毕，立即大幅度跳动与踩踏一次。重踩腰部瞬间，受术者头及双足有明显的上翘，名曰"摇头摆尾"。

4.严格把握踩跷的适应证与禁忌证。对年老、体弱、孕妇、骨质疏松及内妇杂病等所致的腰痛慎用。踩踏的部位多局限于腰、骶、臀等处，切忌在胸廓部乱踩。

5.理论上在踩跷时，受术者应配合呼吸运动。即当术者跳起时受术者吸气，而当踩踏时，则呼气，切忌屏气。但实践中，踩跷频率与呼吸频率难于统一，故多强调受术者张口，使内外气压趋于一致，以免屏气造成内伤。

【临床运用】

1.本法具有整复关节、解除痉挛的作用。

2.对腰椎间盘膨出、突出症，具有良好的整复作用。操作时先找准踩跷点，一般在突出的椎间隙处，行脚揉、压、搓等放松脚法后，于患处踩跷，踩毕就势在局部振颤片刻。踩跷次数不宜太多，3~5日治疗1次。也可用于椎骨错缝、骶髂关节错缝、腰椎滑脱的整复，以及腰深部筋膜或肌肉的痉挛。力量由轻而重，切忌用蛮力。

（十一）脚振法

以脚在一定部位施以高频率颤动的方法，称脚振法。见图3-4-2。

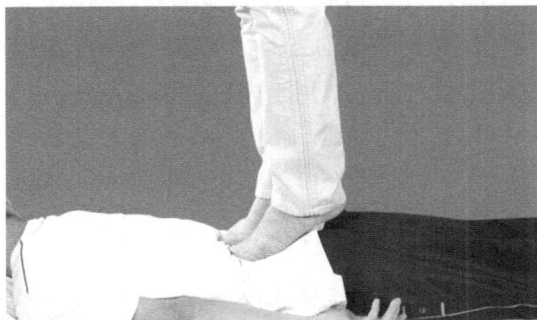

图 3-4-2　脚振法

【技术要领】

1.术者重心下移，膝微屈，以足拇趾、足跟或前足掌吸定于一定部位，大腿与小腿同时强直性收缩，如痉挛状，发出高频率的振颤，经小腿、踝部传达至接触面，频率220~300次/分。

2.在大腿与小腿强直性收缩的同时，接触部位的抖动有利于增加其感应。

【临床运用】

本法具有解痉止痛、散瘀活血、柔筋的作用。

1.脚振法是在点按的基础上运用高频率颤动作用于人体，也以波的形式出现，所以在调节神经与肌肉的兴奋性方面具有特殊的效能，随着振颤波的扩散与深入，治疗范围也相应扩大，治疗层次也更深入。所以不仅较单纯的点法与压法深透，而且赋予其柔性，易于为大众所接受。

2.脚振法广泛用于各种软组织痉挛所致疼痛、胃肠痉挛痛、真心痛等。脚趾振主要用于穴位，前掌振用于腰背与腹部，足跟振多用于臀部。

（十二）脚摩法

术者一足固定支撑，另一足掌置于一定部位，随着膝关节的运动，带动小腿和踝部做回旋摩动的方法，称脚摩法。

【技术要领】

1.摩擦面应平整，所用治疗巾应光滑并固定。

2.摩动轨迹呈圆形。

3.足掌紧贴治疗面，不能上抬与中断。

4.力度要轻，皮动肉不动为摩法的特征，频率50~80次/分。

【临床运用】

本法具有活血化瘀、消食导滞、安神镇静的作用。

摩法力度很轻，不宜带动皮下组织。在脘腹部大范围摩动时，力度可重，且有顺时针和逆时针之分。顺时针顺其肠蠕动方向，促进肠蠕动，临床谓之泻；逆时针抑制肠蠕动，可用于虚证腹泻，谓之补。常用于内科疾病的治疗。

（十三）脚搓法

以单足或双足置于踩踏部位，施以快速地往返搓动的方法，称脚搓法。

【技术要领】

1.搓动脚一定要紧贴皮肤。

2.可横向也可纵向搓动。横向搓动时借助床面为支撑，单足或双足朝同一方向运动。

纵向搓动时，双足夹持欲搓部位，两脚同时向相反方向运动。

3.搓动频率应快，80~120次/分。力度适中，透热为度。

4.搓动时循序左右或上下缓缓移动。

【临床运用】

本法具有温经活血、行气止痛的作用。

1.对皮肤刺激较强，易于产热和促进血液循环，多用于寒证、瘀证、皮肤感觉迟钝与异常感觉等症，也用于局部的放松。

2.四肢多用单足脚弓横向从上向下搓动，可放松四肢、消除疲劳。胁肋、腰、腹等部多用双足来回搓动，活血温经最宜。

3.对于皮肤弹性较差受术者，为防止皮肤破损，可用介质涂于患处。

（十四）脚擦法

单足快速来回摩擦运动的方法，称脚擦法。

【技术要领】

1.一足立于床上，另一足抬起，全脚平置于治疗部位，通过快速伸屈膝关节，带动小腿及脚面在接触部位来回擦动。

2.频率要快，120~150次/分。力度要强，距离要短，透热为度。线路要直，不能随意弯曲。

【临床运用】

本法具有温经散寒、活血化瘀的作用。

1.与搓法比较，对皮肤的刺激与产热作用更显著，多用于寒证、瘀证、皮肤感觉迟钝与异常等症。

2.在腰部多沿脊柱两侧竖擦与在腰骶处横擦，能温肾壮阳、温经止痛。在腹部横擦与竖擦，又是重要的减肥方法。

3.擦之产热能深透皮下，使受术者保持一种刺激感，多用于踩蹻结束时，以延长推拿效应，擦法是重要的收功方法。

4.为防止皮肤破损，可用介质涂于患处。

（十五）击打法

以足跟快速有节律地击打一定部位的方法，称击打法。

【技术要领】

1.术者取坐位，双腿伸直，两足跟后部置于锤打部位，通过大腿伸肌肌群的收缩，使膝关节微屈曲与小腿上抬，带动足跟离开放置部位，然后自然落下，形成击打。也可取立位，术者以上肢支撑体重，身体腾空，两脚自然下垂，然后屈膝收小腿，两脚交替以足跟从后上向前下击打。腾空后微屈髋，带动小腿前移，以足跟后部击打一定部位。

2. 双足落下时要自然，一般借助其下落惯性击打，而非主动发力。两脚多交替击打。

3. 频率要快，节奏感强，120~150 次 / 分。力度适中，以受术者能忍受为度。

【临床运用】

本法具有放松肌肉、活血化瘀、调整脏腑的作用。

1. 对脊柱节律性击打，有助于调整椎间关节和改善脊柱的力学平衡，并通过脊柱对内脏产生影响。本法是重要的调脊方法。临床除用于椎骨错缝、椎间盘突出等骨伤病症外，还广泛用于高血压、失眠、眩晕、咳喘、胸痹等内科病症。

2. 于肩、髋、骶髂等关节处施术，有较好的调理关节作用，可用于相应关节的病症。于臀、腰、肩、四肢等处击打，则是重要的放松脚法，多用于收功。

（十六）脚拍法

以两脚足掌交替拍打一定部位的方法，称脚拍法。

【技术要领】

1. 以大腿及小腿运动，带动踝关节、足掌自然抬起落下。

2. 接触拍打面后应迅速抬起，踝关节要自然放松，不可僵硬，防止因踝关节僵硬成为脚踏。

3. 连续不断，保持较快的频率，120~150 次 / 分。

【临床运用】

本法具有舒筋通络、活血化瘀、振奋经气的作用。

1. 脚拍法较击法面积大而作用表浅，感受最为舒适，主要用于各种治疗结束后的放松，能提神醒脑，振奋气血，改善循环，提高神经肌肉的兴奋性。

2. 连续不断富有节律地拍打，对人体的浅感觉有较好地调节作用，对于受术者局部皮肤的感觉障碍或异常，如麻木、刺痛、冷酸、瘙痒、蚁行感等，有一定的疗效。

（十七）蹬腰提腿法

双手将受术者脚踝提起，脚蹬其腰部的方法，称蹬腰提腿法。别名"牛犁地"，是重要的腰过伸扳法。

【技术要领】

1. 受术者俯卧位，身体放松。术者一足立于床上，一足跟踏于腰部痛处或需整复的椎骨处，膝关节屈曲约 90°，双手将受术者两脚踝提起。两手突然同时向上用力，蹬踏脚与手配合同时用力蹬踏，使腰部处于过伸位。

2. 力度适中，在受术者能忍受的范围内。

3. 手脚动作要协调，相反方向力的交汇点在患处。作用时间应短暂。

4. 每处可操作 3~5 次。

【临床运用】

本法具有整复关节的作用。

常用于下位腰椎或腰骶关节的整复。该法使腰椎处于过伸位，对于腰椎生理弧度变直或反弓等有一定的调整作用，对于引起其异常改变的疾病，如腰椎间盘突出、小关节紊乱等也有疗效。

（十八）蹬腰拉手法

双手将受术者手腕提起，脚蹬其腰部的方法，称蹬腰拉手法。别名"鸭儿凫水"，是重要的腰过伸扳法。

【技术要领】

将"牛犁地"之提脚改为术者双手紧拉受术者双腕。在两手突然向后上用力拉提时，蹬踏脚反向在患处尽力蹬踏。其余与"蹬腰提腿法"同。

【临床运用】

作用同"蹬腰提腿法"，常用于上位腰椎或下位胸椎的整复。临床用于整复时，要求手脚协调，作用时间短；用于一般恢复生理曲度，根据具体情况分别将脚的踩踏部位置于某一椎体（可以选择下位胸椎或五个腰椎中的任何一椎），或骶部，或双足立于两臀，或双足立于大腿根部后侧等。

（十九）跪腰晃肩法

在固定腰部的情况下，晃动双肩，使脊柱左右旋转，从而达到整复腰椎与局部放松的方法，称跪腰晃肩法。

【技术要领】

1. 受术者俯卧，术者位于其左侧，左腿跪于床面，右脚屈曲，右膝关节跪于腰部正中或需整复处的下位椎骨；术者两手从受术者腋下插入肩前，用力将其双肩抱起，然后两手交替，一上一下快速晃动双肩。

2. 术者右膝牢牢抵住腰部或治疗部位，使晃动之旋转力量作用于患处。

3. 两手晃动要快，晃动的最大幅度在受术者能忍受的范围内。

【临床运用】

本法具有整复关节，旋转脊柱的作用。

常用于脊柱及其深部软组织的放松，纠正脊柱旋转畸形。

### （二十）对角提拉法

一手拉一侧的腕部，另一手拉对侧的踝部，同时施以向上提拉的力的方法，称对角提拉法。

【技术要领】

1.受术者俯卧，术者以单足置于其背部或腰部正中，一手握其腕，另一手抓其对侧踝，两手同时向上提拉。

2.脚踏之处应固定不移，力度以受术者胸腹不离开床面为佳。

3.手脚协调，提拉的幅度在受术者能忍受的范围内。

【临床运用】

本法具有整复关节、纠正肌肉紊乱的作用。

常用于脊柱旋转畸形、慢性腰肌劳损、坐骨神经痛、脊柱侧弯等。

### （二十一）骨盆调整法

通过下压与摇动髋腿达到调整骨盆的操作方法，称骨盆调整法。

【技术要领】

1.受术者仰卧，屈膝屈髋。术者两脚分开置于受术者腋下，面其脚而立，以两手按住受术者两膝上，先顺时针与逆时针方向各环转 5~10 圈，再分别向左、右侧压 3~5 次。最后，术者重心下移与前倾，尽力沿受术者大腿纵轴推压 3~5 次。

2.骨盆的运动为最终目的，膝与髋为运动的杠杆，操作时应注意其角度、力度与幅度。

【临床运用】

本法具有整复骨盆、纠正紊乱的作用。

可用于腰骶关节、骶髂关节、耻骨联合等损伤，腹腔与盆腔部分脏器病变，如尿失禁、小便余沥、遗精、阳痿、泄泻等。对下肢痹痛萎软、腰膝无力等，也可以辅助治疗。

### （二十二）跪颈仰头法

通过压颈与拔头使颈椎前凸的方法，称跪颈仰头法。

【技术要领】

1.受术者俯卧，身心放松。术者左腿跪于其左侧，支撑体重，右腿屈膝屈髋，以膝盖顶住受术者枕后，向下跪压。与此同时，两手托住受术者下颌，用力向后上拔伸，使颈部处于过伸位。

2.跪颈时，小腿平置于脊柱正中，膝盖一定要紧贴枕后，下压力适中。

3.膝盖下压与两手拔伸要协调。

【临床运用】

本法具有恢复颈椎前凸的作用。

用于颈椎病、落枕、头痛等病症。

## （二十三）调脊法

两脚一前一后分别踏于脊椎上下，交替用力调整脊柱的方法，称调脊法。常用于颈腰椎同病，或调整脊柱生物力学。见图3-4-3。

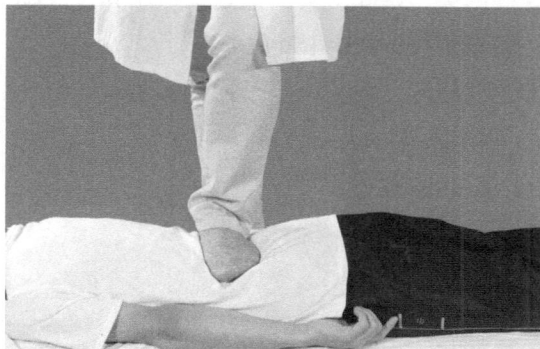

图3-4-3 调脊法

【技术要领】

1.临床有两种方法。

第一种：术者一足站于受术者腰骶部，承受自身重力，另一足快速平踏于受术者颈部或胸部脊椎，此时重心前移；下踏一定幅度后，迅速上抬，重心重新回到腰骶部支撑脚。

第二种：术者一足仍然位于受术者腰骶部，另一足从受术者颈椎起，从上至下逐个椎体踩踏。踩踏时，主要运用前后脚之间身体重心的变化来完成。

2.踩踏颈、胸椎时，力度不宜过猛，作用时间要短。

3.位于腰骶部的脚为主要支撑脚，术者重心可以完全落下。当重心转换至颈、胸椎的踩踏时，不能完全落下，需以上肢支撑部分体重。

4.操作时节律感要强，前后脚配合要协调。

【临床运用】

本法具有调整脊柱、通理督脉、温中散寒的作用。

1.常用于踩踏部位的整复和治疗。胸椎椎间关节紊乱、胸胁屏伤、颈椎病、颈椎间盘突出、腰椎退行性改变、腰椎椎骨错缝、腰椎间盘突出等，都可酌情参考运用本法。

2. 本法作用的结果是使脊柱呈波浪式运动，有利于整个脊柱的功能协调和各生理弧度的恢复，因而该法是重要的脊柱保健方法。也用于胸痹、心悸、高血压等内科病症的治疗。

（二十四）小步走

压法的一种特殊形式，但因其式与小碎步走动相似，故传统以"小步走"命名。
【技术要领】
1. 双足对称置于脊柱两旁，两脚交替，以足掌行小碎步踩踏。
2. 踩踏力度应轻，频率要快，120~150 次 / 分。
3. 一般多从腰骶部走向肩部，再从上至下回到腰骶。
【临床运用】
本法具有疏经活络、放松腰背的作用。
常用于治疗前后的放松及整理。

（二十五）鸡啄米

脚点加扣拨并移动的方法，因其式与鸡啄米相似，故而得名。
【技术要领】
双足对称平置于脊柱两旁，足拇趾发力，由平置开始屈曲，最后垂直下点并抓附于一定部位，以足拇趾的屈曲与抓附，带动整个脚向前运动。两脚交替由下至上进行操作。
【临床运用】
本法具有理脊疏经、通络止痛、活血化瘀的作用。
由于该法综合了脚点法、脚揉法和脚推法的部分特点，运动过程中，又几乎可以啄遍足太阳膀胱经在腰背部一线（脊柱正中旁开 1.5 寸）和二线腧穴（旁开 3 寸），因而功效全面，不仅能缓解腰背疼痛，还广泛用于多种内伤杂证的治疗，如头昏、头痛、失眠多梦、心悸气短、振颤麻痹、下肢萎软、遗尿、遗精等。

（二十六）伸筋法

纵向牵拉肌筋的常用脚法，又名分推法。见图 3-4-4。

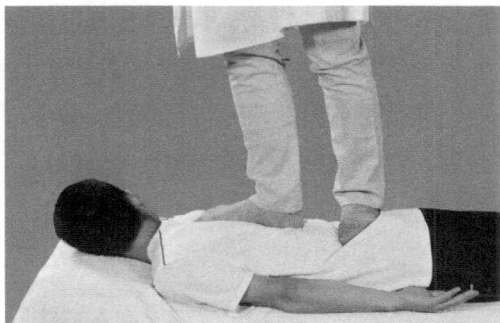

图 3-4-4　伸筋法

【技术要领】

1. 受术者取卧位，术者两脚一前一后分立于需伸展的肌筋两端，前臂支撑体重。施术时，术者膝关节保持伸直，大小腿处于同一轴线，靠身体下沉，使左右两脚同时向前后发力，带动皮下组织向两端伸展，从而使肌筋得以拉长。

2. 两脚应吸定接触面，不得有摩擦。

3. 力度应适中。太轻仅伸其皮毛，太重摩擦太大，不易吸定，而成为推法。临床以带动深层肌肉组织运动为佳。

【临床运用】

本法具有伸筋和络、行气活血、缓解痉挛的作用。用于腰肌痉挛、腰肌劳损等病症。

急性腰扭伤或椎骨错缝时，局部肌筋多处于挛缩状态，伸筋法伸其肌筋，使痉挛得解，利于康复和镇痛。力度应轻，幅度要在受术者能忍受范围内。

慢性腰肌劳损、退行性脊柱炎等慢性病症，局部肌筋多有位置、结构、形态等异常改变，伸筋法既理其筋，又行气活血而镇痛，可标本兼治。力度宜重，幅度可大。

在风湿腰痛、肾虚腰痛及腰部保健时，也多采用本法。

## 二、常用工具

踩跷疗法必备的器具，包括踩跷床、专用袜和垫子。

1. 踩跷床　踩跷床的基本结构由受术者躺卧的床和用于支撑术者体重的横杆、吊环等附属器械组成。设计与制作上应满足两个基本要求，第一受术者俯卧时感觉舒适；其二术者操作时方便、灵活与省力。踩跷床可以与一般的按摩床相同，包括床垫和呼吸孔（简易式踩跷床多无呼吸孔）。呼吸孔的大小应特别注意，太大则无法固定头部，头垂颈屈而感不适；太小则面部受到刺激，口鼻易被堵塞。一般可以在呼吸孔周围以有弹性的软垫围绕，如此更适应受术者头颅大小，并免于头部受到挤压。由于床用于踩踏，所以应做得结实，考虑到受术者和术者的体重，以及术者踩跷时的冲量等因素，必须保证踩跷床承载重量至少在 400kg 以上，床垫也应较普通按摩床厚；为防意外，临床上踩跷床最好置于屋角或靠墙面，或于地面处加以固定。对术者的支撑，可以通过术者双手直接扶持墙面，或手抓住从天花板上下垂的吊环，或专门为踩跷床设计一个与之相连的支撑架而实现。以最后一种最为常用，已经被广泛应用于各医院和健身中心。

**2. 专用袜**　可以对术者的脚进行保护，同时避免了医患之间的直接接触。其材质为毛线、棉麻或丝织品。专用袜质地要结实耐磨且光滑，织线不能太细，织的密度也要较大。袜子要合脚，否则容易在操作过程中脱落。

**3. 垫子**　垫子的使用是为了对特殊的部位起支撑作用，并增大接触面积减小压强。如俯卧位时常垫于受术者胸、腹、小腿等处，起保护作用，防止大力踩踏时髌骨、髋骨、胸肋骨与床面之间产生挤压而造成疼痛，并增加受术者的舒适感。每个踩跷床都相应配备 2~4 个软垫，垫子有厚有薄，或圆或方，填充物宜选用棉麻、海绵等软性材质。如俯卧治疗腰椎间盘突出症时，多在胸部及大腿前部各垫一个垫子，使腰部悬空便于治疗。

# 第五节　临床应用

## 一、腰椎间盘突出症

【踩跷操作】

1. 受术者俯卧，踩跷之前先用揉法、㨰法进行腰与腿部的放松，持续 3~5 分钟，然后点揉夹脊穴、命门、环跳、委中、阳陵泉等穴位，使穴位有轻微的酸胀等感觉。

2. 踩跷前，在胸部及下腹部各垫一枕，中腹悬空。

3. 术者双手扶好横杠，以控制自身体重和踩踏时的力量，同时用双足踩踏受术者腰骶部中央，足后部置于骶部，足拇趾间关节尽量屈曲，以趾端正对突出部痛点，垂直向下、向内用力，足后部有节奏适度起伏，靠术者自身重量和足部踩按力均匀而有节律地踩颤，保持趾压力度。根据受术者体质踩踏力量和弹跳幅度，逐渐下移重力，反复操作持续约 1 分钟。

【疗程】

每日治疗 1 次，7 次为 1 个疗程。

【注意事项】

踩跷时，嘱受术者随着弹跳的起落配合呼吸，跳起时受术者呼气，踩踏时受术者吸气，切忌屏气。

踩踏速度要均匀而有节奏。

结束后，令受术者仰卧休息 10~15 分钟。

## 二、梨状肌损伤

【踩跷操作】

1.受术者俯卧，术者一足立于床面，另一足跟置于梨状肌体表投影处，由轻至重进行揉法 5~10 分钟。以局部组织松软为度。充分放松患处肌肉。

2.以足拇趾或足跟在压痛点处行揉法和振颤法，二者常交替运用，时间 3~5 分钟。

3.以足拇趾或足跟垂直于梨状肌走行方向，先由外上向内下方拨 3~5 次，再向相反方向拨动 3~5 次。拨动的力度以受术者能忍受为度。

4.术者坐于受术者脚下，双手握其患肢踝部，一足跟置于坐骨结节，在双手用力拔伸患肢的同时，贴于坐骨结节之足跟尽力振颤与蹬揉，至局部有明显肌肉拉伸紧张感为度，并持续 1~2 分钟。

5.局部点穴。以足拇趾或足跟依次点环跳、承扶、居髎、殷门等穴位，得气后，保持该力度停留约 30 秒。

6.以足跟或全脚沿梨状肌纤维方向滑推 3~5 遍，并于局部行擦法以透热为度。

7.腰骶部操作。先双足对称揉 1~2 分钟，从上至下纵推脊柱两旁各 3 次，节律性叩击腰骶 20~30 下。

8.顺捋下肢。分别在受术者下肢大腿处施以双足揉法、切压法、顺推法，小腿施以搓法、滑推法，并对整个下肢进行伸筋法操作 3~5 次。

【疗程】

每日 1 次，10 次为 1 个疗程，一般 1 个疗程内可痊愈。

【注意事项】

梨状肌位置过深，治疗时不可因位置深而用暴力，避免造成新的损伤。

急性损伤期，卧床休息 1~2 周，以利损伤组织的修复。

注意局部保暖，免受风寒刺激。

## 三、第 3 腰椎横突综合征

【踩跷操作】

1.受术者取俯卧位。术者一足立于臀部一侧床面，另一足足跟揉脊柱两侧的骶脊肌，从上至下缓缓揉动,两侧交替,每侧揉5~8遍。

2. 一足置于一侧臀部,另一足踏于对侧肩胛部,上下同时用力下压,以脊柱为支点使脊柱产生旋转,两侧交替,每侧5~6遍。

3. 以一足前掌置于第4腰椎平面,且固定不移,另一足足跟紧靠前掌,双手支撑体重,以膝关节为支点,两脚同时发力,使足跟缓缓向前推动,要求推动之脚尽力朝前朝下用力,推至胸椎平面时,两膝分开,足跟变为全脚,从其胁肋部滑向腋下,病变侧推5~6遍,健侧推2~3遍。

4. 于病变腰椎横突外侧施以足拇趾揉法或足跟拨揉法,力量垂直于肌肉纤维方向,约1分钟。

5. 术者背靠扶栏,双手伸展持握支撑杠,以一足拇趾尖置于病变侧的L3横突上,整个身体斜向但保持伸直,使作用力聚于足拇趾尖下的横突外侧,施以点法和振法30~40秒。

6. 运用跪腰晃肩法,两侧各晃动10~20次;在受术者能忍受的范围内,做"牛犁地"与"鸭儿凫水"各1~3遍,要求蹬踏脚置于L3水平,且反向提脚(牛犁地)和拉手(鸭儿凫水)至受术者最大承受力时,保持该力度,停留约30秒,有较好的止痛作用。

7. 受术者俯卧,双手拉住床头,术者以双手握病变侧踝部,行牵引并同时上下抖动下肢3~5次,使力传达至腰部。

8. 单足掌以沉稳力从上至下推按两侧骶棘肌3~5次,并以足掌横擦腰骶部,以透热为度。

【疗程】

每日1次,5次为1个疗程,一般1~2疗程可愈。

【注意事项】

腰部束宽皮带护腰,对防止过度损伤有一定作用。治疗期间,避免腰部过多的屈伸和旋转活动。注意局部保暖,防止过度劳累。

长期不愈者,可以尝试小针刀松解术治疗。

## 四、腰椎滑脱

【踩跷操作】

1. 受术者仰卧,术者先用点、按、推拿等手法为其充分放松腰、臀部肌肉,为踩跷做好准备。

2. 在受术者头、胸、上腹、下腹、膝部各垫上10~15cm的枕头。上腹部枕头要垫在滑脱椎体下(前滑脱)或滑脱椎体之上2~3椎体位置(后滑脱),下腹部枕头要垫在滑脱椎体的下2~3椎体位置。

3.使受术者整个身体平衡悬空，术者双手攀扶于横杆，以调节自身体重，控制踩踏时的力度。踩踏时先以双足底踏于受术者腰上，做轻力的踩踏，让受术者心理及腰部肌肉都有准备，然后两足拇趾尖踩于后滑脱椎的两侧横突跟部，前滑脱椎体之下一椎体的两侧横突跟部，做平稳有节奏的弹跳踩踏，足尖不离开腰部，踩踏的力量和幅度要逐渐增加，同时嘱受术者随踩踏的一起一落张口一呼一吸，切忌屏气。踩踏过程中要密切观察受术者的反应，切勿盲目踩压。

4.踩踏次数、力度以受术者能忍受为宜，一般10~20次，年轻体强或病程较长者，适当加大压力和次数，年老体弱或病程短者，适当减少压力和踩踏次数。踩踏一般分几次完成，每次踩踏完成后为受术者去枕，再用手法为受术者放松腰臀部肌肉，休息一会再做第二次踩踏，反复2~3次即可。

【疗程】

每隔2~3日行踩跷法1次，每疗程4~6次，一般治疗1~2个疗程，两疗程之间相隔1周左右。

【注意事项】

为巩固疗效，避免复发，治疗后要求受术者做腰腹部肌肉锻炼，如仰卧起坐和单杠悬吊牵引运动（两手攀于伸手可及的单杠上，两小腿自然往后屈曲，身体放松悬于单杠上，腰部放松，左右旋转，每次2~3分钟，每天坚持做0.5~1小时），以增强腰腹部肌肉和韧带的保护作用，促进和巩固滑脱腰椎和突出椎间盘的复位。腰椎前滑脱者加做摇椅运动，后滑脱者加做"飞燕"式运动。

## 五、慢性腰肌劳损

【踩跷操作】

1.受术者俯卧，术者先以单足掌沿脊柱两侧，从上至下施以揉法，每侧5~10遍，力度不宜太大，以局部僵硬肌肉组织松软为度。然后，术者坐式，以双足跟对称揉两侧腰部及骶部2~3分钟。

2.术者双足分开置于脊柱两侧，从上至下依次以前掌按压足太阳膀胱经两线。其法为先全脚着力，上肢支撑体重，其后上肢支撑渐减，同时足跟上抬，蓄力于前掌，至受术者最大耐受度时，每一部位停留3~5秒，上肢用力支撑，双足下移，可沿整个膀胱经操作3~5遍。

3.找准痛点，以足跟或脚尖拨揉或弹拨，其法为在足跟定点揉动的同时，每揉3~5次，顺势于痛点局部拨动1次，操作1~2分钟。该法轻重交替，柔中带刚，有较好的解痉镇痛作用。继则足跟上抬，以足拇趾着力于痛点，行振揉法1分钟。

4.以足拇趾或足跟分别点按肾俞、大肠俞、气海俞、腰阳关、命门等腰部穴位，每穴点 10 次左右。

5. 双足并拢，脚长轴垂直于脊柱，以脚弓或脚外缘着力于脊柱腰段，有节奏地进行踩压，操作时力度要适中，以脚下感知腰椎发生弹性形变为度，移动要缓慢，逐椎踩压。该法有较好的调整腰椎曲度的作用。

6. 推抹法为本操作的特色技术。以左侧为例，右脚踏于骶骨左侧，足掌吸定不动，左足跟紧贴右足掌，左腘窝紧贴右髋骨，以膝为支点，左足跟向前向下发力，缓缓地沿脊柱一侧向上推动，至胸椎时，两膝分开，左脚全脚从肩胛骨下滑下。该法有较好的理筋功能，其力度与深透性是手法所不及的。

7. 术者面向受术者双足，坐于腰部，两腿分开置于腰两侧，双手从大腿两侧抄入，抱起大腿，逐渐向上抬举使腰处于过伸位，至极限位时停留约 10 秒后放下，反复操作 5~8 次。

8. 术者双膝跪于两承扶穴上，双手拉住受术者双手，身体尽力后仰，利用体重将受术者胸部拉离床面，至极限位时停留约 10 秒后两手松开。反复操作 3~5 次。

9. 沿脊柱两侧做纵向伸筋法，每侧 5~6 次。

10. 受术者俯卧，双手交叉置于颈后。术者一足立于床面，一足拇趾点于委中或承山穴上，得气时，嘱受术者胸部离开床面，尽力使腰部过伸，操作 3~5 次，至受术者身热微汗出最佳。

11. 从臀部起以单足向下滑推至腘，两侧交替，各推 3~5 遍，力量宜沉稳而深透。

12. 以双足拇趾踩于受术者两涌泉穴，得气后停留约 30 秒。

【疗程】

每日治疗 1 次，10 次为 1 个疗程。

【注意事项】

慢性腰肌劳损是一种积累性损伤，主要由于腰肌疲劳过度。大多发生于姿势不良或长期从事弯腰和负重劳动，引起腰背部肌肉和筋膜劳损，也有因先天畸形和肾虚而致。踩跷治疗本病有较好疗效，关键是要消除致病因素，改变原来的腰部超负荷现象，才能达到满意的治疗效果。

可以依据中医辨证适当内服六味地黄丸、桂附地黄丸等药物辅助治疗。

## 六、单纯性肥胖

【踩跷操作】

1. 受术者取仰卧位。术者坐式，先以双足掌分推腹阴阳 5 遍，单足掌顺时针摩腹 3~5 分钟，全脚置于腹部揉动至局部透热。双足一左一右对称放于肚脐两侧，先同时用力缓缓向下按压，至受术者最大忍受限度时逐渐松开，反复操作 5~8 次。然后双足交替用力，左脚用力按压时，右脚松开，右脚用力时，左脚放开，操作 1~2 分钟。术者以双臂支撑身体，双足并拢垂直于中轴线，从剑突下起，两脚交替逐渐向下切压至耻骨联合，最后双足分置于中轴线两侧，左右脚交替快速地从上到下抹动约 10 次。

2. 以足拇趾分别点按承满、梁门、关门、太乙、滑肉门、天枢、中注、四满、腹结、府舍、关元、气海、建里、中脘、上脘等穴，多加以振颤，共 5 分钟。

3. 在耻骨联合附近，用足跟施以揉法，且揉中有蹬与拨，一般揉 3~5 下蹬拨 1 次，力度稍大，在受术者最大忍受范围内操作 3~5 分钟。传统中医谓此为 "拨宗筋"，减肥有良效。

4. 在四肢行脚搓法、脚揉法、伸筋法及滑推法，共 5~6 分钟。

5. 受术者取俯卧位。先以单足或双足揉脊柱及其两侧 3~5 分钟，以足掌于两侧膀胱经行按压法 3~5 遍，以足拇趾从大椎起逐椎推按至腰骶关节 1~2 遍。以足拇趾点按肝俞、胆俞、胃俞、肾俞等穴，以足跟拨双侧环跳穴 3~5 次。一足置于脊椎胸段正中，一足置于腰骶，两脚交替用力施以调脊法 5~8 次，振叩脊柱正中及其两侧，横擦与振叩腰骶部。

【疗程】

每日治疗 1 次，15 次为 1 个疗程。

【注意事项】

踩跷对中度与重度肥胖效较佳，平均每次可以减体重 0.1~0.5kg，对局部脂肪异常堆积的消脂效果较为明显。对轻度肥胖疗效较差，无明显减体重效果，仅作为预防与保健。

治疗后，要注意适当节制食欲。避免进食高脂食物，多吃蔬菜与水果，并加强运动。

## 七、急性胃脘痛

【踩跷操作】

1. 受术者仰卧于床。术者坐于受术者头侧坐板上，以脚推法单脚从剑突下至脐下，反复轻推 3~5 次。再以脚揉法旋摩胃脘处 5~10 分钟；然后以脚尖点压法用足拇趾点压上脘、中脘、气海、天枢等穴，每穴 1~2 分钟；最后以脚推法轻柔地推摩全腹。

2. 术者双手扶横杠，以双脚踩压法踩踏下肢前侧，反复数次；再以脚尖点压法点压足三里穴 1~2 分钟。

3. 受术者侧卧位。术者双手扶横杠，以双脚踩压法踩踏下肢内侧．反复操作多次；然后一脚站于床上，另一脚在受术者下肢内侧以脚搓揉法搓揉数遍。

4. 受术者俯卧位。术者两手扶横杠，以双脚踩踏法踩踏背腰部以下及下肢后面，反复 3~5 次；然后术者一脚站于床上，另一脚在受术者背腰部以脚推法推揉 3~5 次。

5. 以脚尖点压法点揉胃俞、脾俞、大肠俞、肩井等穴，然后以脚颤法在腰背部踩压 3~5 分钟。

【疗程】

每日 1 次，7 次为 1 个疗程。

【注意事项】

本疗法仅适用于功能性病变，治疗前必须明确诊断，如为消化道出血则禁用踩跷疗法。

肝气犯胃者，用足跟以脚擦法重点推上脘、中脘、气海穴，以脚尖点压法点揉章门、期门、肝俞、胆俞穴；脾胃虚弱者，以脚推法加推关元穴，并以脚尖点压法点揉，同时点揉肾俞、命门穴，以脚擦法用足跟擦督脉穴；饮食伤胃者，以脚尖点压法重点点揉梁门、章门、滑肉门、三焦、公孙等穴。

# 第四章　整脊技术

## 第一节　概　述

中医整脊疗法是中医外治法的重要组成部分，是以中医基础理论和现代解剖生理学为指导，以生物力学为基础，徒手或借助器械对脊柱位置结构异常进行整复调理，治疗和预防脊柱及脊柱相关疾病的一门学科。

整脊疗法起源较早，清代《医宗金鉴·正骨心法要旨》有"脊梁骨……先受风寒，后被跌打损伤者，瘀聚凝结。若脊筋陇起，骨缝必错，则成伛偻之形。当先揉筋，令其和软；再按其骨，徐徐合缝，背脊始直"的论述，对损伤性脊椎病变的病因、临床表现及整复手法等已有较明确的阐述。20世纪80年代以来，随着西方整脊技术的传入，为古老的整脊技术注入了新的活力，现代整脊技术，从脊柱力学角度研究脊柱与疾病关系，逐渐成为与内、外、神经、内分泌、妇、儿、五官科等都有关系的边缘学科。

## 第二节　整脊作用原理

整脊疗法的作用原理主要有两点，一是利用生物力学原理，恢复人体正常的解剖关系，达到治疗目的。二是手法作用于经络及腧穴，通过对经络腧穴的刺激，调整人体的气血阴阳及脏腑功能。这两种作用密切相关，从整体上起到治疗疾病的作用。

### 一、正骨整复，纠正解剖位置异常

脊柱相关疾病的发生，与脊椎及骨盆失稳移位密切相关。

1. **纠正脊椎关节紊乱**　脊椎关节的紊乱往往会导致椎间孔变小和横突孔狭窄扭转

位移，使神经根受压以及椎动脉管腔狭窄和扭曲，出现神经根和椎动脉受损的症状。整脊治疗可以调整椎间盘与神经根的位置，恢复正常的脊椎关节解剖序列，有利于椎间盘、韧带和关节囊等处组织水肿的消退，静脉回流改善，促使神经根周围炎症减退，增加椎动脉血供，从而达到治疗目的。

**2. 解除滑膜嵌顿** 欧洲人最早提出了脊椎关节间的滑膜嵌入是造成脊柱活动受限和疼痛的主要原因，即固定学说。例如颈椎椎间关节各有自己独立的关节囊，当颈部遭受突然外力或持续劳损，椎间关节间隙增大、肌肉韧带松弛时，关节囊内层的滑膜或滑膜皱襞就有可能嵌入，成为疼痛源。此时受术者疼痛剧烈，活动受限，通过脊椎推扳或旋转等手法，即可使嵌入的滑膜或滑膜皱襞得到解除，从而达到治疗目的。

## 二、舒筋活络，解除软组织痉挛与粘连

各种原因导致脊柱周围软组织损伤，如肌肉附着点、筋膜、韧带、关节囊等组织受损，人体会产生痛感，甚至软组织痉挛；局部还可能产生无菌性炎性反应，造成损伤组织不同程度的粘连、纤维化或瘢痕，使疼痛和局部痉挛加重，形成恶性循环。整脊疗法可以祛除疼痛，直接放松局部软组织，解除引起软组织紧张及粘连的原因，达到标本兼治目的。

**1. 解除肌肉痉挛** 骨骼肌张力的异常升高及肌肉痉挛时，肌肉的形态结构、组织性质、解剖位置和生化等方面并无病理改变，只是功能上出现非协调性的异常收缩，从而使椎体两侧的平衡遭到破坏。在临床触诊时，可以触摸到收缩变硬的肌肉或僵硬无弹性的条索状肌肉。整脊治疗时的快速推扳和旋转，突然牵拉松解肌肉的高张力，使异常的肌肉张力恢复正常，从而达到治疗目的。

**2. 松解局部粘连** 脊柱小关节、神经根周围及椎管内的某些粘连，是造成临床症状的原因之一。如神经根型颈椎病，肿胀的神经粘连使椎间孔狭小，致使颈部出现活动受限和疼痛等神经根症状。临床运用弹拨类及运动关节类手法，可以使神经根和关节周围的粘连组织逐渐剥离，使肌肉和韧带的功能活动得以恢复，使因粘连而引起的病理牵拉造成的疼痛得以缓解或消失，从而达到治疗目的。

**3. 提高局部组织痛阈** 研究表明，整脊疗法可以使人血清和脑脊液中的内啡肽物质含量升高，起到镇痛作用。还可以促进脑内释放中枢 5- 羟色胺、外周乙酰胆碱及儿茶酚胺的含量，可以抑制交感神经兴奋性和减弱血管收缩，从而达到提高痛阈和止痛的目的。

## 三、活血化瘀，促进局部组织修复

适当的中医整脊手法可以调节局部肌肉的收缩和舒张，使组织间压力得到调节，

促进损伤组织周围的血液循环，增加组织灌流量，影响血液流动力学，从而起到活血化瘀、祛瘀生新的作用，加速局部组织的修复。研究表明，整脊疗法可以使血液流动力学得到明显的改善，尤其能使全血黏度、血浆黏度、血小板凝集度等方面明显降低，全血细胞比积降低，血液得以"稀释"。整脊手法降低了交感神经的张力，选择性的引起充血反应，增加皮肤和肌肉毛细血管血流，使被"稀释"的血液进入微循环，从而改善微循环。整脊手法可以使局部肌肉放松，其血流量要比肌肉紧张时提高十多倍。研究还证实，一定力度的手法可以使皮肤温度增高。中医学认为，气血得温则行，得寒则凝。适当的手法对于虚寒或寒凝所致的局部组织受损，有着重要的治疗意义。

### 四、调整气血，改变系统内能，调整生物信息

某一系统内能的失调，会导致该系统出现病变，而某一系统的病变也必然引起该系统内能的失常。通过对失调的系统内能进行调整，使其恢复正常，就能起到积极的治疗作用。如脊柱周围软组织痉挛，通过整脊手法作用，使局部肌肉松弛，由肌肉痉挛而蓄积的变形能得到释放，系统内能得到调整，相关症状就会得到缓解或消失。

人体的脏腑之间各部肢体之间，都要通过一定的信息通道来联系沟通，传达各种生理和病理的信号。当脏器发生病变时，有关的生物信息就会发生变化，这种改变可能进一步影响到整个系统乃至全身的内环境稳定。尤其是对某些特定部位，会产生特定的生物信息，通过信息通道输入到有关脏器，对失常的生物信息加以调节，从而对病变脏器起到治疗作用。如运用背部的夹脊穴治疗相关脏器的疾病，就是利用了这种信息的调整。

## 第三节　整脊适用范围

整脊疗法是非药物自然疗法，属于中医的外治法之一。对脊柱本身和脊旁的软组织病变有较好的治疗作用，对脊柱位置结构异常引起的脊神经、内脏组织器官的病理变化有显著疗效，更具有防病治病、保健强身、延年益寿的作用。运用脊柱关节的调整手法，杜绝意外事故发生，做到熟练运用，必须严格掌握整脊疗法的适应证、禁忌证和注意事项。

## 一、适应证

**1. 脊柱位置结构异常引起的各种病症**　如脊柱侧凸、前凸、后凸畸形，脊柱扭转、侧转，棘突偏斜，椎体错缝、半脱位、脱位，单纯性颈腰椎间盘突出症、腰椎小关节滑膜嵌顿等。

**2. 脊旁软组织病变**　急慢性脊旁软组织损伤，如落枕、胸胁岔气、肩关节周围炎、急性腰扭伤、慢性腰肌劳损等。

**3. 脊髓轻度受压迫或刺激**　如早期脊髓型颈椎病，影像学检查（MRI 为主要客观依据）无明显受压现象，或虽然压迫较重，但不宜手术或受术者不愿意手术者，以及腰椎椎管狭窄等。

**4. 脊椎骨折后遗症、脊髓损伤后遗症**　如截瘫、尿失禁等。

**5. 脊椎退行性病变**　脊椎退行性变化引起的椎间隙、椎间孔狭窄性病症，如各型颈椎病、腰椎病、腰 3 横突综合征等；脊椎稳定性、灵活性下降引起的脊柱强直，活动受限，如强直性脊柱炎；脊椎骨质增生引起的局部或支配区域的疼痛、麻木、关节晨僵等。

**6. 日常保健**　用于亚健康、恢复躯体性疲劳等。

## 二、禁忌证

**1. 脊椎感染性疾病**　如脊椎结核、脊椎骨髓炎及其他化脓性感染。

**2. 骨质明显病理改变**　脊柱区外伤性出血、脊椎骨折早期、椎骨骨质疏松症等。

**3. 癌症**　脊椎恶性肿瘤部位。

**4. 脊柱外伤**　引起气闭昏迷，吐血、衄血、便血，骨折断端压迫或刺伤脏器，开放性损伤等。

**5. 皮肤疾患**　局部皮肤破损、水火烫伤、感染性皮肤病。

**6. 其他**　妇女妊娠、经期，不宜做整脊治疗。剧烈运动后、极度劳累、饥饿、虚弱及酒后神志不清者，一般不宜立即做整脊治疗。

## 三、注意事项

应用本疗法，定位诊断准确是获效的前提，熟练的整复手法则是提高疗效的关键。检查病椎定位不准或疏漏，偏歪棘突方向判断错误，均可使疗效不显，甚至加重病情。整复手法必须准确，用力柔和，切忌粗暴。

治疗时一次整复不能拨正偏歪棘突，不宜连续施治，可以配合分筋梳理、拿点摩揉等推拿手法解除痉挛，然后再施以整复手法，切忌急于求成。

在颈椎部位施用本疗法整复时，手法不当可能会刺激椎动脉而产生虚脱症，个别受术者或可能造成医源性脊椎损伤而导致高位截瘫等严重后果。

# 第四节　整脊常用手法与操作

## 一、颈部整脊法

### （一）颈部摇法

**1. 操作**　受术者取坐位，放松颈项部。术者站在受术者的身后或侧面，一手托后枕部，另一手托住其下颌部，双手相对用力，使颈项部按顺时针或逆时针方向做由前屈位渐渐转至后仰位的环形摇转，摇动的范围逐渐加大，反复数次。见图4-4-1。

**2. 作用**　本法可以解除颈项部肌肉痉挛，主要用于落枕、颈椎病、颈项部软组织劳损。

**3. 要领及注意事项**　摇转动作范围要逐渐加大，避免突然用力产生头晕等不适感。颈椎手术后或有先天性畸形者禁用。

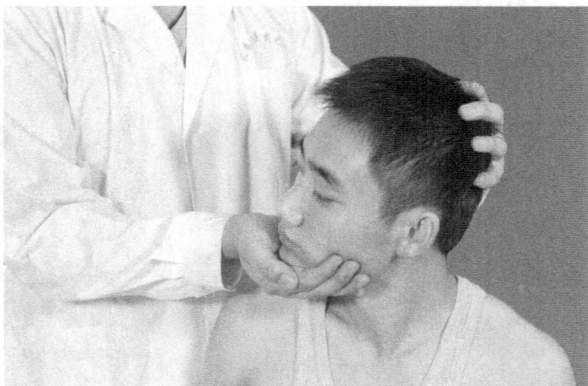

图 4-4-1　颈部摇法

### （二）颈部斜扳法

**1. 操作**　受术者取坐位，放松颈项部，头稍微前倾。术者站在受术者后侧方，一

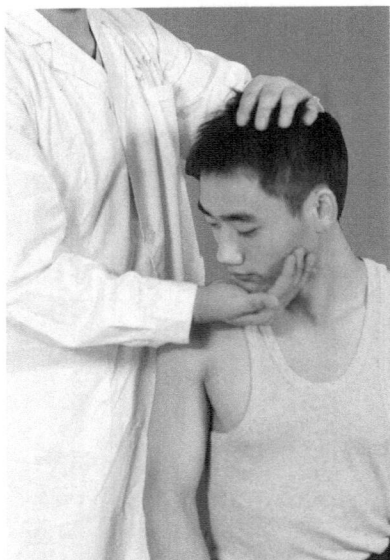

图 4-4-2 颈部斜扳法

手扶住受术者头顶部，另一手托住受术者颏部，两手协同用力使头向患侧慢慢旋转，当旋转到有阻力时，稍微停顿，随即用力做一个突发性的小幅度的快速扳动，此时常可以听到轻微的"喀"声。见图 4-4-2。

**2. 作用**　主要用于颈椎病、颈椎小关节紊乱。

**3. 要领及注意事项**　颈椎术后、两侧颈动脉狭窄、先天性畸形者，禁用。

旋转到极限时，停留的时间不宜过长，以免由于颈部过度扭转使脑部缺血。

颈椎移位时，整脊手法应用后 2~3 天内不宜做颈部过度旋转和后伸活动，以免颈椎再移位。

## （三）颈部旋转定位扳法

**1. 操作**　受术者取坐位，放松颈项部。术者站于其后侧方，用一手拇指顶按住患椎棘突旁，并嘱受术者颈部慢慢前屈，至术者拇指下感到有棘突运动、关节间隙张开时，保持此屈度，再嘱其向患侧侧屈至最大幅度，然后术者用另一手托住其颏部，并向患侧方向慢慢旋转，当旋转到有阻力时，随即用力做一个有控制的小幅度的快速扳动。见图 4-4-3。

**2. 作用**　主要用于颈椎病、颈椎后关节错位。

**3. 要领及注意事项**　和颈部斜扳法相同。

## （四）寰枢关节扳法

**1. 操作**　受术者坐于低凳上，头稍后仰并放松。术者站于受术者侧方，一手按住第 2 颈椎的棘突，另一手肘部托起受术者的下颌部，手掌部绕过对侧耳后，夹住其枕骨部，然后逐渐用力将颈椎向上拔伸。在拔伸的基础上，同时使颈椎旋转至有阻力的位置，随即做一个有控制的较大幅度的快速扳动，顶按棘突的拇指同时用力下按。见图 4-4-4。

**2. 作用**　主要用于寰枢关节半脱位。常配合轻柔的按揉法、拿法、一指禅推法，在颈两侧及肩部治疗，使紧张痉挛的肌肉放松。

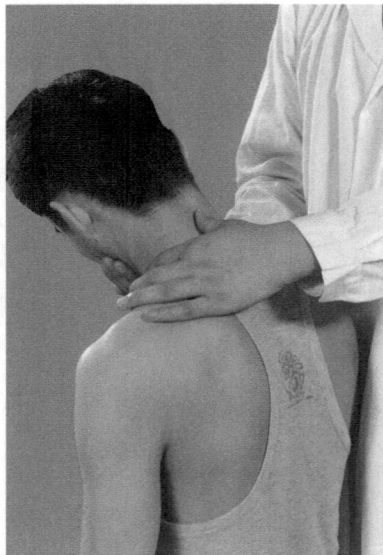

图 4-4-3 颈部旋转定位扳法

**3.要领及注意事项** 与颈部斜扳法相同。

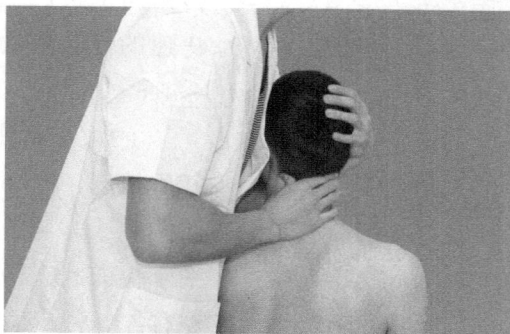

图 4-4-4 寰枢关节扳法

**（五）颈椎侧扳法**

1.**操作** 以受术者头向右侧侧屈受限为例。受术者取坐位。术者站在其左侧，以右肘压受术者的左肩，右手从受术者头后勾住受术者的颈部，左手置于受术者侧头部左耳上方。先使受术者头右侧屈到最大限度，然后瞬间两手协同用力，做相反方向同步推压。见图 4-4-5。

2.**作用** 主要用于落枕、颈椎病、颈椎小关节错缝。

3.**要领及注意事项** 与颈部斜扳法相同。

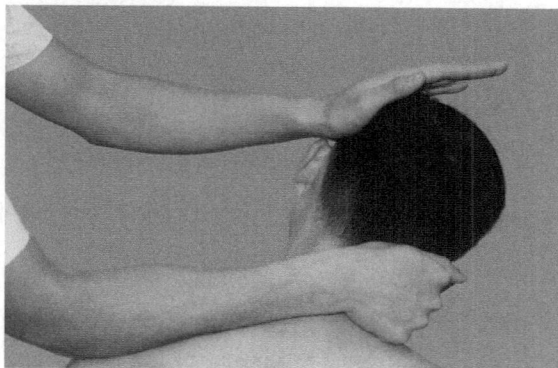

图 4-4-5 颈椎侧扳法

**（六）颈椎仰卧位扳法**

1.**操作** 受术者取仰卧位。

（1）上颈段扳法：术者一手托住受术者后枕部，另一手托住颔部，将头转向左侧

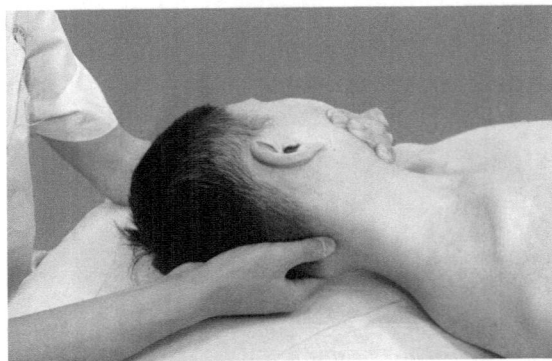

图 4-4-6　颈椎仰卧位扳法（上颈段）

或右侧，至最大幅度时，托颏部手的拇指向下按压上颈段（C2、C3），做快速的扭转扳动。左右各 1 次。见图 4-4-6。

（2）中颈段扳法：术者一手托住其后枕部，另一手托住颏部，将头转向左侧或右侧，至最大幅度时，在水平牵拉的状态下做快速的扭转扳动。左右各 1 次。见图 4-4-7。

（3）下颈段扳法：术者一手托住其后枕部，另一手托住下颌部，将头转向左侧或右侧，至最大幅度时，托后枕部的手向上抬起，使支点下移至颈段（C6、C7）时做快速的扭转扳动。左右各 1 次。见图 4-4-8。

**2. 作用**　和颈部斜扳法相同。

**3. 要领及注意事项**　和颈部斜扳法相同。

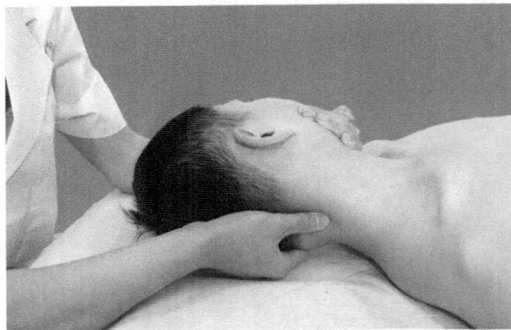

图 4-4-7 颈椎仰卧位扳法（中颈段）

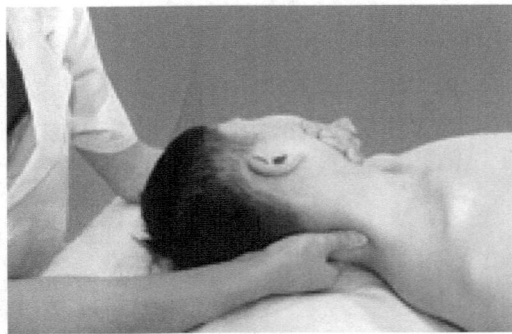

图 4-4-8　颈椎仰卧位扳法（下颈段）

## （七）颈椎掌托拔伸法

**1. 操作**　受术者取坐位。术者双膝屈曲，成马步立于受术者身后，腕关节背伸，肘关节屈曲，用双手拇指顶按枕骨下方风池穴处，双手掌根合力夹住颏部两侧，然后两手同时用力向上拔伸。见图 4-4-9。

**2. 作用**　主要用于落枕、颈椎病、颈椎小关节错缝、颈项部扭伤、项背肌筋膜炎。

**3. 要领及注意事项**　拔伸牵引时，术者双手掌不能夹按两侧颈部，以免压迫颈动脉窦，引起受术者头晕等不良反应。拔伸牵引时应使受术者头部保持中立位或稍前屈位，还可以配合颈部行缓慢摇法。

颈椎手术后慎用。

### （八）颈椎肘托拔伸法

1. **操作**　受术者取坐位。术者站在其身后，一手扶住受术者枕后部，另一侧肘部弯曲并托住受术者下颌部，肘和手同时用力向上拔伸，牵引其颈椎。见图4-4-10。

2. **作用**　同颈椎掌托拔伸法。

3. **要领及注意事项**　术者肘部不能挤按受术者颈前部，以免压迫气管引起呼吸不畅。拔伸牵引时应使受术者头部保持中立位或稍前屈位，还可以配合颈部行缓慢摇法。

颈椎手术后慎用。

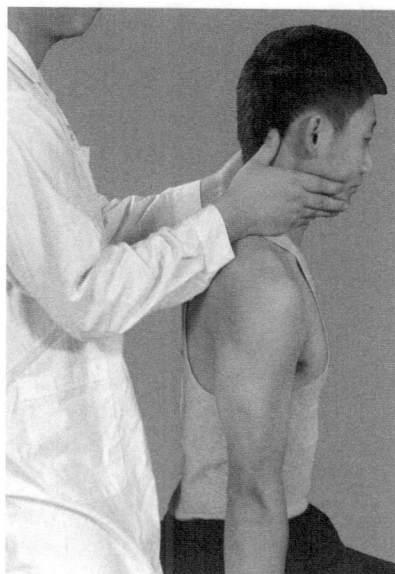

图 4-4-9　颈椎掌托拔伸法

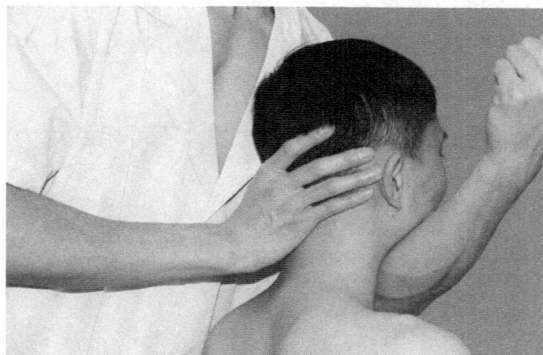

图 4-4-10　颈椎肘托拔伸法

## 二、胸部整脊法

### （一）扩胸扳法（扩胸牵引扳法）

1. **操作**　受术者取坐位，两手交叉环抱于枕后部。术者站在其身后，用一侧膝关节抵住受术者背部病变处，要求受术者配合做俯仰活动，前俯时受术者深呼气，术者推两肘向前；后仰时深吸气，术者拉两肘向后，使胸部充分扩展。要求医患协调配合，

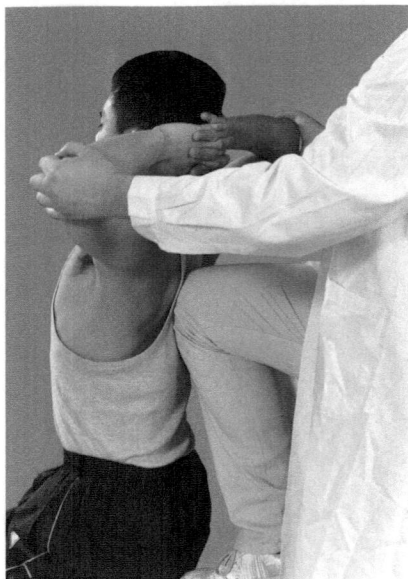

图 4-4-11　扩胸牵引扳法

动作缓和轻柔，切忌蛮扳硬拉。一般重复扩扳 3~5 次。此时常常可以听到"喀"声，表示手法成功。见图 4-4-11。

**2. 作用**　本手法缓解肌痉挛，纠正脊椎侧弯，整复胸椎小关节紊乱。常用于胸背部疾病，如胸痛胸闷、岔气、强直性脊柱炎、菱形肌劳损、胸椎小关节紊乱等。

**3. 要领及注意事项**　在受术者做前俯运动时，术者应将其两肘部尽量朝前推，使其内收。在受术者做后仰运动时，术者应将其两肘部尽量向后拉，使其外展。

### （二）扳肩式胸椎扳法

**1. 操作**　受术者取俯卧位。术者站在其健侧，一手托住受术者对侧肩峰前上部，另一手用掌根或拇指着力，按压住病变胸椎棘突旁，两手同时用力，方向相反。即托肩一手将其肩部拉向后上方，同时按压胸椎棘突旁的一手将其病变处胸椎缓缓推向健侧，当遇到阻力时，略停片刻，随即做一快速小幅度的扳动，常可听到"喀嗒"的弹响声，表示手法成功。见图 4-4-12。

**2. 作用**　主要用于胸椎小关节紊乱。

**3. 要领及注意事项**　扳动须用"巧力寸劲"，不可粗暴用力或使用蛮力。

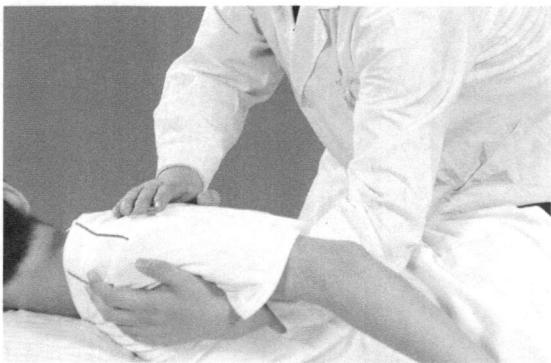

图 4-4-12　扳肩式胸椎扳法

### （三）仰卧压肘胸椎整脊法

**1. 操作**　受术者仰卧位，双手交叉分别抱住对侧肩部，全身自然放松。术者站在其侧方，一手握空拳，拳心向上，将拳置于受术者后背患椎处，以胸部抵住受术者两肘部。然后，让受术者深呼气，当呼气将尽未尽时，术者突然做一个垂直向下方的俯冲按压。此时，常常可以听到"咔嗒"声。见图4-4-13。

2. **作用** 主要用于胸椎小关节紊乱。

3. **要领及注意事项** 同扳肩式胸椎扳法。

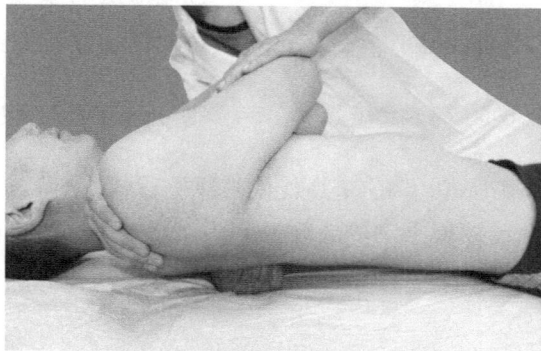

图4-4-13 仰卧压肘胸椎整复法

## （四）胸椎对抗复位扳法（坐位）

1. **操作** 受术者取坐位，两手交叉环抱于枕后部。术者站在其身后，上身略前俯，用一侧膝部顶住其病变脊椎处，两手分别从受术者腋下穿出，并握住其前臂下段。然后术者握住受术者前臂的两手用力下压，嘱受术者深呼吸，呼气将尽未尽时，术者前臂用力上抬，膝部向前向下，协同做一突发性的用力，此时常可听到"喀"声，表示手法整复成功。见图4-4-14。

2. **作用** 主要用于胸椎小关节紊乱。

3. **要领及注意事项** 动作要连贯，术者两手下压、前臂上抬和膝部顶按动作要协调一致，同步用力。

## （五）胸椎对抗复位扳法（站立位）

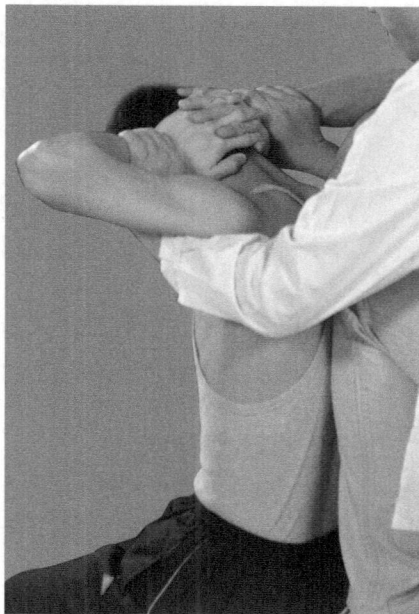

图4-4-14 胸椎对抗复位扳法（坐位）

1. **操作** 受术者取站立位，两手交叉环扣置于颈后，两肘置于胸前。术者站在受术者身后，在病变脊椎处垫一厚度适宜的毛巾，或以胸部直接顶住患处，两手置于受

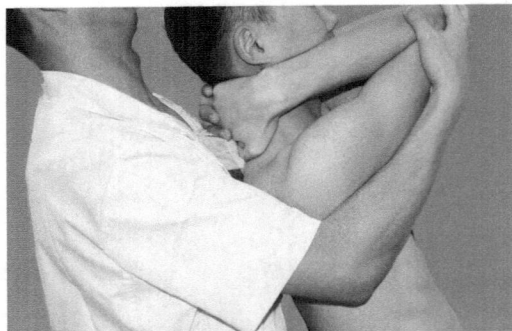

图 4-4-15 胸椎对抗复位扳法（站立位）

术者两肘前下方并将受术者抱紧，待上提至最大角度时，协同做一突发性的用力，此时常可听到"喀"声，表示手法整复成功。见图 4-4-15。

**2. 作用** 主要用于胸椎小关节紊乱。

**3. 要领及注意事项** 术者要待受术者充分放松后，才可做突发性的用力。

**（六）胸椎按压复位法**

**1. 操作** 受术者取俯卧位，胸前垫高枕使其成驼背状，全身放松。术者站在其左侧，双手掌交叉重叠，以掌根部置于错位的棘突处，在受术者呼气末的一瞬间，术者用有限度的冲击力向受术者的前上方按压，可重复按压 2~3 次，一般可听到关节复位的弹响声。见图 4-4-16。

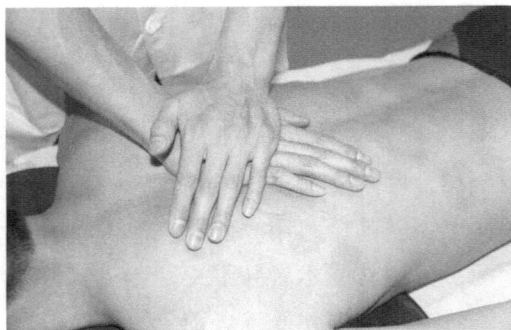

图 4-4-16 胸椎按压复位法

**2. 作用** 主要用于胸椎小关节紊乱。

**3. 要领及注意事项** 在施术过程中，术者切忌用力过大。

## 三、腰部整脊法

**（一）摇腰法**

按不同体位分为坐位摇腰法、俯卧位摇腰法、仰卧位摇腰法、站立位摇腰法。

**1. 操作**

（1）坐位：受术者腰部放松。术者坐或站在其身后，一手按住受术者一侧腰部，另一手扶住受术者对侧肩部，两手协调同时用力，用力方向相反，使受术者腰部缓缓摇动。或术者站在其后方，助手扶住受术者双膝以固定，术者两手锁住以双臂环抱受术者胸部，按顺时针方向或逆时针方向缓慢摇转其腰部。后者又称滚床摇腰法。见图4-4-17。

（2）俯卧位：受术者下肢伸直。术者站在其身旁，用一手掌按压住受术者腰部，另一手前臂托于受术者双下肢膝关节近端，将双下肢缓慢抬起，然后做顺时针和逆时针方向的缓慢摇动。见图4-4-18。

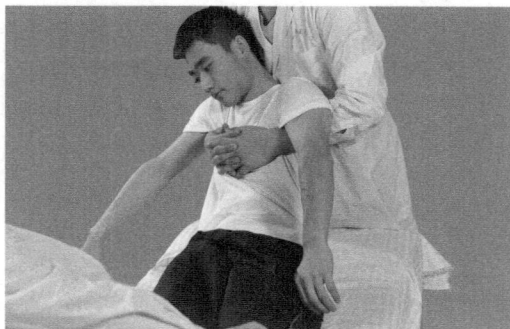

图4-4-17 摇腰法（坐位）

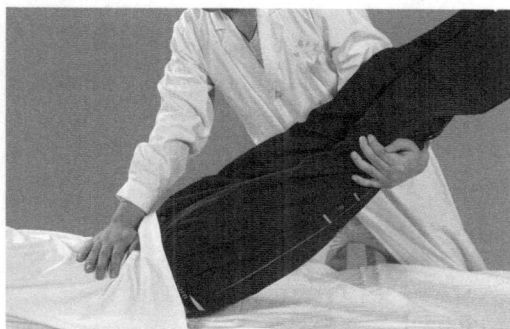

图4-4-18 摇腰法（俯卧位）

（3）仰卧位：受术者两下肢并拢，屈膝屈髋。术者站在其身旁，两手分别扶按住其两膝部，做顺时针或逆时针方向环转摇动，同时带动腰部做环转摇动。见图4-4-19。

（4）站立位：受术者双手扶墙。术者站在其侧面，一手扶按其腰部，另一手扶按其脐部，两手臂协同用力，使其腰部做顺时针方向或逆时针方向的环转摇动。见图4-4-20。

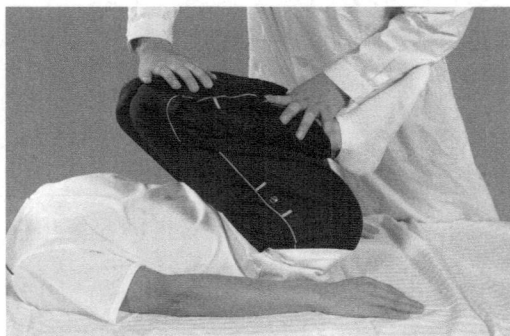

图4-4-19 摇腰法（仰卧位）

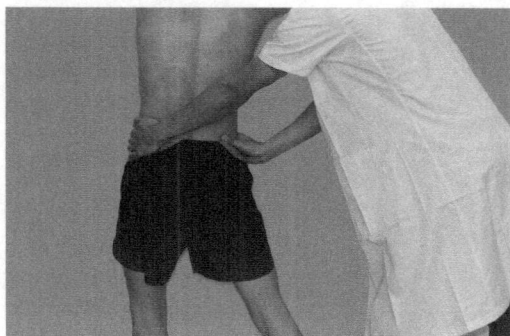

图4-4-20 摇腰法（站立位）

2.**作用** 主要用于腰脊酸痛、板滞、活动不利。

3.**注意事项** 操作时，动作应缓慢，力量以由小及大，循序渐进，并在生理范围内摇动，忌暴力。严重骨质疏松者忌用，老年受术者慎用。

（二）腰部斜扳法

1. **操作**　受术者取侧卧位，患肢在上，屈膝屈髋；健肢在下，自然伸直。术者站在受术者对面，一手肘按住受术者上方的肩前部，另一手肘部抵住受术者的臀部。然后双肘协同用力，用力方向相反。即一手肘向前推肩部，另一肘部向后按臀部，使受术者腰部被动扭转。当感到有明显阻力时，即做一个突然的较大幅度的快速扳动。见图4-4-21。

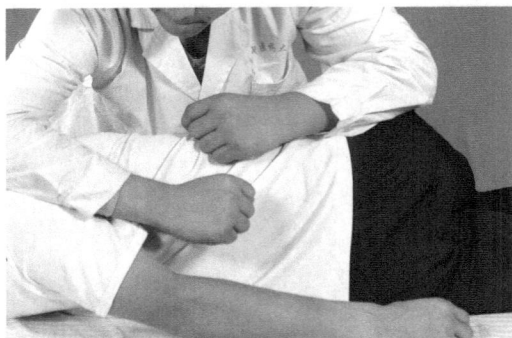

图4-4-21　腰部斜扳法

2. **作用**　主要用于腰椎间盘突出症、腰椎后关节紊乱、急性腰肌损伤、慢性腰肌劳损。

3. **要领及注意事项**　实施扳法前，要充分放松受术者腰部肌肉，确定病变椎体位置。施术时，精确定位力的作用位置，避免暴力推扳。受术者腰椎手术后禁用此法，腰椎弓裂、腰椎椎体滑脱者禁用。

（三）腰部后伸扳法

1. **操作**　受术者取俯卧位，两手放在下颌下方或头前，两下肢并拢，自然伸直。术者站在其侧面，以一手掌按住受术者腰部，另一手托住其双侧或单侧膝关节近端，缓缓上抬其下肢，使腰部后伸。当后伸到最大限度时，两手同时用力做相反方向的扳动，可听到弹响声。见图4-4-22。

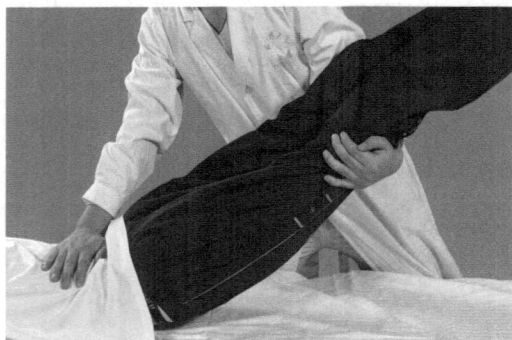

图4-4-22　腰部后伸扳法

2. **作用**　可以调整腰椎后关节紊乱，滑利关节。主要用于腰椎间盘突出症、腰椎后关节紊乱、急性腰肌损伤、慢性腰肌劳损、腰部板滞、活动不利等。

3. **要领及注意事项**　腰椎间盘突出症伴有腰曲后凸或腰椎前滑脱者，禁用本法。

（四）腰部旋转复位扳法

1. **操作**　受术者取坐位，腰部放松，两手自然下垂，或两手交叉相扣抱住枕后部。以右侧病变向右侧旋转扳动为例。助手站在受术者左前方，两腿夹住受术者左腿，双手压住左侧大腿根部，以固定受术者坐姿。术者位于受术者右后方，用左手拇指顶按偏歪的棘突，右手从受术者右腋下穿过并用手掌按住其颈项部。准备就绪后，分为三步完成整个动作。

让受术者慢慢弯腰，前屈到术者拇指下感到棘突活动、棘突间隙张开时，即保持这一姿势。

将受术者向右侧侧屈到一定幅度，使病变节段被限制在这个脊柱曲线的顶点上，而这个曲线的顶点将是最小的阻力点，因此手法的定位和作用就被局限住了。

再做旋转运动，使受术者腰部向右侧旋转至最大限度，此时术者按住颈项部的手下压，肘部上抬，做一增大幅度的扳动，左手拇指同时用力顶按棘突。此时常可听到"咔嗒"声响，术者拇指下也有棘突跳

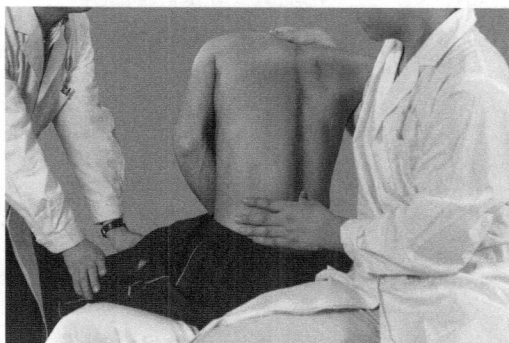

图4-4-23　腰部旋转复位扳法

动感，表示手法成功。若受术者体质壮实难以复位，助手则可协同用力推按受术者左肩部，以帮助术者做旋转和扳动。见图4-4-23。

**2. 作用**　主要用于腰椎后关节紊乱、腰椎间盘突出症、慢性腰肌劳损、急性腰肌损伤等。

**3. 要领及注意事项**　整复低位腰椎时，受术者上身前屈角度宜大；整复高位腰椎时，受术者上身前屈角度宜小。操作要在受术者生理范围内进行，切忌用力过猛。

腰椎手术后禁用，腰椎弓裂、腰椎滑脱者禁用。

## （五）腰部拔伸法

**1. 操作**　腰部拔伸法是以推拿手法命名。取俯卧位，一助手以双手固定受术者两上肢腋下，术者双手握住受术者两踝部持久均匀用力拔伸腰部；或者受术者双手握住治疗床一头，术者双手握住受术者两踝部，持久均匀用力牵拉腰部；或者受术者双手握住治疗床头，术者双手握住受术者两膝，使小腿及踝部置于术者腰部两侧，持久均匀用力牵拉拔伸腰部。见图4-4-24。

**2. 作用**　主要用于腰椎间盘突出症、腰椎后关节紊乱症。

**3. 注意事项**　腰椎手术后禁用。

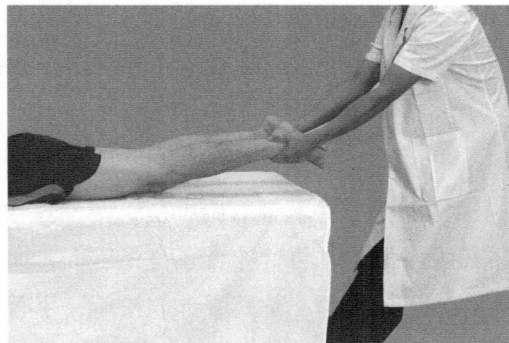

图4-4-24　腰部拔伸法

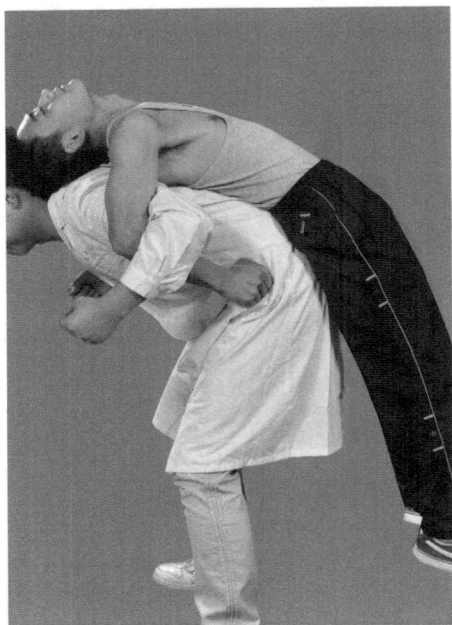

图 4-4-25 背法

## （六）背法

**1. 操作**　受术者取站立位。术者与受术者背靠背站立，双足分开与肩等宽，用两肘勾套住受术者肘弯部，然后屈膝、弯腰、挺臀，将受术者反背起，使其双脚离地悬空。此时受术者头应后仰，紧靠住术者背部。先利用受术者自身重力，牵伸腰脊柱；然后术者臀部做上下或左右晃动、抖动，使受术者腰部和下肢部随之左右摆动，错位的小关节和痉挛的肌肉得以松动。当术者感到受术者处于放松状态时，即做一突发性快速的伸膝屈髋挺臀动作，并辅以颤抖，使患椎脊柱突然后伸。见图 4-4-25。

**2. 作用**　主要用于腰椎间盘突出症、腰椎后关节紊乱症、急性腰肌损伤。

**3. 要领及注意事项**　若受术者身材高大，术者可站在踏板上操作，以保证受术者双脚离地悬空，以术者的臀部能着力于受术者的腰骶部为宜。

嘱受术者自然呼吸，不能屏气，全身肌肉尽量放松，头宜后仰并紧靠在术者背部。做伸膝屈髋挺臀动作时，动作要流畅协调，掌握好臀部施力的轻重。

操作时间不宜过长，以免受术者因脊柱长时间过伸，导致颅内压力增高而引起头晕、恶心、呕吐等症。

操作完毕时，宜将受术者缓缓放下，当其双足站稳后先放开一侧肘弯部勾套在一起的上肢，然后转身扶住受术者，再放开另一侧上肢，以免受术者因体位性改变或颅内压力改变而跌倒。

受术者的腰部持续紧张痉挛疼痛较甚者，禁用此手法。若受术者年老体弱或患有较严重的骨质增生、骨质疏松等疾病者，禁用。

## （七）腰部牵抖法

**1. 操作**　受术者取俯卧位，两手拉住床头或由助手固定其两腋部。术者以两手握住其两足踝部，两臂伸直，身体后仰，向足端方向缓缓牵引其腰部，牵引的同时可小幅度摇摆其腰部。待其腰部放松后，手臂部瞬间用力，做 2~3 次较大幅度的抖动，抖颤时要使躯干呈波浪式运动，不可用力过猛，以免发生意外。见图 4-4-26。

2.**作用** 主要用于腰椎后关节紊乱症、腰椎滑膜嵌顿、腰椎间盘突出症、腰臀部软组织损伤等病症。

3.**要领及注意事项** 牵抖法要将牵引力和抖动力有机地结合起来。先牵引是第一步，然后是减缓牵引力，再行瞬间的突然较大幅度的抖动，要把握好抖动的时机。

体质虚弱或年老受术者，宜牵不宜抖。

腰椎间盘突出症腰曲后凸者或腰椎前滑脱，包括椎弓峡部裂和假性前滑脱者，禁用本法。

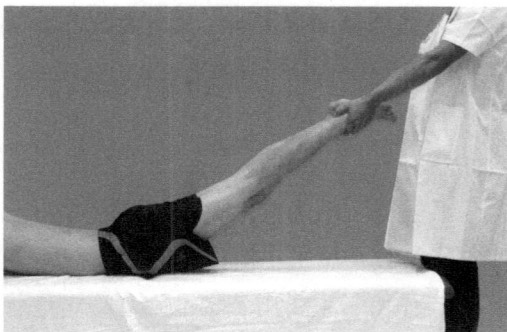

图 4-4-26 腰部牵抖法

### （八）颤腰法

1.**操作** 受术者取俯卧，胸部及骨盆部各垫软垫，使腹部悬空。由两个助手分别拉住受术者两腋下和踝部，做对抗拔伸牵拉；术者用两手掌重叠按在腰骶部做快速按压，使腰部产生颤动。见图 4-4-27。

2.**作用** 主要用于急性腰肌损伤、腰椎间盘突出症、腰腿痛。

3.**要领及注意事项** 术者肢体放松，双手掌着力，通过上肢的静止性收缩，发力颤动。腰椎滑脱、腰椎骨折者禁用此法。

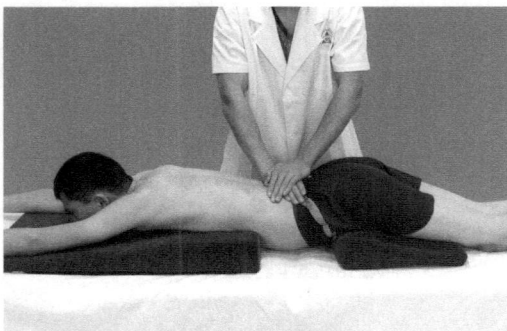

图 4-4-27 颤腰法

### （九）屈髋法

1.**操作** 受术者取仰卧位，术者站在其患肢侧，患侧屈膝屈髋，一手按住其膝部，使其患侧髋膝关节屈曲到最大限度，另一手按住其健侧膝部，使其健侧髋膝关节始终保持伸直状态。见图 4-4-28。

2.**作用** 主要用于强直性脊柱炎、腰椎间盘突出症、慢性腰痛，以及膝关节僵硬、屈伸不利。

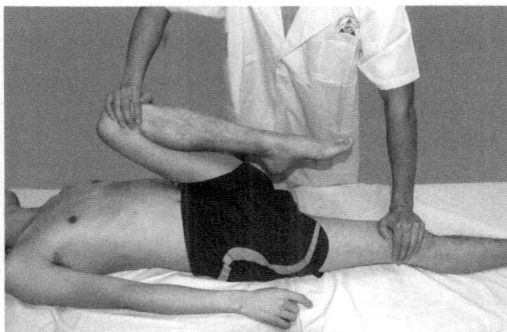

图 4-4-28 屈髋法

**3. 要领及注意事项** 受术者肢体放松，屈膝屈髋，尽量贴近腹壁。有髋关节脱位，或软组织损伤者，禁用此法。

（十）指压腰椎法

**1. 操作** 受术者取侧卧位，患侧在上，屈膝屈髋。术者站在受术者对面，找准患椎，用拇指指腹在患椎一侧持续颤压或按压。见图 4-4-29。

**2. 作用** 主要用于腰椎间盘突出症、第 3 腰椎横突综合征、急性腰肌损伤。

**3. 要领及注意事项** 用力应由小到大，逐渐用力颤压或按压。

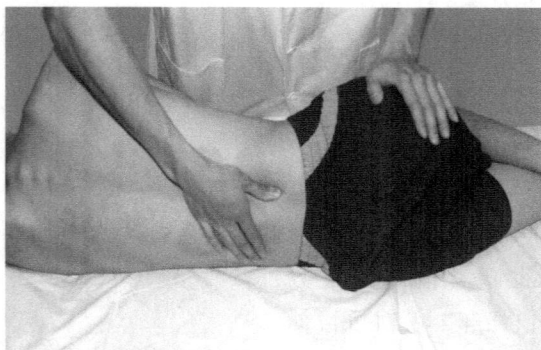

图 4-4-29　指压腰椎法

## 四、骨盆整脊法

（一）屈膝屈髋复位法

**1. 操作** 受术者取仰卧位，健侧下肢伸直，患侧下肢屈膝屈髋。一助手双手固定住受术者健侧下肢。术者站在患侧，两手扶握住患侧膝部，逐渐屈曲并内收其髋关节，至最大限度时，两手用力向对侧胁肋部按压。若受术者体质粗壮，术者可以利用自身上半身的体重下压。见图 4-4-30。

**2. 作用** 用于骶髂关节前错位。

**3. 要领及注意事项** 在做骶髂关节复位法之前，术者要先用滚法、按揉法等手法将骶髂关节周围的肌肉放松，以利于关节的复位。

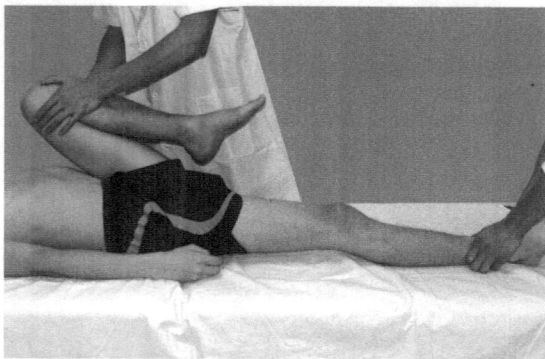

图 4-4-30　屈膝屈髋复位法

　　骶髂关节复位后，术者应嘱咐受术者在屈膝屈髋位卧床休息 2~3 周，以利于损伤组织的修复。

　　腰椎弓裂、腰椎滑脱者禁用。

## （二）足蹬复位法

　　**1. 操作**　受术者取俯卧位。术者面向受术者足部，一足站在受术者健侧身旁，另一足以足跟踩压在受术者患侧髂后上棘内上缘，两手握住患肢足部，提拉患肢使其大腿抬离床面 15°~20°，此时，术者两手固定不动，踩压在受术

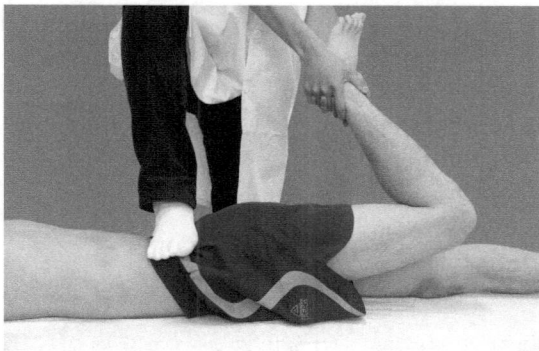

图 4-4-31　足蹬复位法

者身上的一足的足跟部用力往下一蹬。见图 4-4-31。

　　**2. 作用**　用于体质健壮的骶髂关节后错位受术者。

　　**3. 要领及注意事项**　和屈膝屈髋复位法基本相同。

## （三）骶髂关节后伸扳法

　　**1. 操作**　受术者取俯卧位。术者站在其健侧，一手托住患膝前部，另一手手掌根部按压患侧髂后上棘。一手向上托膝过伸髋关节至最大限度时，另一手同时用力向下按压。图 4-4-32。

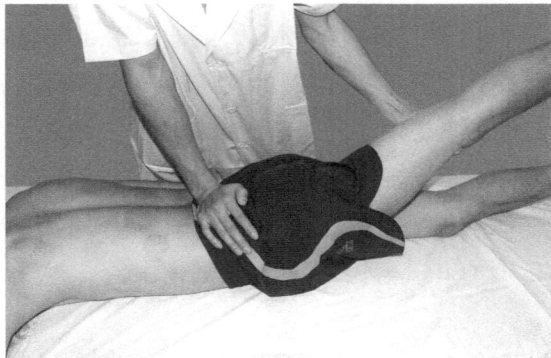

图 4-4-32　骶髂关节后伸扳法

　　**2. 作用**　用于体质瘦弱的骶髂关节后错位受术者。

　　**3. 要领及注意事项**　和屈膝屈髋复位法基本相同。

# 第五节　临床应用

## 一、颈椎病

### 【整脊操作】

1. 受术者取坐位，术者站于背侧方。点、按、揉风池，并从风池沿斜方肌外缘经肩井穴至巨骨穴用拇指揉按，再从风府穴沿督脉揉按或弹拨至大椎穴，然后从天柱穴经百劳穴至曲垣穴。必要时从乳突后下方的完骨穴经胸锁乳突肌后缘，颈椎横突前后结节至缺盆穴进行轻柔的点按揉法操作，以开启经穴，疏经通络。

2. 沿颈项和肩背两旁的斜方肌，头颈夹肌，头颈半棘肌，提肩胛肌，前、中、后斜角肌，梭形肌肉的起止点，肌腹及棘上棘间韧带，用拇指进行推、揉、弹拨等手法及拿捏、擦、揉、一指禅推等手法交替。操作时另一手扶持受术者前额，以防头部晃动，同时可令受术者头部在不同位置下进行操作。此法可使紧张痉挛的肌肉放松，以减轻颈椎的张力，同时能松解浅层组织间的粘连，加强局部气血运行，促进炎症渗出物和代谢产物的吸收，故具有舒筋通络、活血祛瘀的作用，并为整复理筋手法创造有利条件。

3. 采用拔伸牵引和扳颈手法。术者站于受术者侧方或后方，一手置于下颌处，另一手置于后枕部，或双手分别置于两下颌角腮部，或一手肘窝托住下颌，前臂环抱头部，然后将头部徐徐向上提托以拔伸颈椎。拔伸牵引 3~5 分钟后，可以在持续牵引下做颈部的被动左右旋转摇晃或扳颈法。此法有利于松解颈椎周围软组织的粘连，拉开椎间隙，使突出的椎间盘还纳，同时对于椎体间的韧带和后关节囊因狭窄引起的皱褶可以拉伸变直复原。对于因椎间隙变狭窄后引起的滑脱错位也可以整复，恢复颈椎正常解剖位置和内外平衡关系，促进软组织损伤的修复，解除神经根、脊髓、血管、交感神经的刺激和压迫。所以本法具有理筋整复的作用。

### 【注意事项】

整脊推拿治疗颈椎病有较好的效果，手法要求轻柔和缓，切不可粗暴猛烈。

## 二、颈椎间盘突出症

### 【整脊操作】

1. 受术者端坐。术者站立于受术者背后，先在颈部以椎间盘突出部位为中心的竖脊肌和斜方肌上做擦法、揉法、点按法等颈部推拿放松手法，手法操作时间为 10~15

分钟。

2. 受术者仰卧。术者手掌向上，一手大拇指抵于有旋转移位棘突的移位侧，另一手拇指抵住下一椎体棘突处，采用对抗用力的方法，双手拇指同时短促对抗用力。手法操作后，检查棘突偏移情况，可重复2~3次。

3. 拔伸手法。受术者端坐。术者站立在受术者背后，双手掌心向上托住受术者的下颌部及枕部，向上提升受术者的头颅，拉长受术者的颈部，操作此方法时术者用力应由轻到重，忌用暴力，以受术者能耐受为度。每次提升时间为0.5~1分钟，可反复1~3次。

4. 最后整复手法，受术者仰卧，行侧头摇正法、仰头推正法。

【注意事项】

避免颈部意外损伤。如突然扭曲，上下挤压，突然过度屈曲或后仰。

改变工作生活中的不良姿势，坐姿不可超过1小时，不可连续伏案工作或用电脑超过1小时，应定时起身舒展身体3~5分钟即可。

每日适当进行自己喜爱的体育活动半小时，或快速步行1小时，可分次进行。

## 三、颈椎关节紊乱

【整脊操作】

1. 受术者取端坐位，放松颈项部，精神放松，自然呼吸。术者站在其患侧后方，沿督脉及两侧华佗夹脊，做上下往返的一指禅推法或按揉法操作，病变相应节段做重点操作。时间35分钟。

2. 坐位旋转整复，受术者取坐位，颈项放松，颈前屈约15°。以向左侧旋转扳法为例。术者站于其左侧后方，用右手拇指指面顶推患椎偏歪棘突或关节突关节，左手托住其下颌部向左侧旋转至有明显的阻力时，再施巧劲做一快速而有控制的旋转扳动。在扳动的同时，顶推钩椎关节棘突的拇指使劲向右侧推压，此时常可听到"咔嗒"响声，随即松手。做向右旋转扳法时，做与此动作方向相反的扳法即可。

3. 摩擦颈项部姿势同上，术者在后项部做交替性上下往返的横向摩擦，以病变相应节段为重点，寰枕关节可用食指摩擦，以局部有明显热感为宜。时间3~5分钟。

4. 每次总治疗时间20分钟以内，隔日治疗1次，5次为1个疗程。

【注意事项】

根据临床症状与生理解剖学的关系，分析症状与引起症状原因的相关性，明确病变性质和相应节段。病变相应节段为治疗重点部位，治疗时间分配应予保证。

做扳法时应根据病变相应节段，将头旋转至最大幅度时做一个快速有控制的扳动，使扳动的作用点作用于病变相应节段。要求掌握用巧力寸劲的原则，不能用蛮劲，扳动幅度控制在生理许可范围内。

## 四、颈源性面瘫（以 C3 椎体棘突右偏为例）

【整脊操作】

受术者取端坐位，全身放松，双手下垂，两目平视。

术者紧靠受术者立于身后，术者左手扶受术者下颌部，右手拇指触及偏右的棘突，受术者后枕部紧靠术者前胸。复位时，术者左手引导受术者头部缓缓向左转动，当转到某一恰当位置，约 35° 时，术者指下棘突可有松弛感，再稍用力向左推动。此时，多可听到一声清脆的复位声，提示复位。

用右手拇指沿棘突自上而下分右左两侧轻轻按揉，以把项韧带贴附在棘突上，手法结束。

复位后，让受术者静坐 15 分钟，嘱受术者尽量不要转动头部。

【注意事项】

术前宜 X 线检查，多数受术者 C3 错位。少数受术者 C1 或 C4 同时错位。

触诊重点在 C2~4，以确定左偏或右偏。C3 棘突右偏，左侧面瘫；C3 棘突左偏，则右侧面瘫。

## 五、原发性痛经

【整脊操作】

1. **腰部斜扳复位法** 受术者取侧卧位，术者一手扶住受术者前肩部，另一手扶住臀部，两手同时向相反方向用力，使腰部旋转，当使用手法时，常会听到"喀喀"的响声。

2. **定位旋转复位法** 受术者取坐位，两手抱住颈后。术者一手拇指按压患椎棘突旁，另一手从腋下插于颈后，使受术者前屈旋转，当使用手法时，便会听到"喀喀"的响声，同时拇指下有移动感，表示手法成功而得当。

【注意事项】

治疗前，一般在月经来潮时，或月经来潮前几天，可做如下检查：首先在腰椎棘突两旁寻找压痛点，然后检查腰椎 6 个方向（前屈、后伸、左右侧弯、左右旋转）的活动情况，以确定哪个方向受限较明显。腰椎棘突有偏歪和轻度压痛者，则适用于整脊治疗。

每周治疗 1 次，月经来潮前每周可以治疗 2 次，连续治疗 2~3 个月经周期。

# 第五章　点穴技术

## 第一节　概　述

　　点穴技术又称点穴疗法、指针疗法，是以中医经络理论为指导，以手指代替毫针或借助器物，在身体某些穴位或特定部位施以不同手法来治疗疾病的一种方法。

　　点穴疗法是传统医学宝贵遗产之一。因术者用手指在受术者体表的穴位和刺激线上施行点、压、掐、拍和叩等不同手法治疗疾病，所以常称为点穴疗法。点穴疗法是从武术演变而来的一种医疗方法，是将武术点穴进攻或防御的强刺激手法，改变为人体所能接受的治疗手法。根据不同受术者、不同病种和病情辨证施术治疗，促使已经发生功能障碍的肢体或器官恢复功能，从而达到治愈疾病的目的。

　　点穴疗法具有适应证广，操作方便等优点。适用于临床各科的许多疾病，尤其对一些慢性疾病或受术者恢复期治疗有显著疗效。点穴疗法是一种比较舒适的内外兼治疗法，无副作用。只要掌握手到气到，以及手法的压力和强度适宜，点穴疗法是十分安全的。学习者只要勤于实践，短时间即可掌握操作要领，不需要特殊设备，随时随地都可以进行治疗，是一种经济简便而又有效的治疗方法。

## 第二节　点穴作用原理

　　点穴疗法的作用原理是通过刺激经络腧穴，调节气血，平衡阴阳，和调脏腑，从而达到扶正、祛邪、保健的目的。点穴疗法的治疗作用是通过经络功能和腧穴的作用实现的。

## 一、经络的功能

经络的功能包括以下三个方面。

**1. 联络脏腑，沟通肢窍** 人体的五脏六腑、四肢百骸、五官九窍、皮肉筋骨等组织器官，能保持相对的协调与统一，完成正常的生理活动，是依靠经络系统的联络沟通而实现的。经络中的经脉、经别、经筋、皮部与奇经八脉、十五络脉，纵横交错、入里出表、通上达下，联系了人体各脏腑组织，经、筋、皮部联系了肢体、筋肉、皮肤，加之细小的浮络和孙络，形成了一个统一的整体。

**2. 运行气血，滋养周身** 气血是人体生命活动的物质基础。全身各组织器官只有得到气血的濡润，才能完成正常的生理功能。经络是人体气血运行的通路，能将营养物质输布到全身各组织器官，从而完成调和五脏、洒陈六腑的生理功能。

**3. 抗御外邪，保卫机体** 营气行于脉中，卫气行于脉外，使营卫之气密布周身。外邪侵犯人体由表及里，先从皮毛开始，卫气充实于络脉，络脉散布于全身，密布于皮部，当外邪侵犯机体时，卫气首当其冲发挥抗御外邪、保卫机体的屏障作用。

## 二、腧穴的作用

腧穴的作用包括以下三个方面。

**1. 腧穴的近治作用** 腧穴所在，主治所在。点颜面部的穴位，如四白、地仓、颧髎，可以治疗颜面部位的病证；点腹部的穴位，如中脘、梁门、天枢可以治疗腹部病症；点四肢的穴位，如曲池、合谷、环跳、委中可以治疗四肢部位的病症。

**2. 腧穴的远治作用** 经脉所过，主治所及。如足三里为足阳明胃经的腧穴，足阳明胃经属胃络脾，因此点足三里穴不仅可以治疗下肢的病证，还可治疗远离足三里穴的脾胃病证。

**3. 腧穴主治的特殊性** 点穴疗法与针刺相似，具有双向调节作用。如点内关可以使心率趋向正常，即点内关可使心率过速者心率下降，使心率过缓者心率加快。可以通过点按特定穴位，达到特定的治疗作用，如点按背俞穴治疗相应脏腑病症。

## 三、点穴疗法的选穴原则

点穴疗法的操作规程一般为辨证选穴，选择合适手法，确定补泻原则，操作。点穴时应根据病证，在辨证立法的基础上，选择腧穴。临床治疗时选穴是基础，配穴是前提。选穴的方法有近部选穴法、远部选穴法、对症选穴法、辨证取穴法。

### （一）近部选穴法

在病变的局部就近选取腧穴的方法称为近部选穴法。其依据为"腧穴所在，主治所在"，即每个腧穴都能治疗局部病症。此时应遵循就近选穴的原则，即越靠近病变部位的腧穴治疗效果越好。如偏头痛取太阳、率谷；胃病取中脘、梁门；眼病取睛明、瞳子髎；耳病取听宫、耳门。

### （二）远部选穴法

在远离病变部位处取穴的方法称为远部选穴法。其依据为"经脉所过，主治所及"，即每个腧穴都能主治所在经脉循行部位的病变。包括本经取穴和异经取穴。

**1. 本经取穴** 即某经循行所过处病变，可选远离病变部位的本经有关腧穴。此时应遵循远部取穴的原则，即取远离病变部位的腧穴治疗。如落枕时选合谷，颈椎病时选手三里、小海、合谷等。

**2. 异经取穴** 某经及其所络属脏腑器官发生病变，取其表里经、相交经、相关经腧穴的方法。

（1）表里经取穴：是指取互为表里两经的腧穴进行治疗的选穴方法，如肺疾取太渊、合谷；肝疾取太冲、阳陵泉。

（2）相交经取穴：是指取与病变所在经脉相交经脉腧穴的选穴方法，如治疗月经病时应选取肝、脾、肾三经腧穴，如取三阴交；任脉、足三阴病取关元、中极。

（3）相关经取穴：是指取与病变脏腑功能有相互关联脏腑经脉的腧穴：肝胃不和致胃痛取足阳明胃经腧穴足三里和足厥阴肝经腧穴太冲。

### （三）对症选穴法

根据具体症状，选取具有特殊治疗作用腧穴的方法称对症选穴法。其依据为"以痛为腧""在分肉间痛而刺之"。如在痛症治疗时选取阿是穴，晕厥时选人中。

### （四）辨证选穴法

在辨证论治的指导思想下，以法统方选取腧穴的方法称辨证选穴法。其依据为"辨证论治"。如脾胃虚寒时选取脾俞、胃俞。

## 四、点穴疗法中的特定穴应用

**1. 原穴与络穴** 原穴是脏腑原气输注的部位，共12个原穴。原穴可以反映脏腑的病变，可助疾病的诊断，并调治脏腑经脉的急慢虚实。络穴是络脉所属穴位，是表里两经相联络的处所，共有15个络穴。络穴是治疗表里两经病变常选用的穴位。各经原穴与络穴见表5-1，其中络穴另有督脉的长强，任脉的鸠尾，脾之大络大包。

表5-1　原穴与络穴

| 经络 | 原穴 | 络穴 | 经络 | 原穴 | 络穴 |
|---|---|---|---|---|---|
| 肺经 | 太渊 | 列缺 | 大肠经 | 合谷 | 偏历 |
| 胃经 | 冲阳 | 丰隆 | 脾经 | 太白 | 公孙 |
| 心经 | 神门 | 通里 | 小肠经 | 腕骨 | 支正 |
| 膀胱经 | 京骨 | 飞扬 | 肾经 | 太溪 | 大钟 |
| 心包经 | 大陵 | 内关 | 三焦经 | 阳池 | 外关 |
| 胆经 | 丘墟 | 光明 | 肝经 | 太冲 | 蠡沟 |

2. **俞穴与募穴**　俞穴即背俞穴，是脏腑经气输注于背部的特定穴，共12个背俞穴。募穴是脏腑之气汇集于胸腹部的特定穴，与其脏腑位置邻近，共12个募穴。俞、募穴可反应内脏疾病：脏腑病变时，相关俞、募穴会出现压痛或敏感现象。俞、募穴可调节脏腑功能，治疗相应脏腑病变。背俞穴与募穴见表5-2。

表5-2　背俞穴与募穴

| 脏腑 | 背俞穴 | 募穴 | 脏腑 | 背俞穴 | 募穴 |
|---|---|---|---|---|---|
| 肺 | 肺俞 | 中府 | 大肠 | 大肠俞 | 天枢 |
| 胃 | 胃俞 | 中脘 | 脾经 | 脾俞 | 章门 |
| 心 | 心俞 | 巨阙 | 小肠 | 小肠俞 | 关元 |
| 膀胱 | 膀胱俞 | 中极 | 肾经 | 肾俞 | 京门 |
| 心包 | 厥阴俞 | 膻中 | 三焦 | 三焦俞 | 石门 |
| 胆 | 胆俞 | 日月 | 肝 | 肝俞 | 期门 |

3. **五输穴**　是十二经分布在肘膝关节以下的5个特定腧穴。阴经五输穴详见表5-3，阳经五输穴详见表5-4。

表5-3　阴经五输穴表

| 经脉 | 井（木） | 荥（火） | 输（土） | 经（金） | 合（水） |
|---|---|---|---|---|---|
| 肺经 | 少商 | 鱼际 | 太渊 | 经渠 | 尺泽 |
| 心包经 | 中冲 | 劳宫 | 大陵 | 间使 | 曲泽 |
| 心经 | 少冲 | 少府 | 神门 | 灵道 | 少海 |
| 脾经 | 隐白 | 大都 | 太白 | 商丘 | 阴陵泉 |
| 肝经 | 太敦 | 行间 | 太冲 | 中封 | 曲泉 |
| 肾经 | 涌泉 | 然谷 | 太溪 | 复溜 | 阴谷 |

表5-4　阳经五输穴表

| 经脉 | 井（金） | 荥（水） | 输（木） | 经（火） | 合（土） |
|---|---|---|---|---|---|
| 大肠经 | 商阳 | 二间 | 三间 | 阳溪 | 曲池 |
| 三焦经 | 关冲 | 液门 | 中渚 | 支沟 | 天井 |
| 小肠经 | 少泽 | 前谷 | 后溪 | 阳谷 | 小海 |
| 胃经 | 厉兑 | 内庭 | 陷谷 | 解溪 | 足三里 |
| 胆经 | 窍阴 | 侠溪 | 足临泣 | 阳辅 | 阳陵泉 |
| 膀胱经 | 至阴 | 通谷 | 束骨 | 昆仑 | 委中 |

（1）五输主病选穴

井主心下满，即井穴可治心下痞满。阴经"井"木穴，内应肝，可抑木扶土；阳经"井"金穴内应大肠腑，传导之官，以通为用，均可治痞满。

荥主身热，即荥穴可治热证。无论阴经荥穴，还是阳经荥穴，无论实热证还是虚热证，均属荥穴之主治证候。

输主体重节痛，即输穴可治肢体沉重和关节疼痛等症。阴经"输"土穴应脾，主运化水湿；阳经"输"木穴应肝胆，主疏泄，调畅气机。

经主喘咳寒热，即经穴可治哮喘寒热类疾病。阴经"经"金穴应肺，主皮毛司呼吸；阳经"经"火穴，火克金，火邪犯肺。

合主逆气而泄，即合穴可治上逆和下泄类疾病；阴经"合"水穴应肾，肾阳衰微，下元不固，可见精血下泄；肾阴不足，热扰精宫，可见遗精早泄。阳经"合"土穴应脾胃，主治胃气不降而上逆；脾不健运而见飧泄者。

（2）补虚泻实中的应用：即子母补泻法，包括本经子母补泻和异经子母补泻。具体子母补泻见表 5-5。

本经补泻，即虚证时补本经之母穴，实证时泻本经之子穴，不虚不实取本经之本穴。

异经补泻，即取异经或表里经的母子穴。虚证补异经或表里经的母穴。实证泻异经或表里经的子穴。

表 5-5　子母补泻

| 经脉 | 虚实 | 本经取穴 | 异经取穴 | 经脉 | 虚实 | 本经取穴 | 异经取穴 |
|---|---|---|---|---|---|---|---|
| 肺经 | 虚 | 太渊 | 太白 | 脾经 | 虚 | 大都 | 少府 |
| | 实 | 尺泽 | 阴谷 | | 实 | 商丘 | 经渠 |
| 心经 | 虚 | 少冲 | 大敦 | 肾经 | 虚 | 复溜 | 经渠 |
| | 实 | 神门 | 太白 | | 实 | 涌泉 | 大敦 |
| 心包经 | 虚 | 中冲 | 大敦 | 肝经 | 虚 | 曲泉 | 阴谷 |
| | 实 | 大陵 | 太白 | | 实 | 行间 | 少府 |
| 大肠经 | 虚 | 曲池 | 足三里 | 胃经 | 虚 | 解溪 | 阳谷 |
| | 实 | 二间 | 足通谷 | | 实 | 厉兑 | 商阳 |
| 小肠经 | 虚 | 后溪 | 足临泣 | 膀胱经 | 虚 | 至阴 | 商阳 |
| | 实 | 小海 | 足三里 | | 实 | 束骨 | 足临泣 |
| 三焦经 | 虚 | 中渚 | 足临泣 | 胆经 | 虚 | 侠溪 | 足通谷 |
| | 实 | 天井 | 足三里 | | 实 | 阳辅 | 阳谷 |

**4. 八脉交会穴**　是指奇经八脉与十二经脉相联系的 8 个穴位。详见表 5-6。八脉

交会穴主治本经脉循行所过部位的病变，是治疗相通奇经病症的首选穴。如后溪主治颈痛、腰痛等督脉病症，公孙主治胸腹气逆、气上冲心的冲脉病症，内关、公孙均可治心、胸、胃病。

表 5-6　八脉交会穴

| 八脉交会穴 | 所属经脉 | 所通经脉 | 主治 |
|---|---|---|---|
| 公孙 | 脾经 | 冲脉 | 胃、心、胸疾患 |
| 内关 | 心包经 | 阴维脉 | |
| 足临泣 | 胆经 | 带脉 | 目锐眦、耳后、肩、颈、缺盆、胸膈部疾患 |
| 外关 | 三焦经 | 阳维脉 | |
| 后溪 | 小肠经 | 督脉 | 目内眦、项、耳、肩膊疾患 |
| 申脉 | 膀胱经 | 阳跷脉 | |
| 列缺 | 肺经 | 任脉 | 肺系、膈、喉咙疾患 |
| 照海 | 肾经 | 阴跷脉 | |

5. **八会穴**　是脏、腑、气、血、筋、脉、骨、髓精气所汇聚的腧穴，共 8 个腧穴。分别是脏会章门，腑会中脘，髓会绝骨，筋会阳陵泉，骨会大杼，血会膈俞，气会膻中，脉会太渊。八会穴分别治疗相应的病变，如腑病取中脘，血病取膈俞，气病取膻中，筋病取阳陵泉，脏病取章门，骨病取大杼，脉病取太渊，髓病取悬钟。

6. **下合穴**　是六腑之气汇注在足三阳经的 6 个穴位，因 6 穴分布于下肢，故称"六腑下合穴"。小肠腑的下合穴为下巨虚，三焦腑的下合穴为委阳，大肠腑的下合穴为上巨虚，膀胱腑的下合穴为委中，胆腑的下合穴为阳陵泉，胃腑的下合穴为足三里。下合穴主治六腑病变，胃病如胃痛、嗳酸取足三里，胆病如胆痛、呕吐取阳陵泉。

7. **郄穴**　是经脉气血汇聚的孔隙，共 16 个郄穴。详见表 5-7。郄穴是反映脏腑经脉病症的腧穴，如心绞痛、胸膜炎时，郄穴压痛；郄穴主治经脉脏腑的急性、发作性病症，如肺病咯血可取孔最，心胸疼痛可取郄门。

表 5-7　郄穴表

| 经脉 | 郄穴 | 经脉 | 郄穴 | 经脉 | 郄穴 | 经脉 | 郄穴 |
|---|---|---|---|---|---|---|---|
| 阳维脉 | 阳交 | 阴维脉 | 筑宾 | 阳跷脉 | 跗阳 | 阴跷脉 | 交信 |
| 肺经 | 孔最 | 大肠经 | 温溜 | 脾经 | 地机 | 胃经 | 梁丘 |
| 心经 | 阴郄 | 小肠经 | 养老 | 胆经 | 外丘 | 肝经 | 中都 |
| 心包经 | 郄门 | 三焦经 | 会宗 | 膀胱经 | 金门 | 肾经 | 水泉 |

8. **交会穴** 是两条或两条以上经脉相交会处的腧穴，约计 100 余个。主治交会经脉及所属脏腑的病变。如：大椎为诸阳经会穴，通一身之阳；头维为足阳明、足少阳交会穴，主治阳明、少阳头痛；三阴交为足三阴经交会穴，主治足三阴经的病变。

### 五、点穴疗法的配穴

配穴是在主穴的基础上，根据各种不同病症的治疗需要，选择具有协同作用的穴位配伍成处方。

1. **按部配穴** 是结合身体一定部位进行配穴。有上下配穴法、前后配穴法、左右配穴法和远近配穴法 4 种。

2. **按经配穴** 是按经脉的理论和经脉之间的联系配穴。有本经配穴法、表里经配穴法、同名经配穴法、子母经配穴法和交会经配穴法。

3. **原络配穴** 又称主客配穴法。是表里经配穴法的代表。意指根据脏腑表里经络，先病与后病，先病者为主取其原穴，后病者为客取其络穴。

4. **俞募配穴** 寓"阴病引阳，阳病引阴"之义。五脏俞可主治所主脏腑组织、器官的病症。募穴偏于治疗相应脏腑的急性、疼痛性病症。

# 第三节　点穴适用范围

## 一、适应证

1. **骨伤科疾病** 颞颌关节功能紊乱、腕管综合征、腕关节扭伤、网球肘、踝关节扭伤、肩关节周围炎、颈椎病、落枕、胸椎后关节紊乱、腰椎后关节紊乱、第 3 腰椎横突综合征、腰椎间盘突出症、风湿性关节炎、类风湿性关节炎等。

2. **内科疾病** 感冒、急慢性支气管炎、支气管哮喘、心律失常、冠心病、风湿性心脏病、高血压、低血压、胃和十二指肠溃疡、胃下垂、急慢性胃炎、胃肠神经官能症、便秘、神经衰弱、脑梗死、脑出血、面神经麻痹等。

3. **男科及泌尿科疾病** 泌尿系结石、慢性肾炎、遗精、阳痿、前列腺炎等。

4. **妇科疾病** 月经不调、痛经、慢性盆腔炎、不孕症、妊娠呕吐、子宫脱垂等。

5. **儿科疾病** 小儿营养不良、消化不良、小儿腹泻、百日咳、小儿惊厥、小儿遗尿、小儿肌性斜颈、夜啼、小儿麻痹后遗症等。

**6.眼耳鼻喉及口腔科疾病** 近视、急慢性咽喉炎、急慢性鼻炎、牙痛、耳鸣耳聋等。

**7.美容保健** 雀斑、黄褐斑、斑秃、痤疮、乳房保健、肥胖等。

## 二、禁忌证

有下列疾病的受术者不宜施行点穴治疗。

**1.内科急危重受术者** 如急性类风湿、胃十二指肠急性穿孔、急腹症、严重的心脏病、肺结核、恶性肿瘤等。

**2.血液病及出血性疾病** 恶性贫血、血友病、血小板减少性紫癜等。

**3.严重的皮肤病受术者** 湿疹、癣、疱疹、疮疡、脓肿，丹毒、蜂窝组织炎、溃疡性皮肤病、疥疮、水火烫伤、开放性创伤。

**4.感染性疾患** 如骨髓炎、骨结核、化脓性关节炎、急性传染病。

**5.其他** 月经期、孕妇、产后恶露未净者，均不宜做腹部点穴。饥饿及饭后半小时以内，不宜做点穴治疗。久病体虚、年老体弱及幼儿体质娇弱者，禁用点穴治疗。

## 三、注意事项

在应用点穴疗法时，注意以下几点。

对接受点穴治疗的受术者，先明确诊断，辨证论治，依法选穴，施术有方，手法正确。治疗前，向受术者及其家属说明病情、治疗措施、疗程，治疗过程中可能出现的问题。

用力要恰当，用力过小起不到应有的刺激作用；用力过大易产生疲劳，且易损伤皮肤，产生疼痛。对头部、面部、颈项部穴位，以及小儿、年老体弱受术者和部分病变区域，手法宜轻。对于身体强健、肥胖受术者和位于肌肉丰满处的穴位，手法可重些。

点穴疗法的疗程不宜作硬性规定，要根据具体情况，如病程的长短、病情的轻重、急性或慢性，以及受术者对点穴疗法的耐受程度等，综合考虑疗程的长短。一般来说，急性期每日1~2次，5日为1个疗程；慢性期每日1次，10次为1个疗程，必要时可连续治疗。

# 第四节 点穴常用手法与腧穴

## 一、点穴的常用手法

**1.拇指点法** 以拇指的罗纹面着力于穴位上进行点按。有以下几种操作形式。

（1）单手拇指点穴：拇指置于穴位上着力点穴，其余手指伸直并拢，自然放置。适用于四肢大部分穴位。见图5-4-1。

（2）双手拇指重叠点穴：两手拇指重叠，放于穴位上着力点穴，其余手指伸直并拢，自然放置，用于加大刺激量。适用于任脉腹部的穴位、督脉背部和颠顶部位的穴位，也可以点按于四肢穴位。见图5-4-2。

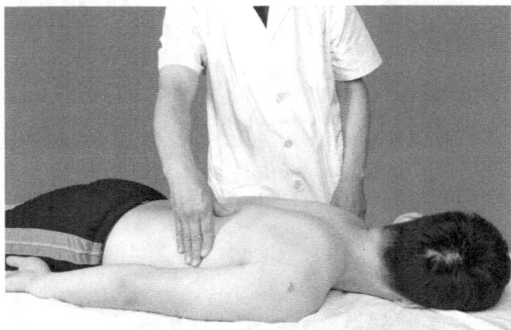

图5-4-1　单手拇指点穴法

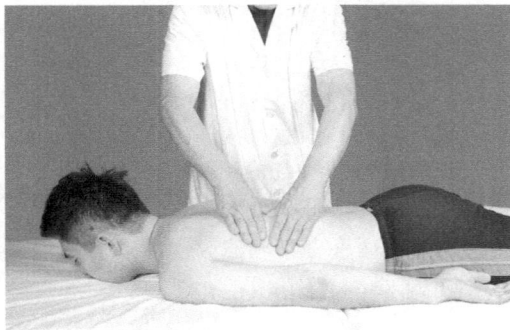

图5-4-2　双手拇指重叠点穴法

（3）双手拇指分别点穴：拇指分别放于两侧同名穴位上，着力点穴，其余四指伸直并拢，自然放置。多用于肩背、腹部非正中线上的穴位，四肢的穴位。见图5-4-3。

2.**食指点法**　以食指的罗纹面着力于穴位上，着力点穴，其余手指自然屈曲。主要用于面部穴位、四肢穴位。见图5-4-4。

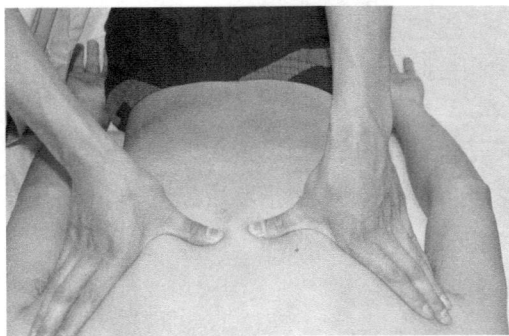

图5-4-3　双手拇指分别点穴法

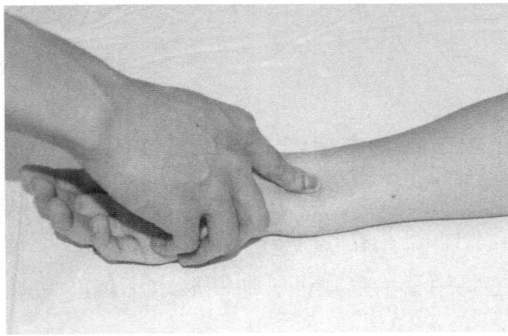

图5-4-4　食指点法

3.**拇食指点法**　以拇指和食指的罗纹面分别着力于穴位上，进行点按。主要用于两侧同名穴，如风池；也可用于肢体两侧邻近的穴位，如内关和外关、犊鼻和内膝眼、太溪和昆仑。见图5-4-5。

4.**食中指点法**　以食指和中指的罗纹面着力于穴位上，进行点按。有两种操作形式。

（1）单手食中指点法：用单手的食中指着力于两侧同名穴位，进行点按，主要用于足太阳膀胱经背部穴位、足阳明胃经腹部穴位。见图 5-4-6。

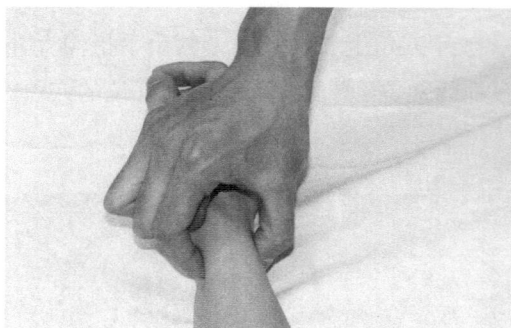

图 5-4-5　拇食指点法

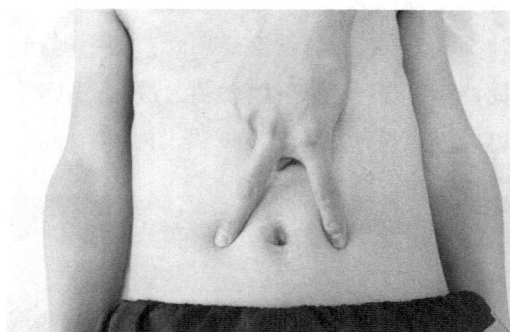

图 5-4-6　单手食中指点法

（2）双手食中指点法：用两手食中指分别置于面部两侧穴位上，着力点按。如点下关、颊车。见图 5-4-7。

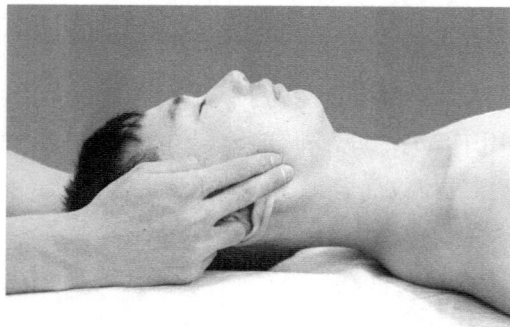

图 5-4-7　双手食中指点法

**5. 拇食中指点法**　以拇食中指点按穴位的方法。有两种操作方法。

（1）三指点一穴：拇指罗纹面置于食指罗纹面的掌侧，中指罗纹面置于食指末节背侧，三指指端平齐，快速点击穴位。拇食中指点法多用于背部、臀部、下肢穴位。主要用于治疗痿证、肌肤麻木不仁。见图 5-4-8。

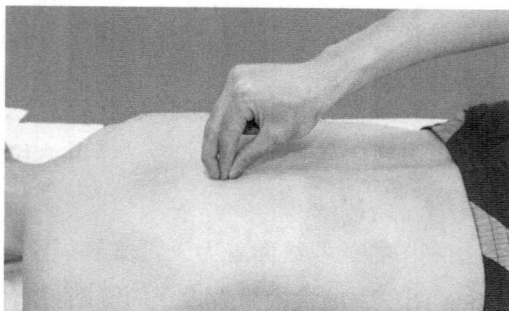

图 5-4-8　三指点一穴法

（2）三指点两穴：以拇指着力一个穴位上，食中两指着力于另一个穴位上，三指同时用力，进行点按。本法与拇食指点法的区别，在于加大了食指所点穴位的刺激量。与拇食指点法相似，主要用于两侧同名穴，如风池；也可用于肢体两侧邻近的穴位，如内关和外关、犊鼻和内膝眼、太溪和昆仑。见图5-4-9。

6. **肘点法** 上臂垂直于治疗部位，以尺骨鹰嘴着力于穴位，进行点压。主要用于臀部穴位和压痛部位，如环跳、梨状肌的压痛点；也可用于腰部穴位和压痛点，如大肠俞、小肠俞、腰椎间盘突出症的压痛点；或者用于肩部和大腿后侧穴位，如肩井、承扶、殷门。肘点法是刺激量较大的手法，使用时应注意逐渐用力，以使力达深层。见图5-4-10。

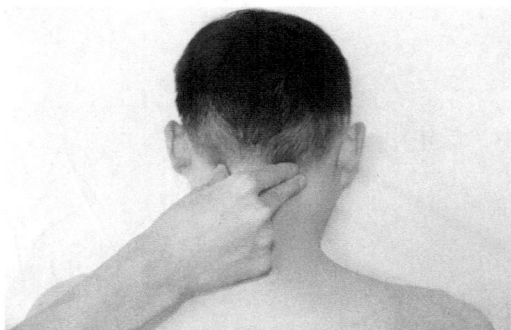

图5-4-9　三指点两穴法

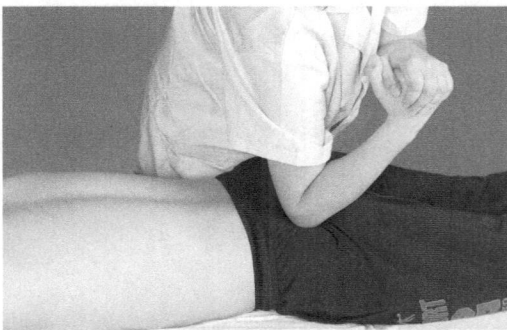

图5-4-10　肘点法

## 二、常用腧穴

点穴技术常用腧穴包括督脉常用腧穴、任脉常用腧穴、十二经脉常用腧穴，以及常见经外奇穴和常见伤科疾病压痛点。见图5-4-11~图5-4-13。

### （一）督脉常用腧穴

经脉循行：起于小腹内，下出于会阴部，向后行于脊柱的内部，上达项后风府，进入脑内，上行颠顶，沿前额下行鼻柱，止于上齿龈。

联系脏腑器官肾、心、脑、阴器、咽喉、口唇。

本经腧穴：位于尾、骶、腰、背、项、头、鼻、上唇正中线处，起于长强，止于龈交，一名一穴，共28个穴位。

主治概要：本经腧穴主治相应部位疾病、脑病、热病、急救、肛肠病。

常用腧穴具体如下。

#### 1. 长强

定位：在会阴区，尾骨下方，尾骨端与肛门连线的中点处。

操作：用中指点法，点穴的同时可配合揉法。

主治：肛肠疾患。

### 2. 腰阳关

定位：在脊柱区，位于第 4 腰椎棘突下凹陷中，后正中线上。

操作：用拇指点法、点揉法。

主治：腰痛、棘突炎、泌尿生殖系统疾患。

### 3. 命门

定位：在脊柱区，第 2 腰椎棘突下凹陷中，后正中线上。

操作：用拇指点法、点揉法。

主治：腰痛、棘突炎、泌尿生殖系统疾患。

### 4. 至阳

定位：在脊柱区，第 7 胸椎棘突下凹陷中，后正中线上。

操作：用拇指点法、点揉法。

主治：背痛、棘突炎、心血管系统疾患。

### 5. 大椎

定位：在脊柱区，第 7 颈椎棘突下凹陷中，后正中线上。

操作：用拇指点法、点揉法。

主治：颈肩痛、棘突炎。

### 6. 风府

定位：在颈后区，枕外隆凸直下，两侧斜方肌之间凹陷中。

操作：用拇指点法、点按法。

主治：颈肩痛。

### 7. 百会

定位：在头部，前发际正中直上 5 寸。

操作：用拇指点法、食中指点法。

主治：头痛、眩晕、失眠、脏器下垂。

### 8. 神庭

定位：在头部，前发际正中直上 0.5 寸。

操作：用拇指点法。

主治：头痛、眩晕、失眠、脏器下垂。

### 9. 水沟

定位：在面部，人中沟的上 1/3 与中 1/3 交点处。

操作：用拇指点法。

主治：昏厥、不省人事，为急救要穴。

**10. 印堂**

定位：在头部，两眉毛内侧端中间的凹陷中。

操作：用拇指点法、点揉法。

主治：头痛、失眠、眩晕、面瘫、鼻疾。

## （二）任脉常用腧穴

经络循行：任脉起于小腹内，下出会阴部，向前上行经阴毛部，沿前正中线向上到达咽喉部，再上行环绕口唇，经面部进入目眶下。

联系的脏腑器官有女子胞、咽喉、口齿、目。

本经腧穴：位于腹、胸、颈、下唇正中线处，起于会阴，止于承浆，一名一穴，共 24 个穴位。

主治概要：本经腧穴主治相应部位疾病、泌尿系统和生殖系统疾病，具有强壮作用。常用腧穴具体如下。

**1. 中极**

定位：在下腹部脐中下 4 寸，前正中线上。

操作：用拇指点法、食中指点法、点揉法。

主治：泌尿生殖系统疾病。

**2. 关元**

定位：在下腹部脐中下 3 寸，前正中线上。

操作：用拇指点法、点揉法。

主治：泌尿生殖系统疾病，具有强壮作用。

**3. 气海**

定位：在下腹部脐中下 1.5 寸，前正中线上。

操作：用拇指点法、食中指点法、点揉法。

主治：小腹胀痛、泌尿生殖系统疾病。

**4. 神阙**

定位：在下腹部脐中央。

操作：用拇指点法、点揉法。

主治：小腹胀痛、泌尿生殖系统疾病，具有强壮作用。

**5. 中脘**

定位：在上腹部，脐中上 4 寸。

操作：用拇指点法、食中指点法、点揉法。

主治：消化系统疾病。

### 6. 膻中

定位：在胸部，横平第 4 肋间隙，前正中线上。

操作：用拇指点法、食中指点法、点揉法。

主治：心肺疾患。

### 7. 天突

定位：在颈前区，胸骨上窝中央，前正中线上。

操作：用食中指点法、点揉法。

主治：咽痛、咳嗽。

### 8. 廉泉

定位：在颈前区，喉结上方，舌骨上缘凹陷中，前正中线上。

操作：用食中指点法、点揉法。

主治：咽痛。

### 9. 承浆

定位：在面部，颏唇沟的正中凹陷处。

操作：用食中指点法、点揉法。

主治：面瘫和半身不遂时的流涎、颈项强痛。

## （三）手太阴肺经常用腧穴

经脉循行：从胃部起始，向下联络大肠，上行沿着胃口，穿过膈肌，入属肺，从肺系横向出至腋下，走向腋部，沿上肢内侧前边，到手掌大鱼际缘，沿拇指桡侧到指端。其支脉，从腕后桡骨茎突上方分出，沿掌背侧，走向食指桡侧端。

联系脏腑器官有胃、大肠、肺系（咽喉）。

本经腧穴：起于距前正中线 6 寸，平第 1 肋间隙的中府穴，在上肢行于内侧前缘，止于拇指端少商，左右各 11 个穴位。

主治概要：本经腧穴主治头面、五官、咽喉病，热病，及经脉循行部位的病症。

常用腧穴具体如下。

### 1. 中府

定位：在胸部，横平第 1 肋间隙，锁骨下窝外侧，前正中线旁开 6 寸。

操作：用拇指点法、点揉法。

主治：肺部疾患。

### 2. 尺泽

定位：在肘区，肘横纹上，肱二头肌桡侧缘凹陷中。

操作：用拇指点法、点揉法。

主治：肺部疾患、急性胃痛。

### 3. 孔最

定位：在前臂前区，尺泽与太渊连线上，腕掌侧远端横纹上 7 寸。

操作：用拇指点法、点揉法。

主治：肺部疾患、咳血。

### 4. 列缺

定位：在前臂，腕掌侧远端横纹上 1.5 寸，拇短伸肌腱与拇长展肌腱之间，拇长肌腱沟的凹陷中。

操作：用拇指点法。

主治：肺部疾患、颈痛。

### 5. 太渊

定位：在腕前区，桡骨茎突与舟状骨之间，拇长展肌腱尺侧凹陷中。

操作：用拇指点法。

主治：无脉症。

### 6. 鱼际

定位：在手外侧，第 1 掌骨桡侧中点赤白肉际处。

操作：用拇指点法、点揉法。

主治：颈椎病引起拇指麻木疼痛、哮喘。

### 7. 少商

定位：在手指，拇指末节桡侧，指甲根角侧上方 0.1 寸。

操作：用拇指点法。

主治：咽痛。

### （四）手阳明大肠经常用腧穴

经脉循行：从食指桡侧端起始，沿着食指的桡侧缘，向上经过第 1、2 掌骨之间，进入伸拇长肌腱和伸拇短肌腱的中间，沿上肢外侧的前缘，到肩关节前上缘，向后到第 7 颈椎棘突下，再向前下行到锁骨上窝，深入体腔，联络肺脏，向下穿过膈肌，入属大肠。其上行支，从锁骨上窝分出，上行颈部，贯穿面颊部，进入下齿中，再回绕出来挟口两旁，左边经脉交叉到右边经脉去，右边的经脉交叉到左边来，然后上行挟着鼻孔到鼻翼两旁，再上行交会于足阳明胃经。

联系的脏腑器官有大肠、肺、口、面颊、下齿、鼻。

本经腧穴：起于商阳，分布于上肢外侧前缘，经颈部至鼻旁，止于迎香，左右各

20 个穴位。

主治概要：本经腧穴主治头、面、目、鼻、齿、咽喉病，胃肠疾病，神志病，皮肤病，发热病。

常用腧穴具体如下。

**1. 商阳**

定位：在手指，食指末节桡侧，指甲根角侧上方 0.1 寸。

操作：用拇指点法。

主治：咽痛。

**2. 合谷**

定位：在手背，第 2 掌骨桡侧的中点处。

操作：用拇指点法、点揉法。

主治：颈痛、颈椎病、肩痛、牙痛、头痛、口眼歪斜。

**3. 手三里**

定位：在前臂，阳溪与曲池连线上，肘横纹下 2 寸。

操作：用拇指点法、点揉法。

主治：前臂桡侧疼痛、手背疼痛、肱骨外上髁炎、半身不遂。

**4. 曲池**

定位：在肘区，屈肘时位于尺泽与肱骨外上髁连线中点处。

操作：用拇指点法、点揉法。

主治：肘痛、半身不遂。

**5. 肘髎**

定位：在肘区，肱骨外上髁上缘，髁上嵴的前缘。

操作：用拇指点法。

主治：肱骨外上髁炎。

**6. 臂臑**

定位：在臂部，三角肌前缘处，曲池上 7 寸。

操作：用拇指点法、点揉法。

主治：颈椎病引起手虎口区麻木。

**7. 肩髃**

定位：在三角肌区，肩峰外侧缘前端与肱骨大结节两骨间凹陷中。

操作：用拇指点法、点揉法。

主治：肩痛。

**8. 迎香**

定位：在面部，鼻翼外缘中点旁，鼻唇沟中。

操作：用食指点法、食中指点法。

主治：鼻疾、面瘫、面痛。

### （五）足阳明胃经常用腧穴

经脉循行：起于鼻翼旁，在鼻根部左右侧交会，到眼内角与足太阳经相交会，向下沿鼻柱外侧，进入上齿中，复出环绕口唇，向下交会于颏唇沟处，再向后沿着腮后方，出于下颌大迎穴，沿下颌角上行耳前，到达前额。面部支脉，从大迎前下走人迎，沿喉咙，进入缺盆部，向下通过膈肌，属于胃，联络脾。缺盆部直行的经脉，经乳，向下挟脐旁，进入少腹两侧气冲。胃下口的支脉，沿着腹里向下到气冲会合，再由此下行经大腿前侧，沿胫骨外侧前缘，下经足跗，进入第2趾外侧端。胫部的支脉，从膝下3寸处分出，进入中趾外侧。足跗部的支脉，从跗上分出，进入大趾内侧端，与足太阴脾经相接。

联系的脏腑器官有胃、脾、鼻、眼、口、上齿、乳房。

本经腧穴：起于承泣，分布于面部直对瞳孔部、面颊部、胸部正中线旁开4寸处，腹部正中旁开2寸处，下肢外侧前缘，止于厉兑，左右各45个穴位。

主治概要：本经腧穴主治胃肠病，头面、目、鼻、口齿痛，神志病，及经脉循行部位的病症。

常用腧穴具体如下。

**1. 四白**

定位：在面部，眶下孔处。

操作：用食指点法、点揉法。

主治：目疾、面瘫、面痛。

**2. 地仓**

定位：在面部，口角旁开0.4寸。

操作：用食指点法、食中指点法。

主治：面瘫。

**3. 颊车**

定位：在面部，下颌角前上方约一横指处，当咀嚼时咬肌隆起处。

操作：用食指点法、食中指点法。

主治：面瘫、面痛。

**4. 下关**

定位：在面部，颧弓下缘中央与下颌切迹之间凹陷中。

操作：用食指点法、食中指点法。

主治：面瘫、面痛。

### 5. 头维

定位：在头部，额角发际直上 0.5 寸，头正中线旁开 4.5 寸。

操作：用拇指点法、点揉法。

主治：头痛。

### 6. 缺盆

定位：位于锁骨上窝中点凹陷处，距前正中线 4 寸。

操作：拇指点法、食中指点法、点揉法。

主治：颈椎病引起上肢麻木疼痛。

### 7. 梁门

定位：在上腹部，脐中上 4 寸，前正中线旁开 2 寸。

操作：用拇指点法、食中指点法、点揉法。

主治：胃肠疾病。

### 8. 天枢

定位：在腹部，横平脐中，前正中线旁开 2 寸。

操作：用拇指点法、食中指点法、点揉法。

主治：胃肠疾病。

### 9. 归来

定位：在下腹部，脐中下 4 寸，前正中线旁开 2 寸。

操作：用拇指点法、食中指点法、点揉法。

主治：月经病。

### 10. 髀关

定位：在股前区，股直肌近端、缝匠肌与阔筋膜张肌 3 条肌肉之间凹陷中。

操作：用拇指点法、点揉法。

主治：下肢无力、肢端发凉。

### 11. 梁丘

定位：在股前区，髌底上 2 寸，肌外侧肌与股直肌肌腱之间。

操作：用拇指点法、点揉法。

主治：胃痛。

### 12. 犊鼻

定位：在膝前区，髌韧带外侧凹陷中。

操作：用拇指点法。

主治：膝痛。

### 13. 足三里

定位：在小腿外侧，犊鼻下 3 寸，犊鼻与解溪连线上。

操作：用拇指点法、拇食中指点法。

主治：胃肠疾病、下肢疾患，具有强壮作用。

### 14. 上巨虚

定位：在小腿外侧，犊鼻下 6 寸，犊鼻与解溪连线上。

操作：用拇指点法、拇食中指点法。

主治：便秘、便溏、下肢疾患。

### 15. 条口

定位：在小腿外侧，犊鼻下 8 寸，犊鼻与解溪连线上。

操作：用拇指点法、拇食中指点法。

主治：肩痛、下肢疾患。

### 16. 下巨虚

定位：在小腿外测，犊鼻下 9 寸，犊鼻与解溪连线上。

操作：用拇指点法、拇食中指点法。

主治：小便不利、下肢疾患。

### 17. 丰隆

定位：在小腿外测，外踝尖上 8 寸，胫骨前嵴的外缘。

操作：用拇指点法、拇食中指点法。

主治：痰证、下肢疾患。

### 18. 内庭

定位：在足背，第 2、3 趾间，趾蹼缘后方赤白肉际处。

操作：用拇指点法、点揉法。

主治：胃热证，如胃火牙痛、消谷善饥。

### 19. 厉兑

定位：在足趾，第 2 趾末节外侧，趾甲根角侧后方 0.1 寸。

操作：用拇指点法。

主治：失眠、多梦。

（六）足太阴脾经常用腧穴

经脉循行：起于足大趾末端，沿着大趾内侧赤白肉际，上行至内踝前边，沿胫骨内侧缘，上行于膝关节和大腿的内侧前缘，进入腹部，属脾，络胃，向上穿过膈肌，挟咽两旁，连舌根，散布舌下。其支脉，再从胃出来，向上通过膈，流注于心中，与手少阴心经相接。

联系脏腑器官有脾、胃、心、咽、舌。

本经腧穴：起于隐白，止于大包，主要分布于下肢内侧前缘，腹部距前正中线 4 寸，胸部距前正中线 6 寸处，左右各 21 个穴位。

主治概要：本经腧穴主治妇科疾病、前阴病，及经脉循行部位的病症。

常用腧穴具体如下。

### 1. 隐白

定位：在足趾，大趾末节内侧，趾甲根角侧后方 0.1 寸。

操作：用拇指点法。

主治：失眠、多梦。

### 2. 太白

定位：在跖区，第 1 跖趾关节远端赤白肉际凹陷中。

操作：用拇指点法、点揉法。

主治：脾胃疾病。

### 3. 公孙

定位：在跖区，第 1 跖骨底的前下缘赤白肉际处。

操作：用拇指点法、点揉法。

主治：脾胃疾病。

### 4. 三阴交

定位：在小腿内侧，当足内踝尖上 3 寸，胫骨内侧缘后际。

操作：用拇指点法。

主治：泌尿生殖系统疾病。

### 5. 地机

定位：在小腿内侧，阴陵泉下 3 寸，胫骨内侧缘后际。

操作：用拇指点法、食中指点法。

主治：月经病。

### 6. 阴陵泉

定位：在小腿内侧，胫骨内侧髁下缘与胫骨内侧缘之间的凹陷中。

操作：用拇指点法、拇食指点法。

主治：脾胃疾病、水肿、膝痛。

### 7. 血海

定位：在股前区，髌底内侧端上 2 寸，股内侧肌隆起处。

操作：用拇指点法、拇食指点法。

主治：膝痛、血液病。

### 8. 大横

定位：在腹部，脐中旁开 4 寸。

操作：用拇指点法。

主治：便秘、泄泻。

## （七）手少阴心经常用腧穴

经脉循行：起始于心中，出属心系，向下穿过膈肌，联络小肠。其支脉，从心系向上，沿咽喉至目系。其直行主干，从心系上行于肺，再向下浅出腋下，沿上肢内侧后缘，进入掌内小指桡侧末端。

联系的脏腑器官有心、心系、小肠、肺、目系、喉咙。

本经腧穴：起于极泉，止于少冲，左右各 9 个穴位。

主治概要：本经腧穴主治心、胸、神志病，及经脉循行部位的病症，如颈椎病引起上肢内侧疼痛麻木。

常用腧穴具体如下。

### 1. 极泉

定位：在腋区，腋窝中央，腋动脉搏动处。

操作：用食中指点法、点揉法。

主治：颈椎病引起上肢麻木疼痛、心悸、呼吸困难。

### 2. 神门

定位：在腕前区，腕掌侧远端横纹尺侧端，尺侧腕屈肌腱的桡侧缘。

操作：用拇指点法、点揉法。

主治：失眠。

### 3. 少冲

定位：在手指，小指末节桡侧，指甲根角侧上方 0.1 寸。

操作：用拇指点法。

主治：失眠、多梦。

## （八）手太阳小肠经常用腧穴

经脉循行：从小指起始，经手背外侧至腕部，沿上肢外侧后边到肩关节，绕行肩胛部，经大椎向下进入缺盆，联络心，穿过膈，经胃部，入腹，属小肠。其上行的经脉，从缺盆沿着颈部，上经面颊到达目外眦，退回进入耳中。另一支从面颊分出，上行目眶下，抵于鼻旁，至目内眦与足太阳膀胱经相接。

联系的脏腑器官有小肠、心、胃、咽喉、鼻、目、耳。

本经腧穴：起于少泽，止于听宫，左右各 19 个穴位。

主治概要：本经腧穴主治颈椎病引起上肢疼痛麻木，头、项、耳、目、咽喉病，热病，神志病，及经脉循行部位的病症。

常用腧穴具体如下。

### 1. 少泽

定位：在手指，小指末节尺侧，指甲根角侧上方 0.1 寸。

操作：用拇指点法、点揉法。

主治：小指麻木疼痛，肩臂外后侧疼痛。

### 2. 后溪

定位：在手内侧，第 5 掌指关节尺侧近端赤白肉际凹陷中。

操作：用拇指点法、点揉法。

主治：小指麻木疼痛，肩臂外后侧疼痛。

### 3. 养老

定位：在前臂后区，腕背横纹上 1 寸，尺骨头桡侧凹陷中。

操作：用拇指点法、点揉法。

主治：落枕，肩臂外后侧疼痛。

### 4. 小海

定位：位于尺骨鹰嘴与肱骨内上髁之间凹陷处。

操作：用食指点法、点揉法。

主治：小指麻木疼痛，肩臂外后侧疼痛。

### 5. 肩贞

定位：在肩胛区，肩关节后下方，腋后纹头直上 1 寸。

操作：用拇指点法、点揉法。

主治：小指麻木疼痛，肩臂外后侧疼痛，肩周炎。

### 6. 臑俞

定位：在肩胛区，腋后纹头直上，肩胛冈下缘凹陷中。

操作：用拇指点法、点揉法。

主治：肩周炎。

### 7. 天宗

定位：在肩胛区，肩胛骨中点与肩胛骨下角连线上 1/3 与下 2/3 交点凹陷中。

操作：用拇指点法、点揉法。

主治：颈椎病、落枕、肩背痛。

### 8. 秉风

定位：在肩胛区，肩胛冈中点上方冈上窝中。

操作：用拇指点法、点揉法。

主治：颈椎病、落枕、肩背痛。

### 9. 曲垣

定位：在肩胛区，肩胛冈内侧端上缘凹陷中。

操作：用拇指点法、点揉法。

主治：颈椎病、落枕、肩背痛。

### 10. 肩外俞

定位：在脊柱区，第1胸椎棘突下，后区中线旁开3寸。

操作：用拇指点法、点揉法。

主治：颈椎病、落枕、肩背痛。

### 11. 肩中俞

定位：在脊柱区，第7颈椎棘突下，后区中线旁开2寸。

操作：用拇指点法、点揉法。

主治：颈椎病、落枕、肩背痛。

### 12. 颧髎

定位：在面部，颧骨下缘，目外眦直下凹隐中。

操作：用食中指点法。

主治：面瘫、面痛。

### 13. 听宫

定位：在面部，耳屏正中与下颌骨髁突之间的凹陷中。

操作：用食指点法、食中指点法。

主治：耳疾。

## （九）足太阳膀胱经常用腧穴

经脉循行：起于目内眦，上额交会于颠顶。颠顶部的支脉，从头顶部到达耳上角。颠顶部直行的经脉，从头顶入里联络于脑，回绕出来分开下行项后，沿着肩胛部内侧，挟着脊柱，到达腰部，从脊柱两旁肌肉进入体腔，联络肾，属于膀胱。腰部的支脉，向下通过臀部，进入腘窝中。后项的支脉，通过肩胛骨的内缘直下，经过臀部下行，沿着大腿后外侧，与腰部下来的支脉会合于腘窝中，从此向下经过小腿后侧，出于外踝的后面，沿着第5跖骨外侧至小趾外侧端，与足少阴肾经相接。

联系的脏腑器官有膀胱、肾、脑。

本经腧穴：起于睛明，止于至阴，左右各 67 个穴位。

主治概要：腧穴主治头、项、目、背、腰、下肢部病症，及神志病，背部第一侧线的背俞穴及第二侧线相平的腧穴主治与其相关的脏腑病症和有关的组织器官病症。

常用腧穴具体如下。

**1. 睛明**

定位：在面部，目内眦内上方眶内侧壁凹陷中。

操作：用食指点法、点揉法。

主治：眼疾。

**2. 攒竹**

定位：在面部，眉头凹陷中，额切迹处。

操作：用食指点法、点揉法。

主治：眼疾、面瘫、面痛。

**3. 玉枕**

定位：在头部，后发际正中旁开 1.3 寸，横平枕外粗隆上缘。

操作：用拇食中指点法、点揉法。

主治：枕后痛。

**4. 天柱**

定位：在颈后区，横平第 2 胸椎棘突上际，斜方肌外缘凹陷中。

操作：用拇食中指点法、点揉法。

主治：枕后痛。

**5. 大杼**

定位：在脊柱区，第 1 胸椎棘突下，后正中线旁开 1.5 寸。

操作：用拇指点法、食中指点法、拇食中指点法。

主治：颈肩痛。

**6. 肺俞**

定位：在脊柱区，第 3 胸椎棘突下，后正中线旁开 1.5 寸。

操作：用拇指点法、食中指点法、拇食中指点法。

主治：与肺相关病症，颈肩痛。

**7. 厥阴俞**

定位：在脊柱区，第 4 胸椎棘突下，后正中线旁开 1.5 寸。

操作：用拇指点法、食中指点法、拇食中指点法。

主治：与心相关病症、背痛。

### 8. 心俞

定位：在脊柱区，第 5 胸椎棘突下，后正中线旁开 1.5 寸

操作：用拇指点法、食中指点法、拇食中指点法。

主治：与心相关病症，背痛。

### 9. 督俞

定位：在脊柱区，第 6 胸椎棘突下，后正中线旁开 1.5 寸。

操作：用拇指点法、食中指点法、拇食中指点法。

主治：与心相关病症，背痛。

### 10. 膈俞

定位：在脊柱区，第 7 胸椎棘突下，后正中线旁开 1.5 寸。

操作：用拇指点法、食中指点法、拇食中指点法。

主治：与胸膈相关病症，背痛。

### 11. 肝俞

定位：在脊柱区，第 9 胸椎棘突下，后正中线旁开 1.5 寸。

操作：用拇指点法、食中指点法、拇食中指点法。

主治：与肝胆相关病症，背痛。

### 12. 胆俞

定位：在脊柱区，第 10 胸椎棘突下，后正中线旁开 1.5 寸。

操作：用拇指点法、食中指点法、拇食中指点法。

主治：与肝胆相关病症，背痛。

### 13. 脾俞

定位：在脊柱区，第 11 胸椎棘突下，后正中线旁开 1.5 寸。

操作：用拇指点法、食中指点法、拇食中指点法。

主治：与脾胃相关病症，背腰痛。

### 14. 胃俞

定位：在脊柱区，第 12 胸椎棘突下，后正中线旁开 1.5 寸。

操作：用拇指点法、食中指点法、拇食中指点法。

主治：与脾胃相关病症，背腰痛。

### 15. 三焦俞

定位：在脊柱区，第 1 腰椎棘突下，后正中线旁开 1.5 寸。

操作：用拇指点法、食中指点法、拇食中指点法。

主治：与脾胃相关病症，背腰痛。

### 16. 肾俞

定位：在脊柱区，第 2 腰椎棘突下，后正中线旁开 1.5 寸。

操作：用拇指点法、食中指点法、拇食中指点法。

主治：与泌尿生殖系统相关病症，背腰痛、腰椎间盘突出症。

### 17. 气海俞

定位：在脊柱区，第 3 腰椎棘突下，后正中线旁开 1.5 寸。

操作：用拇指点法、食中指点法、拇食中指点法。

主治：与泌尿生殖系统相关病症，背腰痛、腰椎间盘突出症。

### 18. 大肠俞

定位：在脊柱区，第 4 腰椎棘突下，后正中线旁开 1.5 寸。

操作：用拇指点法、食中指点法、拇食中指点法。

主治：与泌尿生殖系统相关病症，背腰痛、腰椎间盘突出症。

### 19. 关元俞

定位：在脊柱区，第 5 腰椎棘突下，后正中线旁开 1.5 寸。

操作：用拇指点法、食中指点法、拇食中指点法。

主治：与泌尿生殖系统相关病症，背腰痛、腰椎间盘突出症。

### 20. 小肠俞

定位：在骶区，骶正中嵴旁开 1.5 寸，横平第 1 骶后孔。

操作：用拇指点法、食中指点法、拇食中指点法。

主治：与泌尿生殖系统相关病症，腰骶痛。

### 21. 膀胱俞

定位：在骶区，骶正中嵴旁开 1.5 寸，横平第 2 骶后孔。

操作：用拇指点法、食中指点法、拇食中指点法。

主治：与泌尿生殖系统相关病症，腰骶痛。

### 22. 上髎

定位：在骶区，髂后上棘与后正中线之间，正对第 1 骶后孔中。

操作：用拇指点法、食中指点法、拇食中指点法。

主治：与泌尿生殖系统相关病症，腰骶痛。

### 23. 次髎

定位：在骶区，髂后上棘内下方，正对第 2 骶后孔中。

操作：用拇指点法、食中指点法、拇食中指点法。

主治：与泌尿生殖系统相关病症，腰骶痛。

**24. 中髎**

定位：在骶区，次髎内下方，正对第 3 骶后孔中。

操作：用拇指点法、食中指点法、拇食中指点法。

主治：与泌尿生殖系统相关病症，腰骶痛。

**25. 下髎**

定位：在骶区，中髎内下方，正对第 4 骶后孔中。

操作：用拇指点法、食中指点法、拇食中指点法。

主治：与泌尿生殖系统相关病症，腰骶痛。

**26. 承扶**

定位：在股后区，臀沟的中点。

操作：用拇指点法、拇食中指点法。

主治：下肢痿软无力、腰椎间盘突出症、半身不遂。

**27. 殷门**

定位：在股后区，臀沟下 6 寸股二头肌与半腱肌之间。

操作：用拇指点法、拇食中指点法。

主治：下肢痿软无力、腰椎间盘突出症、半身不遂。

**28. 浮郄**

定位：在膝后区，腘横纹上 1 寸，股二头肌腱的内侧缘。

操作：用拇指点法、拇食中指点法。

主治：下肢痿软无力、腰椎间盘突出症、膝痛、半身不遂。

**29. 委阳**

定位：在膝部，腘横纹上，股二头肌腱的内侧缘。

操作：用拇指点法、拇食中指点法。

主治：下肢痿软无力、腰椎间盘突出症、膝痛、半身不遂。

**30. 委中**

定位：在膝后区，腘横纹中点。

操作：用拇指点法、拇食中指点法。

主治：下肢痿软无力、腰椎间盘突出症、膝痛、半身不遂。

**31. 附分**

定位：在脊柱区，第 2 胸椎棘突下，后正中线旁开 3 寸

操作：用拇指点法、拇食中指点法。

主治：肩痛、背痛，与肺相关病症。

**32. 魄户**

定位：在脊柱区，第 3 胸椎棘突下，后正中线旁开 3 寸。

操作：用拇指点法、拇食中指点法。

主治：肩痛、背痛，与肺相关病症。

**33. 膏肓**

定位：在脊柱区，第 4 胸椎棘突下，后正中线旁开 3 寸。

操作：用拇指点法、拇食中指点法。

主治：肩痛、背痛，与心肺相关病症，具有强壮作用。

**34. 神堂**

定位：在脊柱区，第 5 胸椎棘突下，后正中线旁开 3 寸。

操作：用拇指点法、拇食中指点法。

主治：背痛，与心肺相关病症。

**35. 谚谑**

定位：在脊柱区，第 6 胸椎棘突下，后正中线旁开 3 寸。

操作：用拇指点法、拇食中指点法。

主治：背痛，与心肺相关病症。

**36. 膈关**

定位：在脊柱区，第 7 胸椎棘突下，后正中线旁开 3 寸。

操作：用拇指点法、拇食中指点法。

主治：背痛，与心肺相关病症。

**37. 魂门**

定位：在脊柱区，第 9 胸椎棘突下，后正中线旁开 3 寸。

操作：用拇指点法、拇食中指点法。

主治：背痛，与肝胆相关病症。

**38. 阳纲**

定位：在脊柱区，第 10 胸椎棘突下，后正中线旁开 3 寸。

操作：用拇指点法、拇食中指点法。

主治：背痛、腰痛，与肝胆相关病症。

**39. 意舍**

定位：在脊柱区，第 11 胸椎棘突下，后正中线旁开 3 寸。

操作：用拇指点法、拇食中指点法。

主治：背痛、腰痛，与脾胃相关病症。

### 40. 胃仓

定位：在脊柱区，第 12 胸椎棘突下，后正中线旁开 3 寸。

操作：用拇指点法、拇食中指点法。

主治：背痛、腰痛，与脾胃相关病症。

### 41. 肓门

定位：在腰区，第 1 腰椎棘突下，后正中线旁开 3 寸。

操作：用拇指点法、拇食中指点法。

主治：背痛、腰痛，与泌尿生殖相关病症。

### 42. 志室

定位：在腰区，第 2 腰椎棘突下，后正中线旁开 3 寸。

操作：用拇指点法、拇食中指点法。

主治：背痛、腰痛，与泌尿生殖相关病症。

### 43. 秩边

定位：在骶区，横平第 4 骶后孔，骶正中嵴旁开 3 寸。

操作：俯卧位。用拇指点法、拇食中指点法。

主治：臀痛、腰椎间盘突出症、半身不遂。

### 44. 合阳

定位：在小腿后区，腘横纹下 2 寸，腓肠肌肉外侧头之间。

操作：俯卧位。用拇指点法、拇食中指点法。

主治：膝痛、下肢痛、腰椎间盘突出症、半身不遂。

### 45. 承筋

定位：在小腿后区，腓肠肌两肌腹之间，腘横纹下 5 寸。

操作：俯卧位。用拇指点法、拇食中指点法。

主治：膝痛、下肢痛、腰椎间盘突出症、半身不遂。

### 46. 承山

定位：在小腿后区，腓肠肌两肌腹与肌腱交角处。

操作：俯卧位。用拇指点法、拇食中指点法。

主治：下肢痛、腰椎间盘突出症、半身不遂。

### 47. 飞扬

定位：在小腿后区，昆仑穴直上 7 寸，腓肠肌外下缘与跟腱移行处。

操作：俯卧位。用拇指点法、拇食中指点法。

主治：下肢痛、腰椎间盘突出症、半身不遂。

**48. 跗阳**

定位：在小腿后区，外踝后，昆仑穴直上 3 寸，腓骨与跟腱之间。

操作：俯卧位。用拇指点法、拇食中指点法。

主治：下肢痛、腰椎间盘突出症、半身不遂。

**49. 昆仑**

定位：在踝区，外踝尖与跟腱之间的凹陷中。

操作：俯卧位。用拇指点法、拇食中指点法。

主治：膝痛、下肢痛、腰椎间盘突出症、半身不遂。

**50. 申脉**

定位：在踝区，外踝尖直下，外踝下缘与跟骨之间凹陷中。

操作：正坐平放足，或仰卧位。用拇指点法。

主治：膝痛、下肢痛、腰椎间盘突出症、半身不遂、失眠。

**51. 京骨**

定位：在跖区，第 5 跖骨粗隆前下方，赤白肉际处。

操作：正坐平放足，或仰卧位。用拇指点法。

主治：下肢痛、腰椎间盘突出症、半身不遂。

**52. 束骨**

定位：在跖区，第 5 跖趾关节的近端，赤白肉际处。

操作：正坐平放足，或仰卧位。用拇指点法。

主治：下肢痛、腰椎间盘突出症、半身不遂。

**53. 足通谷**

定位：在足趾，第 5 跖趾关节的远端，赤白肉际处。

操作：正坐平放足，或仰卧位。用拇指点法。

主治：下肢痛、腰椎间盘突出症、半身不遂。

**54. 至阴**

定位：在足趾，小趾末节外侧，趾甲根角侧后方 0.1 寸。

操作：用拇指点法。

主治：足趾痛、腰椎间盘突出症、半身不遂、纠正胎位。

（十）足少阴肾经常用腧穴

经脉循行：从足小趾起始，斜向足心绕过内踝，进入足跟，向上经过小腿，腘窝内侧，沿股内侧后缘，贯穿脊柱，属于肾脏，联络膀胱。浅出腹前，上行经腹、胸部，终止于锁骨下缘。肾脏部直行的经脉，从肾通过肝和横膈，进入肺中，沿喉咙挟于舌根部。

肺部支脉联络心脏，注入胸中。肺部支脉，从肺部出来，联络心脏，流注于胸中与心包经相接。

联系脏腑器官有肾、膀胱、肝、肺、心、喉咙、舌。

本经腧穴：起于涌泉，分布于下肢内侧后缘，在腹部距正中线 0.5 寸，在胸部距正中线 2 寸，止于俞府，左右各 27 个穴位。

主治概要：本经腧穴主治妇科病，前阴病，肾、肺、咽喉病，及经脉循行部位的病症。

常用腧穴具体如下。

### 1. 涌泉

定位：在足底，屈足卷趾时足心最凹陷中。约当足 2、3 趾趾缝纹端与足跟连线的前 1/3 与后 2/3 交点上。

操作：用拇指点法、点揉法。

主治：高血压、呕吐、头痛。

### 2. 太溪

定位：在踝区，内踝尖与跟腱之间的凹陷中。

操作：用拇指点法、点揉法。

主治：下肢痛、腰椎间盘突出症、月经不调、遗精、阳痿、小便不利。

### 3. 照海

定位：在踝区，内踝尖下 1 寸，内踝下缘边际凹陷中。

操作：用拇指点法。

主治：咽痛。

### 4. 复溜

定位：在小腿内侧，内踝尖上 2 寸，跟腱的前缘。

操作：用拇指点法。

主治：各种汗证。

### 5. 阴谷

定位：在膝后区，腘横纹上，屈膝时，半腱肌肌腱外侧缘。

操作：用拇指点法、食中指点法、点揉法。

主治：膝痛、小便不利。

### 6. 大赫

定位：在下腹部，脐中下 4 寸，前正中线旁开 0.5 寸。

操作：用拇指点法、食中指点法。

主治：泌尿生殖系统疾病。

### 7. 肓俞

定位：在腹部，脐中旁开 0.5 寸。

操作：用拇指点法、食中指点法。

主治：泌尿生殖系统疾病、脾胃病。

### 8. 俞府

定位：在胸部，锁骨下缘，前正中线旁开 2 寸。

操作：用拇指点法、食中指点法。

主治：与肺相关病症。

## （十一）手厥阴心包经常用腧穴

经脉循行：从胸中起始，出属心包络，向下通过膈肌，从胸至腹依次联络上、中、下三焦。其外行支脉，从胸部乳旁浅出走向胁腋部，沿上臂内侧进入肘窝中，向下行于前臂掌侧正中至中指末端。其分支，从手掌中央分出，沿无名指出指端。

联系的脏腑器官有心包、心、肺、胃、三焦。

本经腧穴：起于乳旁天池，分布于上肢内侧中间，止于中指末端中冲，左右各 9 个穴位。

主治概要：本经腧穴主治心、胸、胃、神志病，及经脉循行部位的病症。

常用腧穴具体如下。

### 1. 曲泽

定位：在肘前区，肘横纹上，肱二头肌腱的尺侧缘凹陷中。

操作：用拇指点法。

主治：肘痛。

### 2. 内关

定位：在前臂前区，腕掌侧远端横纹上 2 寸，掌长肌腱与桡侧腕屈肌腱之间。

操作：用拇指点法、食指点法。

主治：与心相关病症，呕吐、胸胁疼痛。正中神经分布区的病症。

### 3. 大陵

定位：在腕前区，腕掌侧远端横纹中，当掌长肌腱与桡侧腕屈肌腱之间。

操作：用拇指点法、食指点法。

主治：跟痛症。

### 4. 劳宫

定位：在掌区，横平第 3 掌指关节近端，第 2、3 掌骨之间偏于第 3 掌骨。

操作：用拇指点法。

主治：手掌拘急挛缩、中风。

**5. 中冲**

定位：在手指，中指末端最高点。

操作：用拇指点法。

主治：晕厥。

## （十二）手少阳三焦经常用腧穴

经脉循行：从无名指末端起始，沿上肢外侧中间上行至肩，与大椎交会，向前进入缺盆，络于心包，通过膈肌，属于上、中、下三焦。其支脉从胸上行，出于缺盆，上走颈外侧，从耳下绕耳后，经耳上角，然后屈曲向下达面颊，直达眶下部。另一支脉，从耳后入耳中，出走耳前，与前脉交叉于面部，到达目外眦。

联系的脏腑器官有三焦、心包、耳、眼、膈。

本经腧穴：起于关冲，止于丝竹空，左右各 23 个穴位。

主治概要：本经腧穴主治头侧、耳、目、胸胁、咽喉病，热病，及经脉循行部位的病症。

常用腧穴具体如下。

**1. 关冲**

定位：在手指，第 4 指末节尺侧，指甲根角侧上方 0.1 寸。

操作：用拇指点法。

主治：昏厥。

**2. 中渚**

定位：在手背，第 4、5 掌骨间，第 4 掌指关节近端凹陷中。

操作：用拇指点法。

主治：肩痛、颈痛、目痛、咽喉痛。

**3. 阳池**

定位：在腕后区，腕背侧远端横纹上，指伸肌腱的尺侧缘凹陷中。

操作：用拇指点法。

主治：腕痛。

**4. 外关**

定位：在前臂后区，腕背侧远端横纹上 2 寸，尺骨与桡骨之间。

操作：拇指点法、点揉法。

主治：各种风证，肩痛、颈痛、目痛、咽喉痛、偏头痛、耳疾。

### 5. 支沟

定位：在前臂后区，腕背侧远端横纹上 3 寸，尺骨与桡骨间隙中点。

操作：用拇指点法。

主治：前臂背侧疼痛、便秘。

### 6. 肩髎

定位：在三角肌区，肩峰角与肱骨大结节两骨间呈凹陷中。

操作：用拇指点法。

主治：肩痛。

### 7. 天髎

定位：在肩胛区，当肩胛骨上角骨际凹陷中。

操作：用拇指点法。

主治：肩背痛。

### 8. 翳风

定位：在颈部，耳垂后方，乳突下端前方凹陷中。

操作：用拇指点法、食中指点法。

主治：面瘫、颈痛。

### 9. 瘛脉

定位：在头部，乳突中央，角孙至翳风沿耳轮弧形连线的上 2/3 与下 1/3 的交点处。

操作：用拇指点法、食中指点法。

主治：耳疾、偏头痛、枕后疼痛。

### 10. 颅息

定位：在头部，角孙与翳风沿耳轮弧形连线的上 1/3 与下 2/3 的交点处。

操作：用拇指点法、食中指点法。

主治：耳疾、偏头痛、枕后疼痛。

### 11. 角孙

定位：在头部，耳尖正对发际处。

操作：用拇指点法、食中指点法。

主治：偏头痛。

### 12. 耳门

定位：在耳区，耳屏上切迹与下颌骨髁突之间的凹陷中。

操作：用食中指点法。

主治：耳疾。

**13. 丝竹空**

定位：在面部，眉梢凹陷中，瞳子髎直上。

操作：用拇指点法、食中指点法。

主治：目疾、面疾。

## （十三）足少阳胆经常用腧穴

经脉循行：从外眼角起始，向上到头角，再向下到耳后，沿着头项下行至大椎，退回来向前进入缺盆部。耳部的支脉，从耳后入耳中，出耳前，到目外眦后方。外眦部的支脉，从目外眦处分出向下到大迎穴附近，和手少阳经相合于面颊部，下行到颈部，与前脉会合于缺盆，进入体腔，贯穿膈肌，络肝，属胆，沿着胁内，出于少腹两侧腹股沟动脉部，经过外阴部毛际，横入髋部。缺盆直行的经脉，下行腋部，沿着侧胸部，经过胁肋，向下会合前脉于髋部，再向下沿着大腿外侧，膝关节外侧，行腓骨之前，直下腓骨下端浅出外踝前，沿着足背，进入足第4趾外侧到末端。足背部的支脉，从足背上分出，进入大趾之端，返回来贯爪甲，分布在足大趾背上的丛毛部。

联系脏腑器官有胆、肝、膈、耳、眼、咽喉。

本经腧穴：起于瞳子髎，分布于头侧、身侧、下肢外侧，止于足窍阴，左右各44个穴位。

主治概要：本经腧穴主治侧头、目、耳、咽喉病，神志病，热病，及经脉循行部位的病证。

常用腧穴具体如下。

**1. 瞳子髎**

定位：在面部，目外眦外侧0.5寸凹陷中。

操作：用拇指点法、食中点法、点揉法。

主治：目疾。

**2. 听会**

定位：在面部，耳屏间切迹与下颌骨髁突之间的凹陷中。

操作：用食中点法、点揉法。

主治：耳疾。

**3. 上关**

定位：在面部，颧弓上缘中央凹陷中。

操作：用食中点法、点揉法。

主治：耳疾。

**4. 颔厌**

定位：在头部，从头维至曲鬓弧形连线的上 1/4 与下 3/4 的交点处。

操作：用拇指点法。

主治：偏头痛。

**5. 悬颅**

定位：在头部，从头维至曲鬓弧形连线的中点处。

操作：用拇指点法。

主治：偏头痛。

**6. 悬厘**

定位：在头部，从头维至曲鬓弧形连线的上 3/4 与下 1/4 的交点处。

操作：用拇指点法。

主治：偏头痛。

**7. 曲鬓**

定位：在头部，耳前鬓角发际后缘的垂线与耳尖水平线交点处。

操作：用拇指点法。

主治：偏头痛。

**8. 率谷**

定位：在头部，耳尖直上入发际 1.5 寸。

操作：用拇指点法。

主治：偏头痛。

**9. 阳白**

定位：在头部，瞳孔直上，眉上 1 寸。

操作：用拇指点法、食中指点法、点揉法。

主治：前额痛、面瘫、面痛。

**10. 风池**

定位：在颈后区，枕骨之下，胸锁乳突肌上端与斜方肌上端之间的凹陷中。

操作：用拇食中指点法、点揉法。

主治：头痛、目疾、项痛。

**11. 肩井**

定位：在肩胛区，第 7 颈椎棘突与肩峰最外侧点连线的中点。

操作：用拇指点法。

主治：颈痛、肩痛、颈椎病、乳疾。

### 12. 居髎

定位：在臀区，髂前上棘与股骨大转子最凸点连线的中点处。

操作：用拇指点法、拇食中指点法、肘点法、点按法、点揉法。

主治：腰椎间盘突出症、半身不遂、下肢痿软无力。

### 13. 环跳

定位：在臀区，股骨大转子最凸点与骶管裂孔连线的外 1/3 与内 2/3 的交点处。

操作：侧卧屈股，用拇指点法、拇食中指点法、肘点法、点按法、点揉法。

主治：腰椎间盘突出症、半身不遂、下肢痿软无力。

### 14. 风市

定位：在股部，大腿外侧部，当腘横纹上 7 寸。或直立垂手时，掌心贴于大腿时，中指尖所指凹陷中，髂胫束后缘。

操作：用拇指点法、拇食中指点法、点按法、点揉法。

主治：腰椎间盘突出症、半身不遂、下肢痿软无力。

### 15. 膝阳关

定位：在膝部，股骨外上髁后上缘，肌二头肌腱与髂束肌之间的凹陷中。

操作：用拇指点法、拇食中指点法、点按法、点揉法。

主治：腰椎间盘突出症、半身不遂、下肢痿软无力。

### 16. 阳陵泉

定位：在小腿外侧，腓骨头前下方凹陷中。

操作：用拇指点法、拇食中指点法、点按法、点揉法。

主治：腰椎间盘突出症、半身不遂、下肢痿软无力。

### 17. 悬钟

定位：在小腿外侧，当外踝尖上 3 寸，腓骨前缘。

操作：仰卧位或侧卧位。用拇指点法、拇食中指点法、点按法、点揉法。

主治：腰椎间盘突出症、半身不遂、下肢痿软无力。

注：又名绝骨。

### 18. 足窍阴

定位：在足部趾，第 4 趾末节外侧，趾甲根角侧后方 0.1 寸。

操作：仰卧位。用拇指点法、点揉法。

主治：腰椎间盘突出症、半身不遂、下肢痿软无力。

## （十四）足厥阴肝经常用腧穴

经脉循行：起于足大趾背部丛毛边际，向上沿足背到内踝前，再向上沿胫骨内缘，经膝关节和大腿内侧，进入阴毛中，环绕阴器，至小腹，挟胃旁，属肝，络胆，向上通过横膈，分布于胁肋，沿着喉咙的后面，向上进入鼻咽部，连于目系，向上出于额前，与督脉会于颠顶。其支脉，从目系下循颊里，环绕唇内。另一支脉从肝分出，通过横膈，向上流注于肺，与手太阴肺经相接。

联系的脏腑器官有肝、胆、胃、肺、膈、眼、头部、咽喉。

本经腧穴：起于足大趾趾甲根角外侧大敦穴，分布于下肢内侧中间，止于季胁部期门穴，左右各 14 个穴位。

主治概要：本经腧穴主治肝病、妇科疾病、前阴病，及经脉循行部位的病症。

常用腧穴具体如下。

### 1. 大敦

定位：在足趾，大趾末节外侧，趾甲根角侧后方 0.1 寸。

操作：用拇指点法、点揉法。

主治：疝气疼痛。

### 2. 行间

定位：在足背，第 1、2 趾间，趾蹼缘的后方赤白肉际处。

操作：用拇指点法、点揉法。

主治：足跗疼痛、肋间神经痛、中风、高血压。

### 3. 太冲

定位：在足背，第 1、2 跖骨，跖骨底结合部前方凹陷中，或触及动脉搏动。

操作：用拇指点法、点揉法。

主治：足跗疼痛、肋间神经痛、中风、高血压。

### 4. 蠡沟

定位：在小腿内侧，内踝尖上 5 寸，胫骨内侧面的中央。

操作：用拇指点法、点揉法。

主治：腰椎间盘突出症、小腿内侧疼痛、肋间神经痛、中风、高血压、月经不调。

### 5. 膝关

定位：在膝部，胫骨内侧髁的下方，阴陵泉后 1 寸。

操作：用拇指点法、食中指点法。

主治：膝痛。

### 6. 曲泉

定位：在膝部，腘横纹内侧端，半腱肌肌腱内缘凹陷中。

操作：屈膝用拇指点法、食中指点法。

主治：膝痛。

**7. 章门**

定位：在侧腹部，在第 11 肋游离端的下际。

操作：用拇指点法。

主治：胁痛。

**8. 期门**

定位：在胸部，第 6 肋间隙，前正中线旁开 4 寸。

操作：用拇指点法。

主治：胁痛。

## （十五）常用经外奇穴

经外奇穴为非十四经腧穴，是有特殊治疗作用的穴位。

常用穴位具体如下。

**1. 四神聪**

定位：在头部，百会前后左右各开 1 寸，共 4 个穴位。

操作：用拇指点法、点揉法。

主治：头痛、失眠、眩晕、小儿脑瘫。

**2. 鱼腰**

定位：在头部，瞳孔直上，眉毛中。

操作：用拇指点法、食中指点法、点揉法。

主治：面瘫、目疾。

**3. 太阳**

定位：在头部，眉梢与目外眦之间，向后约一横指的凹陷中。

操作：用拇指点法、食中指点法。

主治：头痛、失眠、眩晕、面瘫、面痛。

**4. 子宫**

定位：在下腹部，脐中下 4 寸，前正中线旁开 3 寸。

操作：用拇指点法、点揉法。

主治：妇科病症。

**5. 定喘**

定位：在脊柱区，横平第 7 颈椎棘突下，后正中线旁开 0.5 寸。

操作：用拇指点法、食中指点法。

主治：哮喘。

**6. 夹脊**

定位：在脊柱区，第 1 胸椎至第 5 腰椎棘突下两侧，后正中线旁开 0.5 寸，一侧 17 穴。

操作：用拇指点法、食中指点法。

主治：腰背痛，相应脏腑功能失调。

**7. 胃脘下俞**

定位：在脊柱区，横平第 8 胸椎棘突下，后正中线旁开 1.5 寸。

操作：用拇指点法、食中指点法。

主治：胃痛、消渴、胰腺炎。

**8. 四缝**

定位：在手指，第 2~5 指掌面的近侧指间关节横纹的中央，一手 4 穴。

操作：用拇指点法、点按法。

主治：疳积。

**9. 内膝眼**

定位：在膝部，髌韧带内侧凹陷处的中央。

操作：用食中指点法。

主治：膝痛。

**10. 胆囊**

定位：在小腿外侧，腓骨小头直下 2 寸。

操作：用拇指点法、拇食中指点法。

主治：胆囊疾患。

**11. 阑尾**

定位：在小腿外侧，髌韧带外侧凹陷下 5 寸，胫骨前嵴外一横指。

操作：用拇指点法、拇食中指点法。

主治：阑尾炎。

（十六）常见伤科疾病压痛点

压痛点即阿是穴。

**1. 颈型颈椎病** 压痛点位于颈肩部。

**2. 神经根型颈椎病** 压痛点位于病变节段的棘突旁。

**3. 落枕** 压痛点位于颈肩部肌肉痉挛处、压痛处。

**4. 胸胁屏伤** 压痛点可以出现在肋椎关节、棘突，或肋间肌的损伤处。

**5. 肋软骨炎** 压痛点位于肋软骨和肋骨的交接部。

**6. 腰椎间盘突出症** 压痛伴有放射痛处，叩痛伴有放射痛处。患侧与病变间隙相平的脊柱旁开 1~2cm 处压痛点。

**7. 腰部软组织劳损** 广泛压痛，以酸为主，痛为辅。压痛点位于脊柱两侧腰肌，或韧带筋膜起止点处。压痛点的位置提示劳损部位，如骶棘肌压痛提示骶棘肌劳损。

**8. 急性腰部软组织损伤** 压痛点常在腰 4~5、腰 5~ 骶 1 旁、骶棘肌起点处、腰 3 横突处，按压时常为剧烈疼痛，痛点固定。同时腰部肌肉痉挛，呈强直状。

**9. 退行性脊柱炎** 压痛点位于腰部病变节段旁。

**10. 腰 3 横突综合征** 压痛点位于腰 3 横突端部，并可触及条索状硬结。

**11. 隐性脊柱裂** 腰骶部正中压痛，同时有以下表现：皮肤可有色素沉着，汗毛较多，或有小陷窝。非急性期隐性脊柱裂无任何症状。

**12. 梨状肌综合征** 在梨状肌体表投影区（自尾骨尖至髂后上棘连线中点到大转子尖画一线，此线的中内 2/3 即为梨状肌肌腹的下缘在体表的投影），有明显的压痛并伴有下肢放射痛。用力按压时可触及痉挛的梨状肌。

**13. 肩周炎** 特点为广泛压痛。压痛点常位于喙突、大结节、小结节、结节间沟、三角肌止点、肩峰、冈上肌、冈下肌、小圆肌、肩胛提肌。

**14. 肱二头肌长头腱鞘炎** 结节间沟处压痛，结节间沟下方有时也有压痛。

**15. 冈上肌腱炎** 大结节外上方压痛。

**16. 肩峰下滑囊炎** 压痛出现在三角肌、肩峰下、大结节等处，常可随肱骨的旋转而移位。当滑囊肿胀和积液时，肩关节周围及三角肌范围内都有压痛。

**17. 肱骨外上髁炎** 肱骨外上髁处压痛，环状韧带、肱桡关节间隙处也可以有压痛。

**18. 肱骨内上髁炎** 肱骨内上髁、肘关节内侧、尺侧屈腕肌、指浅屈肌处有明显压痛。

**19. 桡侧腕伸肌腱周围炎** 前臂桡背侧中下 1/3 处可有压痛、发热。

**20. 三角软骨盘损伤** 压痛点位于下尺桡关节间隙，或尺骨茎突。

**21 桡骨茎突部狭窄性腱鞘炎** 桡骨茎突部压痛。

**22. 腱鞘囊肿** 囊肿小如黄豆，大如乒乓球，半球形；光滑，压之有胀或痛感，与皮肤无粘连，但与深处组织附着，无活动性；囊肿张力较大，少数柔软，压之有囊性感。

**23. 屈指肌腱狭窄性腱鞘炎** 掌骨头掌侧可触及结节样肿块，有压痛，在患指屈伸运动时，此结节处有弹跳感。

**24. 髋关节一过性滑膜炎** 髋关节前方（腹股沟处）可有压痛。

25. **膝关节韧带损伤**　压痛点位于韧带的起止部，局部并可触及凹陷。

26. **膝关节骨性关节炎**　常见的压痛点有股骨内髁、股骨外髁、胫骨内侧髁、胫骨外侧髁、髌骨上下极、膝眼处。

27. **半月板损伤**　自膝眼处向后沿半月板之前角、体部、后角部按压。伸膝时膝眼处压痛而屈曲时不痛，提示半月板前角损伤。内侧压痛代表内侧半月板损伤，外侧压痛代表外侧半月板损伤。

28. **髌骨软化症**　髌骨关节面、髌骨周围压痛，尤以髌骨内缘多见，有时膝眼处也可有压痛。

29. **胫骨结节骨骺炎**　胫骨结节处压痛。

30. **踝关节软组织损伤**　压痛明显，压痛的部位即为损伤的部位。距腓前韧带损伤时压痛常在外踝前下方。应注意检查内踝、外踝、内踝尖、外踝尖、第 5 跖骨基底部是否有压痛，以除外骨折。

31. **跟痛症**　跟骨结节处压痛，有时可触及骨性隆起。

# 第五节　临床应用

应用点穴疗法治疗病症时，治疗处方中的穴位包括三部分，第一部分是阿是穴，第二部分是以经络脏腑等辨证方法为依据所选的穴位，第三是经验穴。这三部分穴位共同组成处方，也可以单以某一部分的穴位为主进行治疗。

在点穴时，所点穴位的局部、远端或病变部位应有疼痛、酸胀、麻木、轻松、温热等感觉，出现上述感觉时点穴疗法效果才明显。可以单点患侧穴位，也可以两侧同时点按。点穴至病变部位有相应感觉后再进行其他穴位的点按，或每穴点按半分钟至 1 分钟。对于有关节功能受限的受术者，一边点穴一边嘱受术者活动受限的关节。

点穴的刺激量分为弱刺激、中刺激、强刺激。针对疼痛受术者通常采用强刺激，针对虚证受术者，采用弱刺激；对于肌肉丰厚处的穴位可以采用强刺激，如环跳；对于肢端、颠顶、肌肉较薄处的穴位，可以采用弱刺激。

以下介绍一些常见病的点穴处方，供参考应用。如无特殊说明请参照前述点穴要点进行治疗。

## 一、伤科病症

**1. 颈型颈椎病**  选阿是穴、风池、肩外俞、肩中俞、曲垣、大杼、天宗、肩井。

**2. 神经根型颈椎病**  选阿是穴。

C5 神经受压时，选缺盆、肩中俞、天宗、极泉、手三里、外关；C6 神经受压时，选缺盆、肩中俞、天宗、极泉、臂臑、手三里、鱼际、合谷；C7 神经受压时，选缺盆、肩中俞、天宗、极泉、手三里、内关；C8 神经受压时，选缺盆、肩中俞、肩贞、极泉、小海。

**3. 落枕**  选合谷、外关、落枕穴、阿是穴。

**4. 胸胁屏伤**  选内关、阳陵泉。

**5. 肋软骨炎**  选阿是穴。

**6. 腰椎间盘突出症**  选阿是穴、秩边、承扶、殷门、委中、委阳、承山、飞扬、昆仑、环跳、居髎、风市、阳陵泉、悬钟、足三里、太溪、涌泉。

**7. 腰部软组织劳损**  选阿是穴、三焦俞、肾俞、气海俞、大肠俞、关元俞、小肠俞、肓门、志室、委中。

**8. 急性腰部软组织损伤**  选委中、悬钟。

受术者取俯卧位。术者双手拇指点按受术者双侧委中穴、悬钟穴以止痛，点按的力量要大。在点按委中时，嘱受术者双手支撑床面，由俯卧位改为跪坐位，再俯卧于床上，如此反复 5~10 次。

**9. 退行性脊柱炎**  选阿是穴、大肠俞、关元俞、秩边、环跳、殷门、委中、承山、阳陵泉、悬钟、昆仑、太溪。

**10. 腰 3 横突综合征**  选阿是穴。

**11. 隐性脊柱裂**  选委中、腰阳关。

**12. 梨状肌综合征**  选委中、悬钟。

**13. 肩周炎**  选阿是穴、合谷、三间、后溪、中渚。

**14. 肱二头肌长头腱鞘炎**  选阿是穴、合谷、三间、后溪、中渚。

**15. 肩峰下滑囊炎**  选肩髃。

**16. 肱骨外上髁炎**  选肘髎。

**17. 肱骨内上髁炎**  选阿是穴。

**18. 桡侧腕伸肌腱周围炎**  选阿是穴、合谷、三间。

**19. 三角软骨盘损伤**  选阿是穴。

**20. 桡骨茎突部狭窄性腱鞘炎**  选阿是穴

**21. 腱鞘囊肿**  选阿是穴。

22. **屈指肌腱狭窄性腱鞘炎** 选阿是穴。

23. **髋关节一过性滑膜炎** 选髀关、环跳、居髎、足三里、阴陵泉。

24. **膝关节韧带损伤** 选阿是穴、阳陵泉、阳关、阴陵泉、阴谷、膝关、曲泉。

25. **膝关节骨性关节炎** 选阿是穴、阳陵泉、阳关、血海、梁丘、足三里、阴陵泉、阴谷、膝关、曲泉、委中、委阳。

26. **半月板损伤** 阿是穴、血海、梁丘、足三里、阴陵泉。

27. **髌骨软化症** 选阿是穴、血海、梁丘、足三里、阴陵泉。

28. **胫骨结节骨骺炎** 选阿是穴。

29. **踝关节软组织损伤** 选阿是穴。

30. **跟痛症** 选阿是穴。

## 二、内科、妇科病症

1. **心血管系统疾患** 选内关、膻中、心俞、督俞、厥阴俞、至阳、夹脊。

2. **呼吸系统疾患** 选中府、膻中、天突、鱼际、风门、肺俞、定喘。

3. **消化系统疾患** 选上脘、中脘、下脘、梁门、章门、足三里、脾俞、胃俞、胃脘下俞、夹脊、内关、公孙。

便秘、便溏者加天枢、大横、上巨虚。腹胀者加气海。胃下垂者加百会。

4. **泌尿系统疾患** 选中极、关元、气海、大赫、阴陵泉、三阴交、太溪、足三里、肺俞、脾俞、肾俞、夹脊。

5. **神经系统疾患** 选百会、四神聪、神庭、印堂、太阳、神门、内关、三阴交。失眠选神门、内关、三阴交、足三里。

6. **妇科疾患** 选关元、气海、中极、子宫、地机、血海、三阴交、太溪、肾俞、八髎、夹脊。子宫下垂加百会。

## 三、急症

1. **昏厥** 选人中。

2. **各种痛证** 选合谷。

3. **心绞痛** 选内关。

4. **心率异常** 选内关。

5. **心律不齐** 选内关。

6. **呕吐** 选内关、涌泉。

7. **腹痛胃痛** 选足三里、中脘。

8. **腰痛** 选委中、悬钟。

# 第六章　腹部推拿技术

## 第一节　概　述

　　腹部推拿是推拿学的一个重要分支，也是古代保健按摩的一大流派，具有历史悠久、适应证广、操作简便、经济安全、防治兼效的特点。

　　按摩有浓厚的原始医学性质，起源极早。在三千多年前的甲骨文中，已有摩腹的文字记录。如"疒"，甲骨文中此字左半边像一人因病仰卧在床上，右下部像一人用手按摩其腹部，进行诊治。《说文解字》云："疒，小腹病。"《玉篇》谓："疒，心腹疾也。"可见此字是指用按摩法治疗腹疾。《黄帝内经》为摩腹疗法的发展奠定了坚实的理论基础。书中有三十篇涉及按摩，论述了按摩工具、主治病证及愈病机理。其中《素问·举痛论》讨论了按之痛止、按之无益、痛甚拒按的机理，指出腹痛可由寒气或热气客于肠胃引起。若寒气客于肠胃之间，导致络脉拘急，气血停滞，按之血气能散，故按之痛止。若寒气侵犯的部位较深，手按不能及，则按之无益。若寒气客于经脉之中，引起脉满而气血乱，则痛甚不可按。

　　东汉末年，华佗已将膏摩法运用腹部手术中。《三国志·魏书·华佗传》载："病若在肠中，便断肠湔洗，缝腹膏摩，四五日瘥，不痛。"膏摩，即以膏剂药物作为介质进行按摩，按摩与药物相结合，拓宽了摩腹术的治疗范围。

　　至晋代，摩腹在治疗急症及养生方面取得了较大的进展。

　　隋唐时期，按摩成为医学四科之一，设有按摩博士，掌教按摩生消息导引之法。按摩广泛应用于内、外、儿、妇产、五官及伤骨科，摩腹在医治疾病强身保健方面崭露头角，受到医家的重视。

　　隋代巢元方著《诸病源候论》，较系统地总结了摩腹的方法、医治病证及愈病机理。摩腹可以治疗腹痛、腹胀、虚劳里急、风湿痹、风邪候、大便难等。

　　两宋金元时期，按摩在民间广泛流传。北宋《圣济总录》卷四的"必按摩"，是现存最早最完整的按摩专论。作者对按摩治病的机理，归纳为开达抑遏、疏泄外邪，并指出"养生法，凡小有不安，必按摩接捺，令百节通利，邪气得泄"。晋唐以来，摩腹历久不衰，成为我国古代保健按摩的一大流派。此外，元代张子和谓伤寒病"欲水之人，慎勿禁水，但饮之后，频与按摩其腹，则心下自动"。

明初太医院曾设按摩科，小儿推拿取得了突破性进展，《针灸大成·按摩经》是第一部小儿推拿专著，陈士铎《石室秘录》摩治法论述了揉小腹治疗脏腑症结。

清代养生家方开传授的《延年九转法》是摩腹养生的第一部专著，为摩腹保健的普及起了促进作用。

"民国"时期推拿业濒于灭亡。

新中国成立后许多推拿大家从手法诊断、治疗病症、保健等不同角度，丰富和发展了摩腹疗法。近代腹部推拿不断发展，形成了百花齐放的繁荣景象。代表有腹诊推拿流派，其创立者是河北武邑人骆俊昌。腹诊推拿法以阴阳五行、藏象经络理论为指导，强调整体治疗，扶正祛邪，灵活应用。在治疗原则上是先治本，后治标，以治本为主，兼顾治标。腹诊方法主要是望诊和触诊，通过观察其腹部形态的变异与触知其腹壁的紧张度及是否有块状、索状、网状等不同情况，以提供必要的诊断依据，再按八纲辨证方法判断其表、里、寒、热、虚、实，及其与全身的关系，从而确定推拿的治则。脏腑经络按摩流派，其代表是《脏腑图点穴法》，其中手法注重脾胃，以阑门穴及腹部各穴为主，对一些内科杂症确有奇效；另配有四肢分筋法及一些辅助手法，疏理全身经筋，手法奇特，在点穴揉按时强调"旋转推按，气通则止"。津沽推拿流派，是天津地区新兴的推拿创新流派，其理论基础源自推拿名家胡秀璋、李墨林及骨科名家叶希贤，以脏腑与经络的关系为基础并善加利用，特别强调冲脉调理周身气血的生理功能；提出"通脉健脾""通脉调气""通脉调神"为主的三套腹部推拿治疗方案，临床效果显著。

# 第二节　腹部推拿作用机理

## 一、腹部推拿的功效

腹部推拿就是运用特定的推拿手法，直接作用于胸腹部的脏腑组织器官或者经络腧穴，通过外在的物理刺激，疏通经络，软坚散结，活血化瘀，以促进气血流通，使人体之气能够随经络和血脉运行，进而内灌脏腑，外营肢节，贯穿上下，以改善组织器官的营养供应，保持人体新陈代谢功能的旺盛，有效提高机体的生命力。主要体现在以下几个方面。

1. **健脾胃，生气血**　脾胃位于中焦，是人体腹部的重要器官，同属于消化系统，两者通过足太阴脾经和足阳明胃经相互络属。脾主运化，胃主受纳，脾为胃行其津液，共同完成饮食物的消化吸收及其精微的输布，故称脾胃为气血生化之源，脾胃为后天之本。人体的五脏六腑、四肢百骸的营养均靠脾的运化和胃的受纳之精微供给。另外在二者的位置上，脾胃位于中焦，脾主升，胃主降，是人体气机升降的枢纽。脾胃功能正常，则清升浊降，气化正常，气血条达，可保持机体阴阳气血相对平衡的状态。因此，有腹为万病之机，治疗万病全在腹部之说，通过对腹部脾胃的按摩，可以增强脾胃受纳、运化、升清的功能，促进气血生成、废物排泄，不仅起到局部的治疗作用，而且对全身组织器官起着调节促进的作用。

2. **益肾气，平阴阳**　"肾为先天之本"，是人的生命之本，主骨生髓，藏精主水，内蕴元阴元阳，为脏腑阴阳之本。《素问·上古天真论》中指出"肾受五脏六腑之精而藏之"，肾脏所藏之精来源于先天，充实于后天。明·李中梓曰："肾何为先天之本……未有此身，先有两肾，故肾为脏腑之本，十二脉之根，呼吸之本，三焦之源，而人资之以为始者也。故曰先天之本在肾。"可见，肾中精气是构成人体的基本物质，也是人体生长发育及各种功能活动的物质基础。推拿手法作用于腹部，促进了腹部的血液循环，有利于对肾中精气的补给，从而保持肾中精气的旺盛，恢复肾阴肾阳的平衡，提高机体的抗病能力，达到扶正祛邪的目的。

3. **疏肝胆，畅气机**　肝脏最主要的功能之一就是主疏泄，是指肝气具有疏通畅达全身气机的重要作用。一身气机调畅，则脏腑组织器官在相应气的激发和推动下，正常发挥生理作用。一旦肝失疏泄，则导致一身气机不畅，进而影响相关脏腑组织器官功能。也就是说，如果肝失疏泄不能正常的调畅全身气机，一方面直接影响血、津、液的代谢，另一方面通过影响人体脾胃气机升降的枢纽，进而影响一身精、气、血、津、液等物质的化生。故有"诸病皆可从肝治"之说，即五脏六腑，肝最为要，内伤杂病，肝病首当其冲，充分体现了肝在人体生理病理过程的重要性。肝主疏泄对维持人体正常生理功能，具有其他脏腑无可比拟的重要性和广泛性。通过按摩调理肝胆，增强其疏泄功能，可以保持其他脏腑乃至一身气机的调畅，进而促进人体血与津液的代谢和运行。

4. **调三焦，利通道**　三焦作为六腑之一，主持诸气，总司全身的气机和气化，是气和水液升降出入的通道。《中藏经》中认为，三焦"总领五脏六腑、营卫经络、内外左右上下之气也；三焦通，则内外上下左右皆通也，其于周身灌体，和内调外，荣左养右导上宣下，莫大于此者也"。充分说明了人体之气是通过三焦而输布到五脏六腑，充沛于全身的。《素问·灵兰秘典论》说："三焦者，决渎之官，水道出焉。"说明三焦还有疏通水道，运行水液的作用，是水液升降出入的通路。三焦分为上、中、下三焦，其中膈以上为上焦，包括心与肺。上焦接受来自中焦脾胃的水谷精微，通过心肺的宣发敷布，布散于全身，发挥其营养滋润的作用，因上焦接纳精微而布散，故又称"上焦主纳"。中焦是指膈以下脐以上的上腹部，包括了脾、胃、肝、胆。生理功能实际上包括了脾胃的整个运化功能，称为"升降之枢"。下焦是指脐以下的部位，包括大肠、小肠、肾和膀胱，生理功能为排泄糟粕和尿液，又称"下焦如渎"。腹部推拿中，贯穿着对"三焦"的一个全面调理的理念，从而有效保持人体气机升降出入、营养物质的输布和代谢通道的畅通，维持机体代谢的平衡。

### 二、腹部推拿治疗的作用机理

腹部推拿作为一种物理疗法，是通过术者的双手作用于人体，产生机械的物理刺激，不断地将所做的功传递给人体，有效促进整体的新陈代谢，从而调整人体各部分功能的协调统一，保持机体阴阳相对平衡，提高人体对疾病的抵抗力，增强生命活动能力的过程。

1.对神经系统的作用机理　推拿对神经系统有一定的调节作用。手法刺激通过反射传导途径，来调节中枢神经系统的兴奋和抑制过程。例如失眠受术者接受推拿治疗时，常常在推拿过程中即可进入睡眠状态；嗜睡受术者在推拿后头目清醒，精力充沛。该现象和推拿手法对神经系统产生的抑制与兴奋作用是分不开的。又如按压下腹部和捏拿大腿内侧，可以引起膀胱收缩而排尿，使尿量增加，机体内的蛋白分解物尿酸、尿素等同时排出体外，尿中氮的排泄量也同时增加。

2.对循环系统的作用机理　推拿具有扩张血管，增强血液循环，改善心肌供氧量，增强心脏功能的作用，从而对人体的体温、脉搏、血压等产生一系列的调节。

（1）对血管的作用机理：① 扩张毛细血管。推拿手法对血管的作用，主要表现在促使毛细血管扩张，使储备状态下的毛细血管开放。实验证明，推拿引起一部分细胞内的蛋白质分解，产生组织胺和类组织胺物质，使毛细血管扩张开放。② 恢复血管壁的弹性功能。推拿手法对腹部体表组织的压力和所产生的摩擦力，大量的消耗和清除了血管壁上的脂类物质，缓解了血管的硬化，对恢复血管壁的弹性，改善血管的通透性能，降低血液流动的外周摩擦力，都具有一定的作用。

（2）对血液循环的作用原理：①加速血液流动。推拿手法虽作用于体表，但压力却能传递到血管壁，其中受益最大的就是微循环，血液从小动脉端流向小静脉端的速度得到提高，进一步促进了血液和组织间物质及气体在微循环内的交换。② 降低血液黏稠度。在瘀血状态下，由于血液流速降低，血液黏稠度增高，二者相互影响，最后导致恶性循环。通过推拿有节律的机械刺激，迫使血液重新流动，提高血液流速，从而降低了血液黏稠度，使二者进入了良性循环。

（3）对心脏功能的作用机理：腹部推拿对心率、心律、心功能都有调节作用。研究证实，推拿可以使冠心病受术者的心率减慢，导致心脏做功减轻，耗氧减少，同时还可以使冠心病受术者的左心室收缩力增强，舒张期延长，使冠状动脉的灌注随之增加。

**3. 对消化系统的作用机理**　推拿对消化系统有直接作用和间接作用。前者是直接作用于腹部，促使胃肠管腔发生形态改变和运动，加快胃肠蠕动；后者是通过手法的良性刺激，促进神经传导反射，增强胃肠蠕动和消化液的分泌，促进吸收。通过研究发现，推拿对胃肠蠕动具有双向调节作用。

**4. 对泌尿系统的作用机理**　推拿可以调节膀胱张力和括约肌功能。如按揉肾俞、丹田、龟尾、三阴交等穴位既可治疗小儿遗尿，又可以治疗尿潴留。

**5. 对内分泌系统的作用机理**　对糖尿病受术者行按揉脾俞、膈俞、足三里等穴并配合内功锻炼后，部分受术者的胰腺功能增强，血糖有不同程度的降低，尿糖转阴，临床症状明显改善。同时腹部推拿还具有增高血清钙的作用，临床效果显著。

# 第三节　腹部推拿适用范围

## 一、适应证

脏腑失调是一切疾病发生的根本原因。揉脏腑，气血经络皆动，动则生变，变异为常，异则病，常则健，健则脏调腑通，诸病全消，疾病自无。腹部推拿对人体消化系统、内分泌系统、生殖系统、泌尿系统的病变效果显著，尤其对脾胃虚弱、肥胖、高脂血症、脂肪肝、糖尿病、前列腺增生肥大、妇科疾患、失眠、焦虑症、抑郁症等，疗效尤为突出。

**1. 内科**　适用于胃脘痛、胃下垂、慢性胃炎、慢性结肠炎、便秘、泄泻、腹痛、腹胀、呃逆、失眠、糖尿病、高血压病、中风后遗症、尿潴留、眩晕、晕厥、阳痿等。

**2. 妇科**　适用于月经不调、痛经、慢性盆腔炎、急性乳腺炎、内分泌失调、更年期综合征、子宫脱垂等。

**3. 儿科**　适用于咳嗽、发热、顿咳、呕吐、腹泻、便秘、食积、奶积、遗尿、惊风等。

**4. 伤科**　适用于颈椎病、落枕、肩周炎、慢性腰肌劳损、腰椎间盘突出、膝关节炎、急性腰扭伤等。

5.**情志类疾病** 适用于失眠、焦虑症、抑郁症。

## 二、禁忌证

1.**久病体弱者** 病程已久，受术者体弱，禁不起最轻微的推拿按压，如不注意这些情况，太过大意地进行操作，就会出现眩晕、休克的症状。

2.**烫火伤患部** 不宜推拿，患部周围忌重推拿。

3.**皮肤病** 传染性或溃疡性皮肤病，如疥疮、无脓性疮疡和开放性创伤，不宜推拿。轻症或局限性的皮肤病，酌情施治。

4.**孕期经期** 怀孕5个月以下，或有怀孕征兆者；经期、产后恶露未净时子宫尚未复原，小腹部不可推拿。以免发生流产或大出血。

5.**急重症** 急性传染病如伤寒、白喉等，各种肿瘤以及严重心脏病、肝病，严重的不能安静合作的精神病受术者，都不宜推拿。

6.**其他** 极度疲劳和醉酒者，不宜推拿。

## 三、注意事项

揉腹开始前一般要求受术者解开衣裤，注意保暖。以直接揉摩为宜。以正身仰卧为主。

揉腹时术者必须凝神静虑，动作轻松柔软缓慢运动，不能用拙力，保持呼吸匀畅，切忌闭气着力。摇转上身时不可过快过急，揉腹后应自感轻松舒适无疲劳感为度。

每次揉腹以30~40分钟为宜。

揉腹期间，由于胃肠蠕动增强等生理功能的变化，受术者常会出现腹内肠鸣音作响、嗳气、腹中温热或易饥饿等现象，这属正常反应，可顺其自然，不需要做任何处理。

# 第四节　腹部推拿常用手法与操作

## 一、按法

以指或掌按压体表，称按法。具有刺激强而舒适的特点，分为指按法和掌按法。

1.**操作方法** 用手指指腹或手掌的不同部位在所选用的施术部位或穴位上用力下按，力量由轻到重，由表及里，按而留之，持续施力。

（1）指按法：用拇指、食指或中指的指腹或指尖，紧贴体表施术部位或穴位上，力注指端，逐渐加强施力，按而留之，称为单指按法。见图6-4-1。

食指、中指、无名指和小指四指并拢，指端并齐，四指指腹着力于施术部位，按而留之，称为四指按法。见图6-4-2。

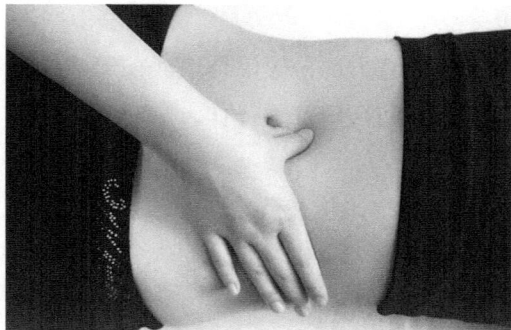

图6-4-1　单指按法

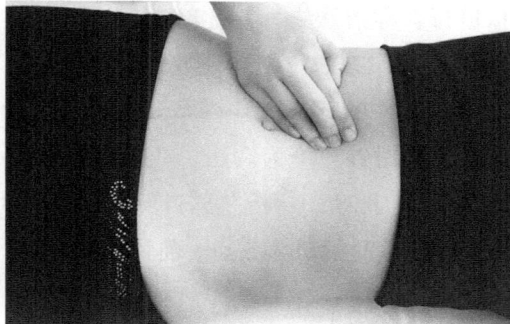

图6-4-2　四指按法

（2）掌按法：用全手掌或掌根、掌侧（大、小鱼际）将力量集中至施力的臂和手部，或双掌相叠辅助用力，着力下按，逐渐加强施力，按而留之。见图6-4-3。

**2. 手法功效**　温经活络，活血化瘀，祛风散寒，解痉止痛，扶正祛邪，平衡阴阳。

**3. 适用部位**　指按法适于全身各部，尤以经络、穴位常用，其中单指按法适用于面积较小的部位或穴位，四指按法适用于面积较大的部位。掌按法适用于面积较大而又较平坦的胸腹部和腰背部、下肢后侧等部位。

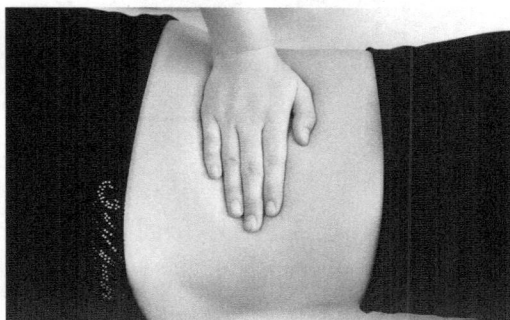

图6-4-3　掌按法

**4. 临床应用**　头痛、腰背痛、下肢痛、脘腹疼痛等各种痛症，以及风寒感冒、癃闭等病症。

**5. 注意事项**　操作时根据临床具体情况决定施力的大小和持续的时间，切忌用力过猛。手法结束时，术者手臂要缓缓放松，逐渐减力，切忌突然撤力。

## 二、摩法

用手掌或指腹轻放于体表治疗部位，做环形或直线有节律的摩动手法，称摩法。

摩法有指摩法和掌摩法两种手法。用手掌面或手指指面贴附于治疗部位，以腕关节连同前臂做轻缓而有节律的环形或直线摩动。其中用手掌进行者，称掌摩法；用手指进行者称指摩法。

**1. 操作方法**　腕关节放松，指掌关节自然伸直，着力部位紧贴体表，前臂连同腕部做有节律的环形或直线摩动。以顺时针或逆时针方向均匀往返操作，顺时针缓摩为补法，逆时针急摩为泻法。

（1）指摩法：指掌部自然伸直，除拇指外四指并拢，腕关节略屈，四指附着于施术部位，以肘关节为支点，前臂主动运动，使指面随同腕关节做环形或直线往返摩动。见图6-4-4。

（2）掌摩法：手掌自然伸直，腕关节略背伸，将手掌平放于体表施术部位上。以肘关节为支点，前臂主动运动，使手掌随同腕关节连同前臂做环形或直线往返摩动。见图6-4-5。

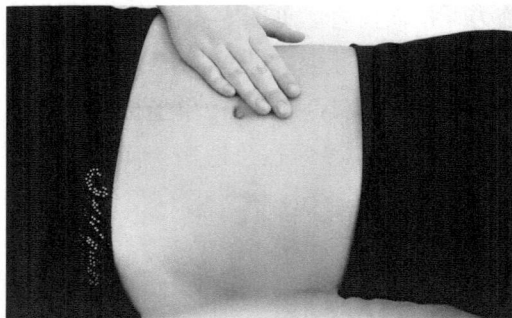 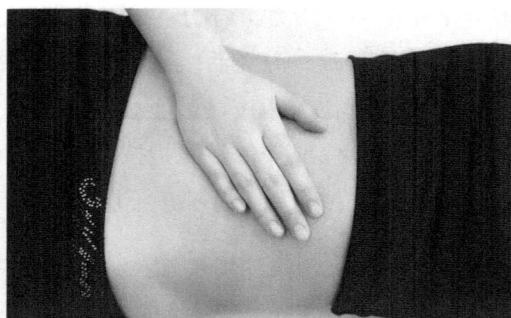

图6-4-4　指摩法　　　　　　　　　　　　图6-4-5　掌摩法

**2. 手法功效**　益气和中，消积导滞，疏肝理气，调节肠胃，活血散瘀，消肿止痛。

**3. 适用部位**　本法适合于胸腹部、胸肋部、颜面部。

**4. 临床应用**　本法刺激轻柔，感觉舒适，临床上常配合揉法、推法、按法等，以治疗胸脘胀满、脘腹疼痛、泄泻、便秘、消化不良、月经不调、痛经、失眠等症。

**5. 注意事项**　注意摩动的速度不宜过快，也不宜过慢；用力不宜过轻，也不宜过重。

## 三、揉法

用手指或手掌吸定在施术部位进行左右、前后的内旋或外旋，并带动该处皮下组织的揉动。

**1.操作方法**

（1）指揉法：用单指指腹或食指、中指、无名指和小指四指指端并齐，指腹着力，由轻而重，由浅入深，缓而不滞，沉而不浮的旋转揉动。见图6-4-6、图6-4-7。

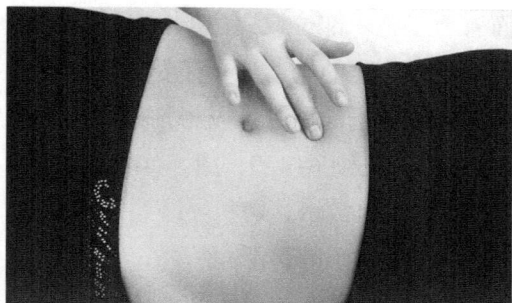

图6-4-6　单指揉法

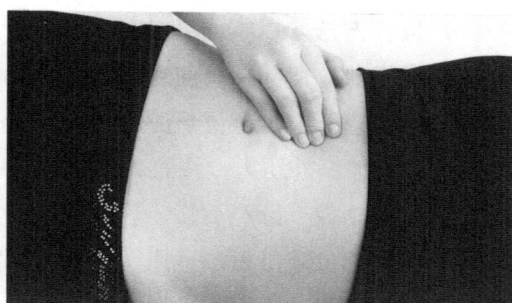

图6-4-7　四指揉法

（2）掌揉法：用全掌或掌根、掌侧大鱼际、小鱼际吸定施治部位，沉肩坠肘，做腕关节连动前臂或大臂的回旋动作，动作要连贯。着力由轻至重，再由重至轻，要均匀持续柔和。见图6-4-8。

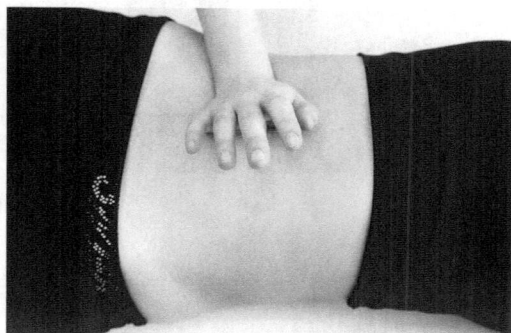

图6-4-8　掌揉法

**2.手法功效**　舒经活络，温经散寒，活血散瘀，软坚散结，消肿止痛，消积导滞。

**3.适用部位**　单指揉法适用于面积较小的部位或穴位，四指揉法适用于面积较大的施术部位。大鱼际揉法适用于头面部、胸肋部，掌根揉法适用于腰背及四肢等面积大而平坦部，掌揉法常用于脘腹部。

**4.临床应用**　主要适用于脘腹胀痛、胸闷胁痛、便秘、泄泻、头痛、眩晕等。

**5.注意事项**　操作中，操作部位要紧贴受术者皮肤，揉动皮下组织，施力的大小、频率的快慢、旋转幅度的大小要根据具体情况而定。结束时，力量要逐渐减小，避免猛然用力或只揉皮肤。

## 四、振法

以掌或指在体表施以振动的手法，称为振法，也称振颤法。分为掌振法与指振法两种。

**1. 操作方法** 以掌面或食指、中指罗纹面着力于施术部位或穴位上，注意力集中于掌部或指部。掌、指及前臂部静止性用力，产生较快速的振动波，使受术部位或穴位有被振动感，或时有温热感。掌指部与前臂部必须静止性用力。以指掌部自然压力为度，不施加额外压力，注意力要高度集中在掌指部。见图6-4-9、图6-4-10。

**2. 手法功效** 舒经活络，理气止痛，温经散寒，活血散瘀，消积导滞。

**3. 适用部位** 指振法适用于全身各部穴位，掌振法适于胸腹部。

**4. 临床应用** 用于胃下垂、胃脘痛、头痛、失眠、咳嗽、气喘、形寒肢冷、腰痛、痛经、月经不调等病症。

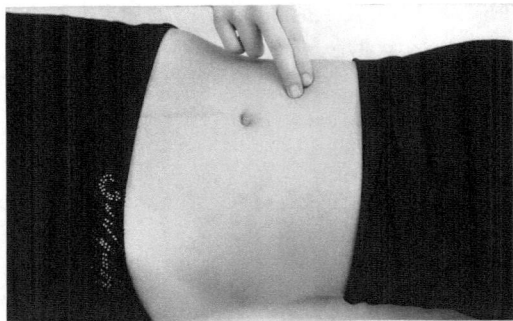

图6-4-9 指振法

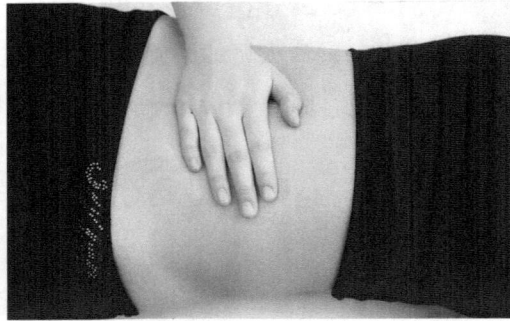

图6-4-10 掌振法

**5. 注意事项** 操作时手臂不要有主动运动，除手臂部静止性用力外，不能故意摆动或颤动，也不要向受术部位施加压力。

## 五、点法

用指端或屈曲的指间关节部着力于施术部位，持续地进行点压，称为点法。分为拇指端点法、屈拇指点法、屈食指点法。

**1. 操作方法**

（1）拇指端点法：用手握空拳，拇指伸直并紧贴于食指中节的桡侧面，以拇指端点压于治疗部位。见图6-4-11。

（2）屈拇指点法：手握拳，拇指屈曲抵住食指中节的桡侧面，以拇指指间关节桡侧点压于治疗部位。见图6-4-12。

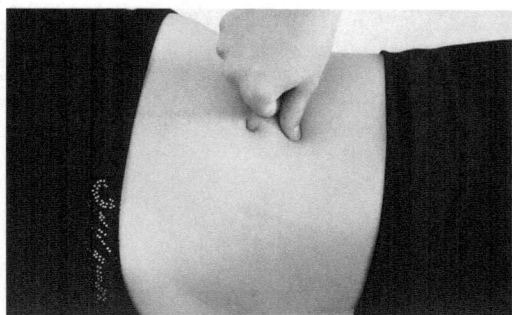

图 6-4-11　拇指端点法

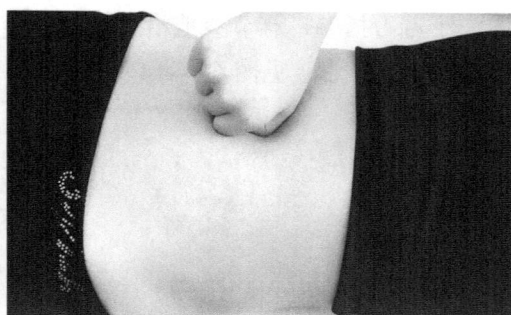

图 6-4-12　屈拇指点法

（3）屈食指点法：手握拳并突出食指，用食指近节指间关节点压于治疗部位。见图 6-4-13。

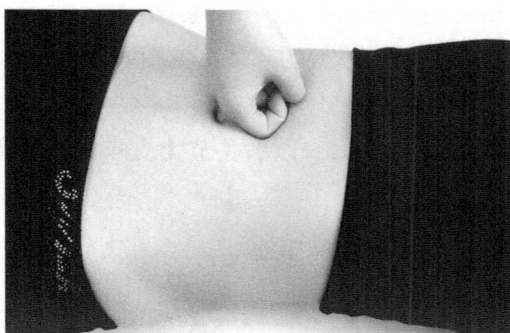

图 6-4-13　屈食指点法

2.**手法功效**　开通闭塞，活血止痛。

3.**适用部位**　全身各部位，尤其适用于四肢远端小关节的压痛点。

4.**临床应用**　具有着力点小、刺激强、操作省力等特点。治疗各种痹证、疼痛，如腕踝痛、腰腿痛等。

5.**注意事项**　不可突施暴力，对年老体弱、久病虚衰、心功能较弱者忌用。施术后用揉法，避免气血聚积及所施部位损伤。

## 六、推法

用指、掌、肘等部位紧贴治疗部位，运用适当的压力，进行单方向直线移动的手法，称为推法。

1.**操作方法**　用指、掌或肘部着力于一定部位，进行单方向的直线运动。

（1）指推法：以单手或双手拇指指腹或偏锋着力于施术部位，沉肩坠肘悬腕，将力注于着力指端，有节奏地沿直线向前推进，要带动皮下组织，不要只摩擦于皮肤。多用于小儿推拿。见图 6-4-14。

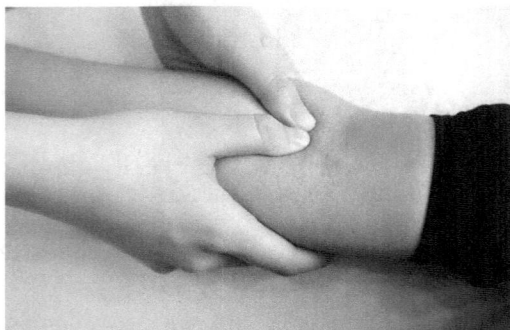

图 6-4-14　指推法

（2）掌推法：用掌根着力于施术部位，手掌紧贴体表，掌根着力，速度缓慢而均匀，做单方向的直线推动。适用于面积较大的部位。见图 6-4-15。

（3）肘推法：屈肘，以肘关节尺骨鹰嘴突起部着力于施术部位，另一侧手臂抬起，以掌部扶握住屈肘侧拳顶以固定助力，以肘关节为支点，上臂主动施力，做缓慢单方向的直线推进。见图 6-4-16。

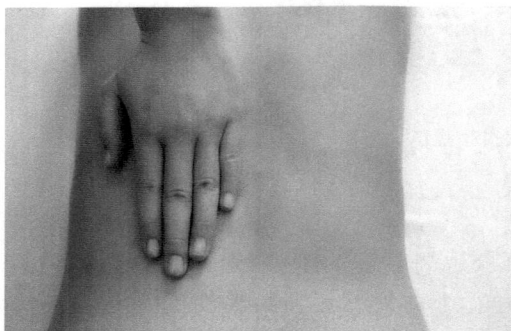

图 6-4-15　掌推法

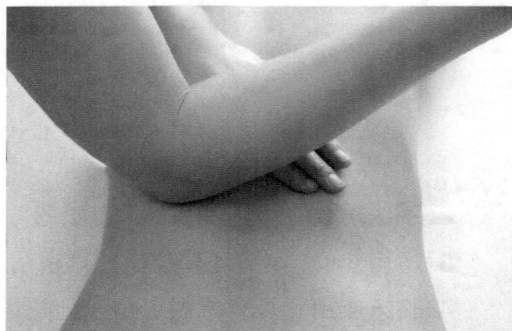

图 6-4-16　肘推法

**2. 手法功效**　通经活络，调和气血，舒筋理肌，解郁散滞，行气消瘀。

**3. 适用部位**　全身各部。一般指推法适用于头面部、颈项部、肩背部、胸腹部、腰臀部及四肢部。掌推法适用于面积较大的部位，如腰背部、胸腹部及大腿部等。肘推法刺激最强，适用于腰背脊柱两侧华佗夹脊及两下肢大腿后侧，常用于体型壮实、肌肉丰厚者。

**4. 临床应用**　高血压、头痛、头晕、失眠、腰腿痛、烦躁易怒、腹胀、便秘、食积、风湿痹痛等。

**5. 注意事项** 在操作中，指、掌或肘要紧贴体表，推动皮下组织。用力要稳，速度缓慢而均匀，不可跳跃。要避免搓伤皮肤。

## 七、拿法

用拇指和其余手指相对用力，提捏或揉捏肌肤，称为拿法。可单手操作，亦可双手操作。

**1. 操作方法** 用单手或双手的拇指与四指对合呈钳形，施以夹力提拿于施治部位，进行一松一紧的拿捏。

（1）拿提法：用拇指和其余四指分置于肌肉或肌腱两侧，用力向上拿捏，然后使肌肉从手中滑脱，这样一松一紧，一张一合，先捏拿后提起，反复操作。见图6-4-17、图6-4-18。适用于背部、胸腹及四肢肌肉丰厚的部位。

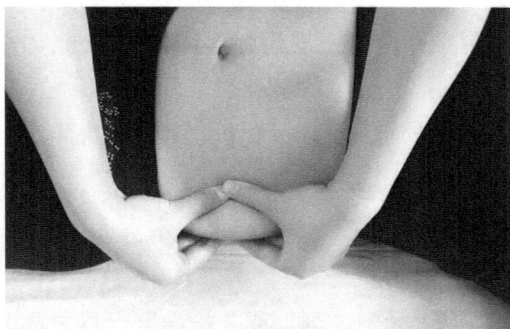

图6-4-17　拿提法（1）

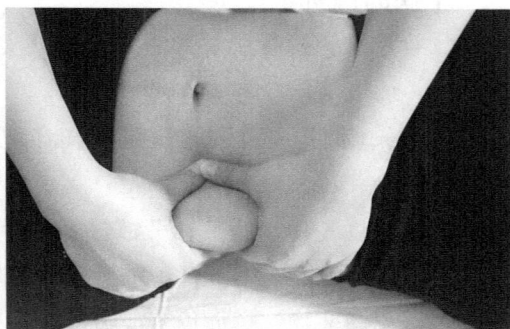

图6-4-18　拿提法（2）

（2）抓拿法：以单手或双手掌紧贴于体表施术部位，先以掌根施力，后屈曲指掌下叩，以掌根与指端合力将局部皮肉肌筋揉捏攮压，然后逐渐自掌内松脱滑出，如此反复操作。多用于腰背胸腹及两肋皮肉松弛的部位。见图6-4-19。

**2. 手法功效** 通经活络，活血化瘀，祛风散寒，解痉止痛。

**3. 适用部位** 颈项部、肩部、四肢部、头部。

**4. 临床应用** 颈椎病、四肢酸痛、头痛恶寒等症。临床十分常用，具有感觉舒适的特点。

**5. 注意事项** 保护皮肤，避免破损。皮肤有溃烂渗出者禁用此法。

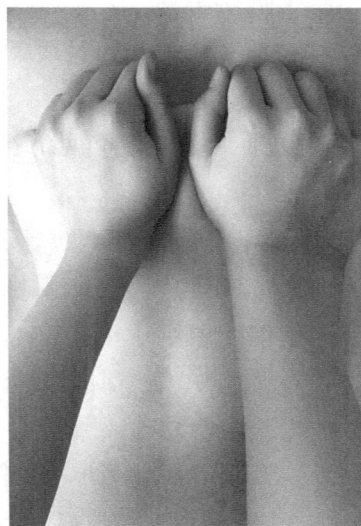

图6-4-19　抓拿法

# 第五节　临床应用

## 一、糖尿病

糖尿病是由于胰岛素分泌绝对或相对不足，以及机体靶器官对胰岛素敏感性降低，引起的以血糖水平升高为特征的代谢性疾病，可伴有血脂异常等。糖尿病属于中医"消渴病"范畴。

【病因病机】

饮食不节：过食肥甘醇酒厚味，以及辛燥刺激性食物，损伤脾胃，积热内蕴，化燥耗津，而成消渴。

情志失调：长期过度的精神刺激，郁怒伤肝，肝气郁结，郁久化火，消灼肺胃阴津，而成消渴。

劳欲过度：房事不节，劳欲过度，肾精亏损，虚火内生，则"火因水竭而益烈，水因火竭而益干"，终致肾虚肺燥胃热俱现，而成消渴。

过服温燥药物：意欲长寿或纵欲而长期服用温燥壮阳之剂，或久病误服温燥之品，均可使燥热内生，阴津亏损，发为消渴。

【临床表现】

上消：燥热伤肺可见烦渴多饮，口干咽燥，多食易饥，小便量多，大便干结，舌质红，苔薄黄，脉数。

中消：胃燥津伤可见消谷善饥，大便秘结，口干欲饮，形体消瘦，舌质红，苔黄，脉滑有力。

下消：肾阴亏虚可见尿频量多，混如脂膏，头晕目眩，耳鸣，视物模糊，口干唇燥，心烦失眠，舌红，无苔，脉细弦数。

【治疗原则】

养阴清热，益气补肾。

【基本治法】

1. 腹部　受术者取仰卧位。术者立于一侧，用手指按揉胸腹部任脉、胃经、脾经、肾经各约 1 分钟，然后以腹部为重点，沿顺时针方向揉腹、摩腹 3~5 分钟，最后用一指禅推法或拇指点按中脘、天枢、气海、关元等穴位 5~8 分钟。

2. **腰背部**　受术者取俯卧位，腰背部覆盖治疗巾，术者站于一侧，沿两侧膀胱经用擦法上下往返治疗 5 分钟左右；一指禅推法或按揉法施于肺俞、心俞、脾俞、肝俞、肾俞、胰俞等穴位；然后用右食指、中指指腹循督脉自大椎向长强穴轻抹 3 遍；后行捏脊法在背部膀胱经反复提捏多次，以皮肤微红稍有温热为度；最后以擦法擦督脉、命门。

3. **四肢部**　受术者分别取仰卧位和俯卧位，覆治疗巾于上下肢，术者站于一侧，施擦法于四肢部，双上肢以三阴经为主，双下肢以足阳明胃经为主；配合一指禅推法或按揉法施于尺泽、内关、合谷、阴陵泉、三阴交、太溪等穴位。

【辨证加减】

1. **上消明显者**　指按揉肺俞、心俞、中府、云门、膻中、手三里、阳陵泉，每穴约 1 分钟；用掐法掐少商，约 1 分钟；用拿法拿肩井、上臂、前臂，约 3 分钟。

2. **中消明显者**　指按揉肝俞、建里、天枢、期门、章门、血海，每穴约 1 分钟。搓胁肋，约 1 分钟。

3. **下消明显者**　按揉肝俞、秩室、水分、中极、然谷、太溪，每穴约 1 分钟。

【按语】

嘱受术者避免精神紧张，保持心情舒畅；不要过分劳累，节制房事；饮食以清淡为宜，不宜过饱，禁食辛辣刺激之品和肥甘厚味，戒烟酒；适当参加体育锻炼和体力劳动，不宜食后侧卧，终日久坐。

## 二、肥胖症

人体脂肪积聚过多，体重超过标准体重 20% 以上时，即称肥胖症。本病见于任何年龄，以中年人居多。

【病因病机】

肥胖分为单纯性肥胖和继发性肥胖两类。肥胖无明显原因者称单纯性肥胖，临床较为常见；继发于神经、内分泌和代谢疾病等明显病因者称继发性肥胖。引起肥胖的原因与遗传、生活饮食习惯、神经精神因素有关。中医认为多因脾运失常，气虚湿滞，或冲任失调等因素，致水液代谢失常，导致肥胖。

肥胖与人的先天禀赋有关，这与现代医学认为本病有遗传倾向相吻合。本病多因过食膏粱厚味，摄入精微过多，大部分化为膏脂，蓄积体内，而致肥胖。《素问·宣明正气论》曰："久卧伤气"；《医学入门》也强调久卧久坐"尤伤人也"。久卧、久坐，气虚、气郁，必使运化无力，输布失调，膏脂内聚，使人肥胖。

外感湿邪，入里内蕴，侵袭脏腑，影响脏腑功能。脏腑之中以脾、肾、肝、胆与肥胖的关系密切。脾气不足，不能正常化生精血，输布精微，充养周身，而变成膏脂痰湿，蓄于肌肤，发为肥胖；肾气不足，不能正常化气行水，助脾健运，通调水道而致湿浊内聚，溢于肌肤加重肥胖；七情所伤，常致肝气郁滞，而使肝胆疏泄失于调畅，影响脾之健运，气之升降转输；胆不能正常泌输精汁，净浊化脂，则浊脂内聚而肥胖；脾肾气虚，肝胆失调，不仅造成膏脂痰浊，水湿停蓄，也使气机失畅，脉道不利，致气滞或血瘀，发为肥胖。

【临床表现】

体重超过标准 10%～20%，一般没有自觉症状。轻者有脸部肿胀、两手握拳困难、两下肢沉重感等自觉症状；中、重度肥胖者上楼时感觉气促，体力劳动易疲劳，怕热多汗，呼吸短促，下肢轻重不等的浮肿。有的受术者日常生活如弯腰提鞋穿袜均感困难，特别是饱餐后，腹部膨胀，不能弯腰前屈。负重关节酸痛，易出现退行性变。脊柱长期负荷过重，可发生增生性脊椎骨关节炎，表现为腰痛及腿痛。皮肤可有紫纹，分布于臀部外侧、大腿内侧及下腹部，较皮质醇增多症的紫纹细小，呈淡红色。由于多汗，皮肤出现褶皱糜烂、皮炎及皮癣。随着肥胖加重，行动困难，动则气短乏力。长时期取坐卧位不动，甚至嗜睡酣眠，更促使肥胖发展。中年肥胖者，易患高血压病、冠心病、脂肪肝、糖尿病、高脂血症、痛风及胆结石等。

【治疗原则】

补气健脾，化痰除湿，疏肝理气。

【基本治法】

1. 腹部　术者立于一侧，手掌自然伸直，腕关节略背伸，将手掌平放于受术者腹部，微微地施加压力，以肘关节为支点，前臂主动运动，使手掌随同腕关节连同前臂做环形的推摩，以脐为中心顺时针摩腹 3～5 分钟。

以一指禅推法施术任脉、肾经、脾胃经 5 分钟。

食指点按膻中、阑门、中脘、建里、章门、天枢、足三里、太冲，每穴各 30 秒。

先分别拿双上肢腋前、腋后部肌肉 1～2 分钟，再用中指弹拨臂丛神经，然后沿上臂阴阳经从上臂至前臂做拿法 3～5 次，同时顺点曲池、内关等穴。最后用掌推上肢内、外侧 3～5 次。

受术者取平卧位，术者用两拇指分别按揉两侧血海、三阴交穴 3～5 分钟，以受术者有明显酸胀感为度。

2. 背部　术者立于受术者身侧，沿胸背部至腰部脊柱两旁施滚法治疗，手法深透柔和，时间 5～10 分钟。

用拇指指腹按揉胰俞、胆俞、脾俞、三焦俞，手法轻重以受术者有明显酸胀感为度。

用平推法分别平推脊柱两侧膀胱经，从下胸背部推至腰部。

【辨证加减】

**1. 气虚型**　常见神疲体倦，心悸气短，面容憔悴，自汗盗汗。

受术者取俯卧位，术者单手或双手沿大椎至长强推 5 遍，以透热为度，约 2 分钟。于右手掌按背部三阳经由上至下 5 遍，约 3 分钟。双拇指点按夹脊穴，每穴 10 秒钟，共约 3 分钟。

受术者取仰卧位，以脐为中心，双手叠加团揉腹部 2 分钟。双手并排置于腹部，按肾经、胃经、脾经循行部位，由外及内、由内及外推按三经 2 分钟。推拿大腿内侧脾经，约 1 分 30 秒。按揉大腿外侧胃经，约 1 分 30 秒。

**2. 阳虚型**　常见畏寒肢冷，腰膝酸软，脉虚无力。

受术者俯卧位。术者单手或双手沿大椎至长强推 5 遍，以透热为度，约 2 分钟。掌按背部三阳经由上至下 5 遍，约 3 分钟。双拇指点按夹脊穴，每穴 10 秒钟，共约 3 分钟。单掌横擦八髎穴 2 分钟，以透热为度。掌振腰骶部 2 分钟。双手捏拿腰方肌、腰大肌各 1 分钟。

受术者仰卧位。顺时针三指按揉全腹 7 遍，约 3 分钟。点按阑门、梁门、下脘、水分、天枢、大横、中极、气冲各 10 秒，共 1 分 20 秒。双手提拿双侧胸大肌各 2 分钟。双手叠加，由左季肋弓处向右少腹处按压推移 7 次，约 2 分钟。推拿大腿内侧脾经，约 1 分 30 秒。按揉大腿外侧胃经，约 1 分 30 秒。

**3. 痰湿型**　多见浮肿，先起于头面，由上至下，延及全身，或上半身肿甚，肿处皮肤绷急光亮，按之凹陷即起，常兼见烦热口渴，小便赤涩，大便秘结等表实热证。

受术者取仰卧位。顺时针三指按揉全腹 7 遍，约 3 分钟。点按阑门、梁门、下脘、水分、天枢、大横、中极、气冲各 10 秒，共 1 分 20 秒。双手并排置于腹部，按肾经、胃经、脾经循行部位，由外及内、由内及外推按三经 2 分钟。双手叠加，由左季肋弓处按压推移至右少腹处 7 次，约 2 分钟。推拿大腿内侧脾经，约 1 分 30 秒。按揉大腿外侧胃经，约 1 分 30 秒。

【按语】

养成良好的生活习惯，加强体育锻炼。坚持治疗，建立信心，持之以恒。

## 三、胃脘痛

胃脘痛是指上腹部近心窝处发生疼痛为主症的上消化道疾病。古代文献称"心痛""心下痛"。常见于急慢性胃炎、胃和十二指肠球部溃疡、胃神经官能症。

【病因病机】

病邪犯胃：寒积于中，外感寒邪犯胃，或过食生冷，皆使胃寒而痛；过食肥甘，内生湿热，发生热痛或食积痛；虫积而作胃痛。

饮食不节：胃主受纳，开窍于口。若纵恣口腹，饥饱失调，寒热不适，偏嗜烟酒，或用伤胃药物，均可伐伤胃气，气机升降失调而作胃脘痛。

肝气郁结：忧郁、恼怒伤肝，肝气失于疏泄，横逆犯胃而致胃脘痛；肝郁化火伤阴，使疼痛加重或使病程缠绵。

脾胃虚寒：脾胃的升降运化功能，有赖肾阳的温煦推动作用；肾阳不足，或劳倦过度，均可损伤脾胃，使中焦虚寒而痛；胃脘痛日久不愈，均可形成瘀血内停。

【临床表现】

主要表现为胃脘部疼痛，常伴有食欲不振、痞闷胀满、恶心呕吐、吞酸嘈杂、纳呆、胁胀、腹胀等症，常反复发作，起病或急或缓。

寒邪犯胃：胃脘疼痛暴作，畏寒喜暖，局部热敷痛减，口不渴或喜热饮，苔白，脉紧。

食滞：胃脘胀闷，甚则疼痛，嗳腐吞酸，呕吐不消化食物，吐后痛减，或大便不爽，苔厚腻，脉滑。

肝气犯胃：胃脘胀满，痛连及两胁，嗳气，大便不畅，苔多薄白，脉弦。

脾胃虚寒：胃痛隐隐，泛吐清水，喜暖喜按，纳食减少，手足不温，大便溏薄，舌淡白，脉弱或沉细。

【治疗原则】

理气止痛。寒邪：祛寒。食滞：消积导滞。肝气犯胃：疏肝理气。脾胃虚寒：温中散寒。瘀血内停：活血化瘀。

【基本治法】

1. **胃脘部**

取穴：中脘、气海、天枢、足三里。

手法：摩、按、揉、一指禅推法。

操作：受术者仰卧。先用轻快的一指禅推摩胃脘部，使热量渗透于胃腑。按、揉中脘、气海、天枢、足三里。时间为10分钟。

2. **背部**

取穴：以背部脊柱两旁沿膀胱经至三焦俞，重点在肝俞、脾俞、胃俞、三焦俞。

手法：推法、按法、点法、揉法。

操作：受术者俯卧，用推法从背部脊柱两旁沿膀胱经至三焦俞，4~5次。点、按、揉肝俞、脾俞、胃俞、三焦俞约5分钟。

3. **肩臂及胁部**

取穴：肩井、手三里、内关、合谷及两胁部。

手法：拿法、搓法、按法、抹法。

操作：受术者取坐位，拿肩井循臂肘而下，在手三里、内关、合谷等穴做较强的刺激。

搓肩臂、搓抹两胁，由上而下数次。

【辨证加减】

寒邪犯胃：用较重的手法点、按脾俞、胃俞，约 2 分钟。擦左侧背部（T7~T12），以透热为度。

食滞：顺时针摩腹，重点在中脘、天枢。按、揉脾俞、胃俞、大肠俞、八髎、足三里。

肝气犯胃：用柔软的一指禅推或揉，自天突向下至中脘穴，重点在膻中，然后轻按、揉两侧章门、期门约 3 分钟。用较重的手法按、揉背部肝俞、胆俞、膈俞。

脾胃虚寒：轻按、揉气海、关元、足三里，每穴约 2 分钟。直擦背部督脉，横擦左侧背部（T7~12）及腰部肾俞、命门，以透热为度。

疼痛剧烈者：重手法点、按背部脾俞、胃俞、压痛点，每穴约 2 分钟。

【按语】

一指禅推、摩胃脘部，为缓解胃脘痛要法，能宽胸利膈，理气止痛；摩腹可温中补虚，配合按揉足三里则其效更佳；按揉背部诸穴则有较好的止痛之功；拿肩井可调周身气血，对缓解胃脘痛有良好效果。胃脘痛与情志不遂、饮食不节有关，因此要重视精神与饮食的调摄，以清淡易消化的食物为宜，忌食烈酒及辛辣刺激性食物。

## 四、高血压病

高血压病是一种以动脉压升高为特征，可伴有心脏、血管、脑和肾脏等器官功能性或器质性改变的全身性疾病，有原发性高血压病和继发性高血压病之分。原发性高血压病约占总高血压受术者的 95% 以上，继发性高血压病本身有明确而独立的病因约占 5%。

【病因病机】

高血压病归属于中医学的"头痛""眩晕""中风"等范畴。《素问·至真要大论》："诸风掉眩，皆属于肝。"《灵枢·海论》："髓海不足，则脑转耳鸣。"《丹溪心法》："无痰不眩，无火不晕。"肝厥头痛，因肝火厥逆，上攻头脑而致。祖国医学认为其病因病机由精神因素、饮食失节和内伤虚损等引起。

情志失调：《素问·阴阳应象大论》有"怒伤肝"的论述，肝为刚脏，肝气主升主动，主疏泄，性喜条达而恶抑郁。长期的精神刺激，忧思恼怒，使得肝失疏泄，肝气郁结，郁而化火，耗伤阴津，阴不敛阳，肝阳上亢，使得血压升高，出现眩晕、头痛等症。

饮食失宜：《素问·五脏生成论》中"是故多食咸，则脉凝泣而变色"，《五味论》中"血与咸相得则凝"，说的都是过度食盐，血脉凝滞而致病。另外，脾喜燥恶湿，脾主运化水湿，长期嗜食肥甘厚味或嗜烟无度，使得脾胃运化失职，升降不利，痰湿内生，阻碍气机，蒙蔽清窍，发为眩晕。

先天不足：高血压具有明显的家族聚集性。先天的肾精不足，肾气亏损，决定了后天的体质。中医认为痰湿体质和阴虚体质易患风眩病，即高血压病。

气血精亏：久病体虚，损伤人体正气，使得脏腑功能低下，气血生成不足。《素问·举痛论》："劳则气耗。"劳力过度则伤气，久则气少力衰。劳神过度，耗伤心血，损伤脾气。房劳过度，耗伤肾精。或者其他原因所致的失血，所有这些方面都可以导致气血精亏，阴血不足，阴不敛阳，肝阳上亢，发为眩晕。

【临床表现】

按照世界卫生组织（WHO）建议使用的高血压标准：凡正常成人收缩压应小于或等于140mmHg（18.6kPa），舒张压小于或等于90mmHg（12 kPa）。即收缩压在141~159mmHg（18.9~21.2kPa）之间，舒张压在91~94mmHg（12.1~12.5kPa）之间，为临界高血压。诊断高血压病时，必须多次测量血压，至少有连续两次舒张压的平均值在90mmHg（12.0kPa）或以上，才能确诊为高血压病。仅一次血压升高者不能确诊，需随访观察。

早期高血压病受术者可以表现头痛、头晕、耳鸣、心悸、眼花、注意力不集中、记忆力减退、手脚麻木、疲乏无力、易烦躁等症状，这些症状多为高级神经功能失调所致，其轻重与血压增高程度可以不一致。

后期受术者血压常持续在较高水平，并伴有脑、心、肾等靶器官受损的表现。这些器官受损可以是高血压直接损害造成的，也可以是间接通过加速动脉粥样硬化性疾病而造成的。这些靶器官受损的早期可以无症状，后期可导致功能障碍，甚至发生衰竭。如高血压引起脑损害后，引起短暂性脑血管痉挛，使头痛头晕加重；一过性失明、半侧肢体活动失灵等，持续数分钟或数小时可以恢复；也可以发生脑出血；对心脏的损害先是心脏扩大，后发生左心衰竭，出现胸闷、气急、咳嗽等症状；当肾脏受损害后，夜间尿量增多或小便次数增加，严重时发生肾功能衰竭，可有尿少、无尿、食欲不振、恶心等症状。

【治疗原则】

育阴潜阳，益气养血，平肝泻火，祛痰化湿。宜区分标本缓急，属虚属实，分而治之。

【基本治法】

**1. 头面部及颈肩部**

取穴：印堂、神庭、太阳、睛明、攒竹、桥弓、风池。

手法：一指禅推法、抹法、推法、按揉法、扫散法（用拇指桡侧或其余四指指端快速地来回推抹头颞部）、拿法。

操作：受术者取坐位或仰卧位。

一指禅"∞"字推法，反复3~5遍；指按、指揉印堂、攒竹、睛明、太阳、神庭、风池，每次 1 分钟；抹前额 3~5 遍；拿五经 3~5 遍；轻推桥弓，每侧 100~200 遍，行双手扫散法，约 1 分钟；指尖击前额至头顶，3~6 遍。

### 2. 腹部

取穴：关元、气海、神阙、中脘、大横。

手法：摩法、揉法、按法。

操作：仰卧位。先顺时针再逆时针方向摩腹，约 3 分钟。配合按揉中脘、气海、关元、神阙、大横，每穴 1~2 分钟。

### 3. 腰背部

取穴：心俞、厥阴俞、肝俞、脾俞、胃俞、肾俞、命门，背部督脉、华佗夹脊穴等。

手法：滚法、捏法、掌推法。

操作：俯卧位。背、腰部用滚法，重点操作心俞、厥阴俞、肝俞、脾俞、胃俞、肾俞、命门等部位，约 5 分钟；自下而上捏脊 3~4 遍；自上而下掌推背部督脉 3~4 遍。

【辨证加减】

肝阳上亢：头晕目眩，头痛头胀，耳鸣，面赤，急躁易怒，夜寐不宁，每因烦劳、恼怒而诱发或加重，伴胁胀、口苦，舌苔薄黄，脉弦有力。重拿风池 2~3 分钟，掐太冲、行间穴各 2~3 分钟，用泻法；摩揉肝俞、肾俞、涌泉穴，透热为度，用补法。

痰浊壅盛：头昏头痛，沉重如蒙，胸闷脘痞，呕恶痰涎，食少多寐，舌苔白腻，脉濡滑或弦滑。一指禅推法结合指按、指揉丰隆、解溪穴，用泻法；推、擦足三里，摩中脘穴，用补法。

【按语】

受术者要注意调节情志，保持心情开朗乐观。注意调节饮食，适量运动，少食肥甘厚味，不饮浓茶、咖啡等饮料，忌烟酒。

## 五、失眠

失眠是指经常不能获得正常睡眠的一种病症。轻者入眠困难，时眠时醒或醒后不能再眠；重者可整夜不眠。以失眠为主症，常兼见头痛、头晕、心悸、健忘、多梦等症。古代文献称为 "不得眠" "目不瞑" "不得卧" 或 "不寐" 等。

【病因病机】

心脾两虚：劳心过度，伤心耗血，或妇女崩漏日久，产后失血，病后体衰，或大手术后，或年老气虚血少均能导致气血不足，心神失养，而致失眠。

阴虚火旺：素体虚弱，或房劳过度，肾阴耗损，心肾不交，水不制火，心火独亢而心神不宁以致失眠。

痰热内扰：饮食不节，宿食停滞，酿成痰热，壅遏于中，痰热上扰，心神不宁，思虑过度而致失眠。

肝郁化火：恼怒伤肝，肝失条达，气郁不舒，郁而化火，火性炎上，扰动心神，神不得安而致失眠。

胃气不和：饮食不节，肠胃受伤，或肠中有燥屎，损伤胃气，胃气不和，升降失常，以致睡眠不安。

【临床表现】

失眠临床主要表现有入睡困难、睡眠不深、易惊醒、自觉多梦、早醒、醒后不易入睡、醒后感到疲乏或缺乏清醒感、白天思睡等。发病时间可长可短，短者数天可好转，长者持续数日难以恢复。失眠会引起疲劳、不安、全身不适、无精打采、反应迟缓、头痛、记忆力不集中，最大影响是精神方面的，严重者会导致精神异常和抑郁。本证临床要辨其虚实。虚证多由阴血不足而引起。实证多由肝郁化火、痰热内扰、胃气不和而引起。

【治疗原则】

总则是健脾安神。同时强调镇静，安心神。注意调整脏腑阴阳气血，注重精神治疗。消除顾虑及紧张情绪，保持精神舒畅在治疗中有重要作用。

【基本治法】

### 1. 头面及颈肩部

取穴：印堂、神庭、睛明、攒竹、太阳、角孙、风池、肩井等穴。

手法：一指禅推法、揉、抹、按、扫散、拿法。

操作：一指禅推法从印堂至神庭往返 5~6 次。从印堂向两侧沿眉弓至太阳穴往返 5~6 次。一指禅推法沿眼眶周围治疗，往返 3~4 次。抹法沿上述部位治疗，往返 5~6 次，配合按攒竹及睛明、鱼腰。扫散头两侧胆经循行部位，配合按角孙，拿风池，拿肩井。时间约 10 分钟。

### 2. 腹部

取穴：中脘、气海、关元。

手法：摩法、按法、揉法。

操作：先顺时针，再逆时针方向摩腹，约 3 分钟。配合按、揉中脘、气海、关元，每穴 1 ~ 2 分钟。

### 3. 腰背部

取穴：心俞、肝俞、脾俞、胃俞、肾俞、命门。

手法：滚法、掌推法。

操作：俯卧位。背腰部用滚法，重点操作心俞、肝俞、脾俞、胃俞、肾俞、命门等部位，约 5 分钟。自上而下掌推背部督脉，3~4 遍。

【辨证加减】

心脾两虚：不易入睡，多梦易醒，醒后难以入睡，心悸健忘，神疲乏力，口淡无味，不思饮食，面色少华，舌淡苔薄，脉细弱。按揉心俞、肝俞、胃俞、小肠俞、足三里。每穴约 1 分钟。横擦左侧背部、直擦背部督脉，以透热为度。按揉足三里 1~2 分钟。

阴虚火旺：心烦失眠，头晕耳鸣，口干津少，五心烦热，舌质红，脉细数。或有梦遗、健忘、心悸、腰酸痛等。推桥弓穴：先推一侧桥弓 20~30 次，再推另一侧桥弓穴。横擦肾俞、命门，以透热为度，再擦两侧涌泉穴以引火归元。

痰热内扰：失眠多梦，胸闷头重，心烦口苦，目眩，恶心嗳气，苔腻而黄，脉滑数。指按揉神门、内关、丰隆、足三里，每穴 1~2 分钟。横擦脾俞、胃俞、八髎，以透热为度。

肝郁化火：失眠，急躁易怒，不思饮食，口渴喜饮，目赤口苦，小便黄赤，大便秘结，舌质红，苔黄，脉弦而数。按、揉肝俞、胆俞、期门、章门、太冲，每次 1~2 分钟。双手斜擦两侧胁肋部，以温热为度。

胃气不和：失眠，脘腹胀满或胀痛，时有恶心或呕吐，嗳腐吞酸，大便异臭，或便秘腹痛，舌苔黄腻或黄糙，脉弦滑或滑数。揉中脘 10 分钟。按下脘、天枢、足三里及脾俞、胃俞各 1 分钟。横擦脾俞、胃俞，以透热为度。

【按语】

推拿治疗失眠临床疗效尚佳，一般经过 20 分钟的治疗，受术者便可出现睡意。经过 2~3 个月的治疗，近期和中期疗效都很显著。对顽固性失眠受术者，用热敷百会、大椎等穴的方法，有一定的疗效。

## 六、痛经

妇女正值经期或行经前后，出现小腹及腰部疼痛，甚至剧痛难忍，常伴有面色苍白、恶心呕吐、冷汗淋漓、手足厥冷等症，并伴随月经周期发作。亦称"经行腹痛"。如仅感小腹或腰部轻微胀痛不适，属正常生理现象，不作痛经论。本病是妇科常见病之一，尤以青年妇女较多见。临床上有原发性与继发性痛经之分，原发性一般无生殖器官病变，继发性有明显的生殖器官病变。

【病因病机】

气滞血瘀：情志不舒可使肝气郁结，气机不利，血不畅行，经血滞于胞中而作痛。

寒湿凝滞：风冷寒凉之邪或从外感，或由内伤，寒湿客于冲任、胞宫，导致经血滞凝、运行不畅，发生痛经。

气血虚弱：脾胃素弱或久病气血俱虚，冲任气血虚少，行经后血海空虚不能濡养冲任、胞脉而致痛经，或体虚阳气不振，不能运血，经行滞而不畅，亦可导致痛经。

肝肾虚损：肝肾本虚，或多产房劳，损及肝肾，或久病及肾，肾精亏耗，肝血亦虚，以致精亏血少，冲任不足。胞脉失养，于经行之后，精血更虚，冲任胞脉失于濡养，而致痛经。

【临床表现】

主要表现：经行小腹疼痛，也可连及全腹或腰骶，或外阴及肛门坠痛。痛甚者面色苍白、冷汗淋漓、手足厥冷，甚至昏厥虚脱等，并随月经周期而发作。

时间：经前经期痛者属实，经后痛者属虚。

疼痛性质：拒按属实，喜按属虚。得热痛减属寒，得热痛剧为热。痛甚于胀血块排出痛减者为血瘀，胀甚于痛者为气滞。绞痛冷痛者属寒，灼痛者属热。

病位：痛在两侧少腹，病多在肝；痛连腰际，病多在肾。

【治疗原则】

通调气血。

【基本治法】

**1. 腹部**

取穴：气海、关元及小腹。

手法：一指禅推法、摩法、揉法、按法。

操作：摩法顺时针施于小腹 5~6 分钟。一指禅推法或按揉法施于气海、关元，每穴 2 分钟。

**2. 腰背部**

取穴：肾俞、八髎。

手法：一指禅推法、㨰法、擦法。

操作：腰部脊椎两侧及骶部用㨰法操作 4~5 分钟。一指禅推法或按法施于肾俞及八髎穴，以酸胀为度。擦法施于骶部八髎穴，以透热为度。

【辨证加减】

气滞血瘀：经前或经期痛，小腹胀痛拒按，夹血块，血块出痛减，胸胁乳房作胀，舌质暗或瘀点，脉沉弦。按揉章门、期门、肝俞、膈俞，每穴 1 分钟。拿揉血海及三阴交，以酸胀为度。

寒湿凝滞：经前或经期小腹冷痛，得热痛减，按之痛甚，经色暗有血块，舌苔白腻，脉沉紧。直擦督脉，横擦肾俞及命门，透热为度。按揉血海及三阴交，每穴 1 分钟。配合热敷，以耐受为度。

气血虚弱：经后或经期小腹隐痛，喜按，经色淡质清稀，乏力，便溏，舌淡脉虚细。直擦督脉，横擦左侧背部，以透热为度。摩腹并揉中脘 2~3 分钟。按揉脾俞、胃俞、足三里各 1 分钟。

肝肾虚损：经后小腹绵绵作痛，腰酸，经色暗淡，量少质稀，小腹空坠不温，或潮热颧红，舌淡苔薄，脉沉细。直擦督脉，横擦肾俞及命门，以透热为度。按揉照海、太溪、肝俞、肾俞、涌泉各 1 分钟。

【按语】

推拿治疗痛经疗效确切，痛经病因复杂，容易反复，必须坚持治疗。只要辨证准确，手法恰当，一般均能收到满意的疗效。急性发作期治其标，缓和期治其本。对器质性病变引起的痛经，还应着重治疗原发病，并配合腹部推拿进行针对性的治疗，以减轻临床症状。

# 第七章　足疗技术

## 第一节　概　述

俗话说："树老根先竭，人老腿先衰。"足部是下肢运动的关键。如何解决困扰人类健康和衰老的问题，已经引起越来越多人的重视，随着物质文化水平的提高，高效、安全、经济、方便、易学、无毒副作用的绿色疗法受到了现代人极大的欢迎，足部推拿疗法就是符合以上特点的绿色疗法之一，多数人都听说过或者接受过足部推拿保健与治疗。目前在国内的很多城市足部推拿已经相当普及，足部推拿为人类的养生保健做出了积极的贡献。

足部推拿是术者运用一定的推拿按摩手法，或借助于适宜的推拿按摩工具，作用于人体膝关节以下，主要是足部的病理反射区或经穴等部位，以起到调整阴阳、调和气血、调节脏腑功能、扶正祛邪、疏经通络等作用，从而达到防病治病目的的一种治疗方法。足部推拿属于中医传统推拿疗法的范畴，是中医外治法的一种。

足部推拿起源于中国。摸脚诊病、按脚治病之法，不但在中国民间广为流传，而且也有大量的文字记载。据汉代司马迁所著《史记》记载，两千多年前，有位医术高明的医家，名叫俞跗，俞与"愈"通用，跗即指足背，意思就是摸脚治病的术者。可见足部按摩在战国时期就颇为流行，并有相当显著的疗效。汉代著作《华佗秘籍》就有"足心道"这门专门研究足部推拿的内容，此术在唐代传到日本，随着汉医学的发展不断完善发展，至今不衰。20世纪初，足部推拿通过欧美在中国的教会及所属医疗机构传往西方，并在那里得到了发展。

临床实践表明，足部推拿疗法具有操作简便、起效迅速、安全可靠、经济实用、能早期诊断等特点，适合各类人士学习和应用。

# 第二节　足疗作用原理

## 一、经络原理

中医的经络学说既古老又神奇，通过刺激经络线上的穴位点来预防和治疗疾病，因安全、有效、无毒副作用，已经被世人所接受。中医经络理论认为，人体有十二经脉和奇经八脉，其中足太阴脾经、足厥阴肝经、足少阴肾经和阴维脉、阴跷脉均起于足部，而足阳明胃经、足少阳胆经、足太阳膀胱经和阳维脉、阳跷脉又都终止于足部，可见足部与经络间的关系十分密切。经络又与脏腑相通，通过推拿足部的腧穴、反射区，达到疏通经络、运行气血、调节脏腑的目的，起到防病治病的作用。

## 二、生物全息原理

生物全息医学理论认为，任意选取人体体表的某一局部，都有完整排列着的与全身组织器官相关的反应点，即局部是整体的缩影。比如说手部、足部、耳部都是如此，其中足部是人体最敏感的"全息胚"，人体各脏腑器官在足部均规律排列着相应的位置。当两足底并拢时，似一个人盘腿端坐的形态。通过推拿足部相关的区域，既可以探测脏腑器官的生理病理情况，又可以达到治疗疾病的目的。

## 三、血液循环原理

足部是人体的第二心脏，人体通过血液循环，将氧气和营养物质运输到全身各组织器官，并把各组织的代谢产物如二氧化碳等废物排出体外。心脏在血液循环中起着血泵的作用，足部是人体离心脏最远的部位，是血液循环的末梢，血液流经此处速度减慢。足部推拿，能使血管扩张，促进血液循环，加快血液的回流速度，帮助心脏发挥血泵的作用，使血液运行流畅，充分发挥血液循环对人体器官和新陈代谢的调节作用，故称足部是人体的第二心脏。

## 四、反射原理

反射是神经系统活动的一个基本形式，是机体对刺激的非自主反应。反射是由刺激引起，如触觉、痛觉、突然牵引肌肉等刺激。反射是肌肉收缩、肌肉张力改变、腺体分泌或内脏反应。足部反射区是足部的神经聚集点。它的神经分布在全身各个器官和部位，包括体内脏腑、头部的大小脑、皮肤、关节等各组织器官。每个器官的神经末梢在足部都有一个固定的位置，当推拿足部反射区时，引起皮肤上大量的神经末梢兴奋并传递到神经中枢，同时阻断了其他病理冲动传入神经中枢，将病理的恶性循环变为良性循环，从而起到保健治病的作用。另外，对足部的良性刺激，通过神经反射活动，启动体内的调节机制，增强各组织器官的生理功能，从而起到防病治病的作用。

### 五、内源药物原理

国内外有关医学科研资料证实，推拿、针灸等方法可以使人体经气通过运动调节，渐渐有序化。在人体进入高水平平衡状态时，身体内部就会产生某些特殊性能的"物质"，如红外辐射、微粒、子流、电磁，以及多种"内源性药物因子"，这些"物质"是对人体祛病强身有效有益的东西。人得病后，常对症下药进行治疗，这些天然或人工合成的药物属于"外源性"的。医学证实，外源性的药物既有治疗作用，又有副作用，对人体有益又有害，还有药物长期使用可以形成"药源性疾病"，而通过推拿等方法产生的"内源性药物因子"是高分子形式，有益无害。

# 第三节 足疗适用范围

## 一、适应证

1. **神经系统的疾病** 如神经痛、神经麻痹、瘫痪、头痛、失眠、神经官能症等。

2. **内分泌及免疫系统疾病** 如甲状腺功能亢进或减退，人体机能失调造成的发育障碍，或肥胖症、糖尿病等。

3. **消化系统疾病** 如食欲不振、呕吐、反酸、腹胀、便秘、胃肠功能紊乱、呃逆等。

4. **循环系统疾病** 如心功能异常、心律不齐、高血压、低血压、贫血、心悸等。

5. **呼吸系统疾病** 如感冒、咳嗽、哮喘、肺气肿等。

6. **泌尿系统疾病** 如尿频、尿急、尿闭、遗尿、肾功能不全、肾结石等。

7. **生殖系统疾病** 如不孕症、月经不调、痛经、闭经、阳痿、前列腺肥大、更年期综合征等。

8. **其他疾病** 如近视、远视、斜视、重听、晕车、晕船等。

## 二、禁忌证

**1. 急慢性传染病**　如肝炎、结核等。

**2. 感染性疾病**　如骨髓炎、骨结核、化脓性关节炎等。

**3. 有出血倾向或血液病者**　如紫斑病、恶性贫血等。

**4. 危重病受术者**　如严重心脏病、肺病、肾病、急性腹膜炎、急性阑尾炎，及各种恶性肿瘤者。

**5. 有皮肤病及足部皮肤有破损者**　如湿疹、足癣，足部有烧、烫伤及骨折等。

**6. 其他**　妇女月经期及妊娠期不宜推拿。酗酒后神志不清、精神病受术者发作期间不宜推拿。

## 三、注意事项

饭前 30 分钟，饭后 1 小时内不宜做足部推拿。

足部推拿力求达到口渴，术后半小时内应饮温开水 250~500mL，以补充能量。有心脏疾患或肾病受术者饮水不超过 150mL，老年人、儿童酌减。

推拿前最好让受术者先用热水或中药浴足 10 分钟，有助于推拿力度的渗透。若足部老茧较厚者，在洗脚水中加入食盐 50g，以利老茧软化。

推拿左足时，右足应先用毛巾裹好，避免着凉，反之亦然。双足推拿完毕，应立即穿袜或盖被保暖。

在足部推拿过程中，要注意受术者的反应，若出现头晕、胸闷、心悸、四肢冷汗、脉搏细数等不适现象，应立即停止推拿，予以休息、饮水等对症治疗。一旦出现休克立即抢救。

# 第四节　足疗常用反射区与操作

## 一、常用反射区

（一）足底部反射区

足底反射区见书末彩色插图 1。

### 1. 肾

定位：位于双足底，第2、3跖骨体之间，近跖骨底处，蜷足时呈凹陷处。面积大小约为受术者的拇指腹。

主治：肾盂肾炎、急慢性肾炎、泌尿系感染、肾结石、急慢性前列腺炎、遗精、阳痿、早泄、不孕症、性欲冷淡、高血压、眩晕、头痛、耳鸣。

### 2. 肾上腺

定位：位于双足底第2、3跖骨之间，距跖骨头近足心端一拇指宽处。

主治：心律不齐、昏厥、支气管哮喘、荨麻疹、肾上腺功能减退、阳痿、早泄、遗精。

### 3. 输尿管

定位：位于双侧足底，自第2、3跖骨近侧斜向内后方，至舟状骨内下方，即肾脏反射区至膀胱反射区之间的一条弧线状区域。

主治：泌尿系感染、排尿困难、尿潴留、输尿管结石、肾盂积水、高血压、动脉硬化，各种药物、酒精、食物中毒。

### 4. 膀胱

定位：位于双足内踝前下方脚掌内侧舟状骨下缘。

主治：肾、输尿管、膀胱结石及泌尿系感染，尿潴留、遗尿、高血压、动脉硬化、食物中毒、药物中毒。

### 5. 腹腔神经丛

定位：位于双侧足底，第2~4跖骨体处，分布在肾反射区周围，呈椭圆形区域。

主治：消化系统的神经性疾患，如腹胀、腹泻、胃痉挛、胃肠神经官能症、胸闷，男女性功能减退、男子遗精、阳痿、早泄，女子月经不调、经闭。

### 6. 尿道、阴道

定位：位于双足内侧，从膀胱反射区斜向后上方延伸，经距骨止于内踝后下方。

主治：泌尿系感染、尿失禁、遗尿、排尿困难、阴道炎、前列腺炎、前列腺肥大。

### 7. 额窦

定位：位于双足拇趾尖端约1 cm范围，以及两足其他8个脚趾尖端肉球。右侧额窦反射区在左足，左侧额窦反射区在右足。

主治：头痛、眩晕、失眠、神经衰弱、脑外伤后遗症、鼻窦炎，以及眼、耳、鼻、口腔等疾患。

### 8. 三叉神经

定位：位手双足拇趾末节趾骨外侧，拇趾趾腹边缘。右侧三叉神经反射区在左脚，左侧三叉神经反射区在右脚。

主治：三叉神经痛、面神经麻痹、面肌痉挛、偏头痛、腮腺炎，头面部及眼、耳、鼻部疾患。

### 9. 小脑及脑干

定位：位于双足拇趾腹根部，靠近节趾骨外侧处。右半球小脑，脑干反射区在左脚。左半球小脑，脑干反射区在右脚。

主治：脑外伤综合征、高血压、头痛、失眠、眩晕、脑肿瘤、肌肉紧张、关节疾患。

### 10. 颈项

定位：位于双足拇趾腹根部横纹处。右侧颈项反射区在左足，左侧颈项反射区在右足。

主治：颈椎病、落枕、颈部软组织损伤、高血压、椎-基底动脉供血不足、肩周炎。

### 11. 鼻

定位：位于双足拇趾腹内侧延伸到拇趾甲的根部，第1趾间关节前。右鼻反射区在左脚上，左鼻反射区在右脚上。

主治：伤风感冒引起的鼻塞、流鼻涕、各种鼻炎、鼻窦炎，以及上呼吸道感染。

### 12. 大脑（头）

定位：位于双足拇趾腹全部。大脑右半球的反射区在左足，大脑左半球的反射区在右足。

主治：高血压、脑血管病变、脑外伤综合征、头痛、失眠、神经衰弱、神经官能症、震颤麻痹。

### 13. 脑垂体

定位：位于双足拇趾趾腹正中央处，在脑部反射区深处。

主治：各种内分泌失调（甲状腺功能亢进、小儿发育不良、肾性高血压、糖尿病等）、更年期综合征、智力低下、椎-基底动脉供血不足、中风后遗症。

### 14. 甲状旁腺

定位：位于双足掌内缘第1跖趾关节前方的凹陷处。

主治：甲状旁腺功能亢进或低下及其造成的佝偻病、低钙性肌肉痉挛，手足抽搐、麻痹、中老年骨质疏松症。

### 15. 甲状腺

定位：位于双足底，足拇趾与第2趾蹼处沿第1跖骨头向内呈L型。

主治：甲状腺功能亢进或低下、甲状腺炎、甲状腺肿大、肥胖症、老年性痴呆、脑血管意外、儿童智力迟钝。

### 16. 眼

定位：位于双足第2、3趾腹根部。右眼反射区在左足，左眼反射区在右足。

主治：结膜炎、角膜炎、青光眼、白内障、视神经萎缩、眼底出血、近视、远视、复视。

### 17. 耳

定位：位于双足第 4、5 趾腹根部。右耳反射区在左足，左耳反射区在右足。

主治：急慢性中耳炎、耳鸣、耳聋、重听、美尼尔综合征。

### 18. 斜方肌

定位：位于双足底，眼、耳反射区下方，自第 1 趾骨近侧 1／2 起至第 2~5 跖趾关节成一带状区域，宽度约 1cm。

主治：斜方肌综合征、颈椎病、肩周炎、落枕、颈肩背部酸痛。

### 19. 肺、支气管

定位：肺位于双足斜方肌反射区的近足心侧，支气管则自肺反射区中部向足第 3 趾延伸。

主治：肺炎、支气管炎、哮喘、肺气肿、支气管扩张、肺结核。

### 20. 胃

定位：位于双足底第 1 跖趾关节后方（向足跟方向），约一横指宽。

主治：急慢性胃炎、胃溃疡、胃下垂、胃痉挛、胃痛、消化不良、恶心呕吐。

### 21. 胰腺

定位：位于双足底内侧，胃反射区与十二指肠反射区之间。

主治：糖尿病、胰腺炎、消化不良。

### 22. 十二指肠

定位：位于双足底第 1 跖骨底处，胃及胰反射区的后方（向足跟方向）。

主治：十二指肠溃疡、消化不良、腹胀、食物中毒。

### 23. 心

定位：位于左足底，第 4、5 跖骨之间。

主治：心律不齐、冠心病、心绞痛、肺心病、失眠、健忘、癫痫、癔病。

### 24. 脾

定位：位于左足底，第 4、5 跖骨之间，心脏反射区后方（向足跟方向）约 1 cm 处。

主治：贫血、食欲不振、消化不良、过敏性皮疹、支气管哮喘和其他变态反应性疾病。

### 25. 肝

定位：位于右足底，第 4、5 跖骨之间，在肺反射区的后方。

主治：肝炎、肝硬化、肝气郁结胁痛、口苦、胆囊炎、胆石症、消化不良。

### 26. 胆囊

定位：位于右足底，第 3、4 跖骨间，肝脏反射区的内侧。

主治：胆囊炎、胆石症、胆道蛔虫症、肝炎所致黄疸、肝硬化。

**27. 小肠**

定位：位于双侧足底中部凹陷区域。

主治：腹胀、腹泻、腹痛、便秘、急慢性肠炎、痢疾。

**28. 横结肠**

定位：位于两侧足底中间，横越足底呈一横带状。

主治：便秘、急慢性结肠炎、腹泻。

**29. 升结肠**

定位：位于右侧足底，跟骨结节外前缘和第5跖骨底部连线的前2／3处。前连横结肠，后接盲肠。

主治：急慢性结肠炎、腹痛、腹泻、腹胀、便秘。

**30. 盲肠及阑尾**

定位：位于右侧足底，跟骨外侧前缘，第4、5趾间的垂直线上。

主治：腹胀、阑尾炎、小腹部疼痛。

**31. 回盲瓣**

定位：位于右脚掌跟骨前方靠近外侧，位于盲肠上方。

主治：消化系统吸收障碍性疾病，及其他回盲部疾病等。

**32. 降结肠**

定位：位于左侧足底，跟骨结节外前缘和第5跖骨底部连线，前连横结肠，后连乙状结肠。

主治：急慢性结肠炎、便秘。

**33. 乙状结肠及直肠**

定位：位于左侧足底，跟骨前缘成带状区域。外接降结肠，内连肛门。

主治：直肠炎、便秘、痔疮、直肠息肉。

**34. 肛门**

定位：位于左侧足底，跟骨侧前缘，乙状结肠及肠反射区的末端。

主治：痔疮、便秘、脱肛、肛裂、肛瘘、直肠静脉曲张。

**35. 生殖腺**

定位：双足跟正中偏趾端。

主治：性功能低下、不孕症、月经不调、痛经、更年期综合征等。

（二）足内侧反射区

足内侧反射区，见书末彩色插图2。

### 1. 颈椎

定位：位于双足趾第 1 趾骨体内侧，与颈项反射区处于同一横向水平。

主治：颈椎病、落枕、头痛、颈椎关节紊乱、脊髓炎、胃痉挛及胸椎疾患。

### 2. 胸椎

定位：位于双侧足弓内侧缘，第 1 跖骨内下方，从第 1 跖趾关节至第 1 楔骨前。

主治：腰背酸痛、胸椎关节紊乱、脊髓炎、胃痉挛及其他胸椎疾患。

### 3. 腰椎

定位：位于双侧足弓内侧缘，第 1 楔骨至舟骨粗隆的下方。前端与胸椎相连，后端和骶骨相连。

主治：急性腰扭伤、慢性腰肌劳损、腰椎间盘突出症、腰椎骨质增生及其他腰椎病变。

### 4. 骶骨

定位：位于双侧足弓内侧缘，从舟骨粗隆下方，至跟骨结节的前下缘，前接腰椎反射区，后连尾骨反射区。

主治：坐骨神经痛、骶骨损伤。

### 5. 内尾骨

定位：位于双足跟骨内侧，沿跟骨结节后方内侧呈 L 形带状区域。

主治：坐骨神经痛、尾骨损伤后遗症、痔疮、头痛、足跟痛。

### 6. 前列腺（子宫）

定位：位于双足跟骨内侧，内踝后下方的三角形区域内。

主治：前列腺肥大、前列腺炎、尿路感染、阳痿、早泄、遗精、月经不调、痛经、子宫肌瘤、更年期综合征。

### 7. 腹股沟

定位：位于双足内踝尖上方 2 横指胫骨前方凹陷处。

主治：疝气、阳痿、早泄、遗精、月经不调、性冷淡等生殖系统疾患。

### 8. 下身淋巴结

定位：位于两侧足背，内踝前下方的凹陷部位。

主治：各种炎症、子宫肌瘤、肿瘤、支气管哮喘、荨麻疹等变态反应疾病，风湿性关节炎等胶原系统疾病。

### 9. 内侧髋关节

定位：位于双足内侧内踝下缘的弧形区域。

主治：髋关节疼痛、坐骨神经痛、腰背痛、下肢瘫痪。

**10. 直肠及肛门**

定位：位于两侧小腿内侧、自足内踝起沿胫骨和跟腱之间向上延伸约 4 横指的一带状区域。

主治：便秘、痔疮、直肠炎、直肠息肉、肛裂。

**11. 坐骨神经**

定位：位于两侧小腿内侧，自内踝上方沿胫骨内侧缘向上到胫骨内踝下方。

主治：坐骨神经痛、急性腰扭伤、腰椎间盘突出症。

（三）足外侧反射区

足外侧反射区，见书末彩色插图 3。

**1. 肩关节**

定位：位于双足外侧，第 5 跖趾关节处。

主治：肩周炎、肩部损伤、颈椎病、上肢瘫痪。

**2. 肘关节**

定位：位于双足外侧，第 5 跖骨粗隆处。

主治：肘部劳损、网球肘及上肢瘫痪。

**3. 膝关节**

定位：位于双足外侧，第 5 跖骨粗隆和跟骨结节之间的半圆形。

主治：膝部损伤、膝关节骨质增生、膝关节肿痛、下肢瘫痪。

**4. 睾丸（卵巢）**

定位：位于双足跟骨外侧，外踝后下方与跟腱前方的三角形区域。与内踝下前列腺、子宫反射区位置相对称。

主治：阳痿、早泄等性功能障碍，痛经、月经不调、性欲减退、更年期综合征。

**5. 外尾骨**

定位：位于双侧足跟外侧，沿跟骨结节后方外侧的一个带状区域。

主治：痔疮、尾骨损伤、头痛、足跟痛。

**6. 肩胛骨**

定位：双足背第 4、5 跖骨与楔骨间，呈一带状区域。

主治：肩背酸痛、肩关节活动障碍、肩周炎等。

**7. 上身淋巴结**

定位：位于两侧足背，外踝前下方的凹陷部位。

主治：囊肿、肿瘤、流行性腮腺炎、支气管哮喘、荨麻疹等变态反应疾病，风湿性关节炎等胶原系统疾病。

### 8. 外侧髋关节

定位：位于双足外侧外踝下缘的弧形区域。

主治：髋关节疼痛、坐骨神经痛、腰背痛、下肢瘫痪。

### 9. 下腹部

定位：位于两小腿外侧，自外踝起沿腓骨和跟腱间向上延伸约4横指的带状区域。

主治：月经不调、痛经、经期紧张症、腹痛、腹胀。

### 10. 外侧坐骨神经

定位：双小腿外侧，位于腓骨后缘，起自外踝关节外后方，向上至腓骨小头后下方。

主治：坐骨神经痛、坐骨神经炎、膝和小腿部病痛。

## （四）足背反射区

足背反射区，见书末彩色插图4。

### 1. 上颌

定位：位于两侧足背，足拇趾趾间关节横纹前方的一条横带状区域。

主治：牙周炎、牙痛、口腔溃疡、味觉障碍、打鼾、颞颌关节紊乱症。

### 2. 下颌

定位：位于两侧足背，足拇趾趾间关节横纹后方的一条横带状区域。

主治：牙周炎、牙痛、口腔溃疡、味觉障碍、打鼾、颞颌关节紊乱症。

### 3. 扁桃腺

定位：位于两侧足背，足趾近端趾骨体，肌腱的内外侧。

主治：扁桃腺炎、咽炎、感冒、上呼吸道感染。

### 4. 胸部淋巴结

定位：位于两侧足背，第1、2跖骨间缝处。

主治：再生障碍性贫血、白细胞减少症、各种变态反应性疾病、类风湿性关节炎等胶原系统疾病。

### 5. 喉及气管

定位：分别位于两足背第1跖趾关节的外侧和第1跖骨体外侧。

主治：咽喉炎、气管炎、失音、声音嘶哑、咳嗽、气喘、上呼吸道感染。

### 6. 内耳迷路

定位：位于双侧足背，第4、5趾蹼至第4、5跖趾关节间。

主治：晕动病、晕车船、高血压、低血压、平衡障碍、小脑萎缩、梅尼埃综合征。

### 7. 胸（乳房）

定位：位于双侧足背，第2~4跖骨所形成的区域。

主治：乳腺炎、乳腺增生、乳腺囊肿、经前乳房胀痛、胸闷、胸痛、肋间神经痛。

**8. 膈、横膈膜**

定位：位于双侧足背，跖骨、楔骨、骰骨关节处，横跨脚背形成的一个带状区域。

主治：呃逆、腹胀、腹痛、恶心、呕吐。

**9. 肋骨**

定位：位于两侧足背，内侧肋骨在第1楔骨与舟骨间，外侧肋骨在骰骨、舟骨和距骨间。

主治：肋软骨炎、胸膜炎、肋间神经痛、胸闷、胁肋疼痛。

**10. 上身淋巴结**

定位：位于两侧足背，外踝前下方的凹陷部位。

主治：囊肿、肿瘤、流行性腮腺炎，支气管哮喘、荨麻疹等变态反应疾病，类风湿性关节炎等胶原系统疾病。

**11. 下身淋巴结**

定位：位于两侧足背，内踝前下方的凹陷部位。

主治：各种炎症、子宫肌瘤、肿瘤、支气管哮喘，荨麻疹等变态反应疾病，类风湿性关节炎等胶原系统疾病。

**12. 解溪**

定位：两踝关节前横纹中点两筋间。

主治：踝扭伤、足下垂、头痛、肾炎、肠炎、癫痫，眼、肺及气管疾患等。

## 二、常用手法

足部推拿手法与传统的推拿手法有所不同，应随着足部反射区位置的变化，以及足部肌肉组织分布状况和坚韧松软程度，运用拇指和食指来刺激反射区，以取得疗效。常用的手法有以下几种。

**1. 单食指扣拳法** 术者一手握足，另一手半握拳，食指弯曲，以食指的第1指间关节顶点着力，按压反射区。

**2. 拇指腹按压法** 术者一手握足，另一手的拇指腹用力，按压反射区。

**3. 食指刮压法** 以拇指固定，食指弯曲如镰刀状，用食指内侧缘着力，进行刮压刺激反射区。

**4. 拇指端按压法** 拇指与四指分开成圆弧状，四指为固定点，以拇指顶端为着力点进行按揉或推刮。

**5. 双指钳法** 食指、中指弯曲成钳状，拇指按于食指桡侧，以食指中节或末节为着力点，进行挤压或提拉刺激反射区。

**6.双拇指腹推按法** 双手张开，拇指与其余四指分开，两拇指相互重叠，以拇指腹为着力点进行推按刺激反射区。

**7.双指扣拳法** 手握拳，中指、食指弯曲，第1指关节均凸出，拇指与其余二指握拳固定，以中指、食指第1指间关节为着力点进行单方向的推刮刺激反射区。

**8.双食指刮压法** 双手食指弯曲呈镰刀状，以双手食指内侧线同时着力，刮压刺激反射区。

### 三、辅助器具

**1.足部推拿棒** 在足部推拿中，操作者如果没有经过专业训练，单纯用手指按摩，手指很快就会疲劳酸软，达不到推拿力度，影响推拿疗效。因此，最好配置一些足部推拿的器具，如足部推拿棒。

足部推拿棒制作方法：选一硬木，长约14cm，中间直径2cm左右，一端略粗大约1.4cm，另一端略细小约0.4cm，两头均磨成圆球形，用细砂纸打磨光滑即可使用。

如没有合适的材料制作足部推拿棒，可以选择易于持握的椭圆形鹅卵石，将一头打磨光滑，替代足部推拿棒使用。或选择一头光滑大小合适的生活用品作为按摩工具，如钢笔、圆珠笔等，只要握持方便即可。

**2.足部推拿介质** 推拿介质又可以称为按摩膏，使用足部推拿介质可以保护术者的手部和受术者的足部，减少推拿手法的伤害，选择适宜的推拿介质还能加强治疗作用。为了保持推拿的力度，每次不要涂得太多。这里介绍几种常用的推拿介质。

（1）按摩乳：医疗用品商店即可购买，具有润滑皮肤、活血化瘀、清热解毒等作用。可用于各种情况的足部推拿。

（2）冬青膏：以冬绿油（水杨酸甲酯）与凡士林按比例混合调匀而成，具有消肿止痛、祛风散寒等作用。适用于跌打损伤的疼痛、肿胀，及陈旧性损伤和寒性痛症等。

（3）滑石粉：医用滑石粉或爽身粉均可，具有润滑皮肤、干燥除湿等作用。适用于炎热夏季按摩时用，对婴幼儿及皮肤娇嫩者尤佳。

# 第五节　临床应用

## 一、遗尿

反射区：肾上腺、肾脏、输尿管、膀胱、子宫（前列腺）、阴茎（阴道）、尿道等。

操作：以拇指腹按压法刺激肾脏、膀胱反射区；以双拇指腹推按法刺激输尿管、阴茎（阴道）、尿道反射区；以单食指扣拳法刺激肾上腺、子宫（前列腺）反射区。

## 二、肾盂肾炎

反射区：肾上腺、肾脏、输尿管、膀胱、阴茎（阴道）、尿道、淋巴（上身）、淋巴（腹部）等。

操作：以单食指扣拳法刺激肾上腺反射区；以双指扣拳法刺激淋巴（上身）、淋巴（腹部）反射区；以拇指腹按压法刺激肾脏、膀胱反射区；以双拇指腹推按法刺激输尿管、阴茎（阴道）、尿道反射区。

## 三、水肿

反射区：肾脏、输尿管、膀胱、肾上腺、心脏、肝脏、淋巴（上身）、淋巴（腹部）、淋巴（胸部）等。

操作：以单食指扣拳法刺激肾上腺反射区；以双指扣拳法刺激淋巴（上身）、淋巴（腹部）反射区；以拇指腹按压法刺激肾脏、膀胱反射区；以双拇指腹推按法刺激输尿管、淋巴（胸部）反射区；以拇指端按压法刺激心脏、肝脏反射区。

## 四、关节炎

反射区：甲状旁腺、肾上腺、肾脏、输尿管、膀胱、淋巴（上身）、淋巴（腹部），以及其他相关关节反射区等。

操作：以单食指扣拳法刺激甲状旁腺、肾上腺反射区；以双指扣拳法刺激淋巴（上身）、淋巴（腹部）反射区；以拇指腹按压法刺激肾脏、膀胱反射区；以双拇指腹推按法刺激输尿管反射区；以拇指端按压法刺激相关关节反射区。

## 五、单纯性肥胖症

反射区：肾脏、输尿管、膀胱、肾上腺、腹腔神经丛、胃、胰腺、十二指肠、小肠、结肠各反射区、脾脏、肝脏、甲状腺等。

操作：以单食指扣拳法刺激肾上腺反射区；以拇指腹按压法刺激肾脏、膀胱、胃、胰腺、小肠，十二指肠、腹腔神经丛反射区；以双拇指腹推按法刺激输尿管、结肠各反射区；以拇指端按压法刺激脾脏、肝脏反射区；以食指刮压法刺激甲状腺发反射区。

## 六、慢性胃炎

反射区：肾脏、输尿管、膀胱、肾上腺、胃、肝脏、腹腔神经丛、淋巴（上身）等。

操作：以单食指扣拳法刺激肾上腺反射区；以拇指腹按压法刺激肾脏、膀胱、胃、腹腔神经丛反射区；以双拇指腹推按法刺激输尿管反射区；以拇指端按压法刺激肝脏、淋巴（上身）反射区。

## 七、胆囊炎、胆结石

反射区：肾脏、输尿管、膀胱、肾上腺、肝脏、胆囊、十二指肠、淋巴（上身）、淋巴（腹部）等。

操作：以单食指扣拳法刺激肾上腺反射区；以拇指腹按压法刺激肾脏、膀胱、十二指肠反射区；以双拇指腹推按法刺激输尿管反射区；以拇指端按压法刺激肝脏、胆囊反射区，以双指扣拳法刺激淋巴（上身）、淋巴（腹部）反射区。

## 八、糖尿病

反射区：肾上腺、肾脏、输尿管、膀胱、胃、十二指肠、胰腺、甲状腺、腹腔神经丛、坐骨神经等。

操作：以单食指扣拳法刺激肾上腺反射区；以拇指腹按压法刺激肾脏、膀胱、胃、胰腺、十二指肠、腹腔神经丛反射区；以双拇指腹推按法刺激输尿管、坐骨神经反射区；以食指刮压法刺激甲状腺反射区。

## 九、高血压

反射区：头（脑）、肾脏、肾上腺、输尿管、膀胱、心脏、肝脏、脾脏、平衡器官（内耳迷路）等。

操作：以单食指扣拳法刺激肾上腺反射区；以拇指腹按压法刺激头（脑）、肾脏、膀胱反射区；以双拇指腹推按法刺激输尿管、平衡器官（内耳迷路）反射区；以拇指端按压法刺激肝脏、心脏、脾脏反射区。

## 十、冠心病

反射区：肾上腺、肾脏、输尿管、膀胱、心脏、肝脏、脾脏、淋巴（胸部）等。

操作：以单食指扣拳法刺激肾上腺反射区；以拇指腹按压法刺激肾脏、膀胱反射区；以双拇指腹推按法刺激输尿管反射区；以拇指端按压法刺激肝脏、心脏、脾脏反射区，以双指扣拳法刺激淋巴（胸部）反射区。

## 十一、失眠

反射区：头（脑）、甲状腺、甲状旁腺、十二指肠、胰腺、肝脏、心脏、脾脏、肾脏、肾上腺、输尿管、膀胱、小肠、结肠、直肠等。

操作：以单食指扣拳法刺激肾上腺、甲状旁腺、直肠反射区；以拇指腹按压法刺激头（脑）、十二指肠、肾脏、膀胱反射区；以双拇指腹推按法刺激输尿管、小肠、结肠各反射区；以拇指端按压法刺激肝脏、心脏、脾脏反射区，以食指刮压法刺激甲状腺反射区。

## 十二、月经不调

反射区：肾脏、肾上腺、输尿管、膀胱、脾脏、肝脏、生殖器、卵巢、子宫、月经不调等。

操作：以单食指扣拳法刺激肾上腺、生殖器反射区；以拇指腹按压法刺激肾脏、膀胱、卵巢、子宫反射区；以双拇指腹推按法刺激输尿管、月经不调反射区；以拇指端按压法刺激肝脏、脾脏反射区。

# 第八章 手疗技术

## 第一节 概 述

手疗技术，也称手部推拿疗法，简称手疗，是通过对手的某些特定部位、全息反射区或穴位，给予不同推拿手法的刺激，达到疏通经络气血、预防保健、祛除疾病的一种传统医学疗法。手部推拿疗法是祖国医学的一个组成部分，是我国劳动人民长期以来在同疾病斗争的过程中总结出来的一套独特且行之有效的疗法。

手部推拿起源于远古时代。在原始社会，人类穴居野外，当气候寒冷时，人们便会本能地搓擦、摩擦双手，以御寒冷。因为这样会促进手部的血液循环，产生热感。而在身体的某些部位受到创伤或出现疼痛不适时，也会本能地去用手搓摩、揉按，以求减轻痛苦。如手痛时按摩手部的虎口处，或借用某些器具刺激手的某些部位，可以达到止痛的效果，这便是手部推拿疗法的萌芽阶段。随着人们对事物认识的提高加深，通过反复的探索，由实践上升为理论，逐步总结形成了独具特色的手部推拿疗法。

手部推拿疗法，是一种综合了生物全息、神经反射、体液循环、经络和生物化学因素等诸多效应的养生保健疗法，是在古老推拿疗法基础上融进了现代医学特征的新兴中医外治疗法。

## 第二节 手疗作用原理

### 一、全息反射学说

现代生物全息学说认为，生物体的相对独立部分在结构和功能上具有相对的完整性，并与其周围部分有相对明确的边界。

手由腕、掌、指三部分组成，与前臂有相对明确的结构和功能上的边界，并具有相对的完整性。手部为人体较大的全息胚，全身各部位在手上都有其各自的对应反射区，生物学特性相似程度较大。手疗利用人体条件反射的泛化，通过对手部对应反射区的良性刺激，激发机体对病变部位的修复。

## 二、传统经络学说

经络是人体气血运行的通路，内联五脏六腑，外络四肢百骸、五官九窍，沟通内外，贯穿左右上下，网络全身，运行气血，使人体各部位紧密联系起来，成为一个不可分割的有机整体，从而调节人体多种生理功能活动，保持人体机能的协调和相对平衡。由于双手是经脉相互交接的重要部位之一，因此人体各脏腑组织器官的生理、病理信息都可以通过经络汇集到双手，使双手成为反映全身健康的敏感点。同样，通过经络的传导，按摩刺激双手某些特定部位，可以调整相关脏腑、组织和器官的系统内能，调节相关脏器的生物信息，改变相关脏器的病理变化，从而达到防病治病和自我保健目的。

在人体十二正经中，手三阳经均起始于手部，手三阴经均终止于手部。机体有病变时，可以通过经络传导在手上，凭此来诊断疾病，同时通过推拿刺激手部反射区，激发经络，调节机体机能平衡。

## 三、神经反射学说

神经反射原理认为，按摩双手特定部位或穴位，调节相应脏腑组织器官的生理功能，是以人体"刺激－反应"这一生理现象为基础的。人体表面和内部有无数的神经末梢感受器。当机体内外环境发生改变时，首先刺激感受器，引起神经冲动，经传入神经到达中间神经元；再将冲动传到高级中枢，通过高级中枢的分析综合，发出指令；再由传出神经到达效应器，从而出现相应的反应，即生理变化。双手有着极为丰富的神经末梢，有灵敏的触觉，可以感受到除视觉、味觉以外的各种刺激，是机体非常敏感的反射区域。因此，当身体各脏腑组织器官发生病理变化时，在双手适当的穴位或反射区进行按摩刺激，可以通过神经反射方式，对相应脏腑组织器官的生理功能进行调节，从而达到治病防病目的。

## 四、血液循环学说

人体各个组织器官正常功能的发挥，是建立在机体的新陈代谢基础上的，涉及人体循环、呼吸、消化、泌尿和内分泌等系统，主要是依靠体液的正常循环来维持。血液循环可以把氧、营养物质、内分泌激素输送到全身各个脏腑组织器官，然后再将各脏腑组织器官的代谢废物、多余的水分及有害物质，通过排泄器官（肺、皮肤、汗腺、肾、输尿管、膀胱等）排出体外。可见，促进血液循环对机体健康极为重要。若循环系统发生了障碍，人体的代谢产物将沉积在循环通道中，影响血液循环的速度和流量，势必影响到人体组织器官的正常生理功能。血液的正常循环，有赖于心脏的泵血功能。双手和心脏有着特殊的关系，手部有两条经脉与心脏直接相关，即手少阴心经和手厥阴心包经。手部还有极为丰富的毛细血管网、淋巴网和密集的微循环。当对双手穴位或反射区等实施按摩，给予适当刺激，可以引起部分细胞内蛋白质的分解，产生组胺或类组胺物质，按摩时产生的热能等综合作用，使毛细血管扩张，血流加快，血流量加大，从而改善微循环，加速代谢废物和有害物质的清除，扫除微循环中的淤阻，以维持循环管道的畅通，使血液回流增加，改善人体的血液供应，使人体处在最佳状态，从而达到保健和治病目的。另外，手部按摩能有效促进肾、输尿管和膀胱等排泄器官反射区的血液循环，使相应脏器的功能得到改善，加速毒素的排出，提高机体的免疫功能，增强抗病能力。

# 第三节　手疗适用范围

## 一、适应证

1. **神经系统疾病**　手部推拿疗法对中枢神经系统兴奋与抑制平衡有调节作用，对痛觉有明显的阻断作用，能够治疗各类神经官能症，包括下丘脑自主神经功能紊乱、各脏器功能紊乱，各种神经疼痛性疾病。

2. **消化系统疾病**　手部推拿疗法对消化系统的消化吸收功能有促进作用，能够有效治疗慢性胃肠道疾病、小儿厌食、小儿消化不良等病症。

3. **各种变态反应性疾病**　手部推拿疗法对生理机能的调节具有重要意义，对各种功能性疾病有明显疗效，对于器质性疾病也有一定的治疗作用。如过敏性哮喘、过敏性鼻炎、过敏性皮炎等。

## 二、禁忌证

手部推拿疗法虽然治疗范围广泛、疗效好、无副作用，如同所有的治病方法一样，也不能包治百病，对有些病症是不宜使用的。

1. **某些外科疾病** 如急性腹膜炎、肠穿孔、急性阑尾炎、骨折、关节脱位等。
2. **急性传染病** 如伤寒、霍乱、流脑、乙脑、肝炎、结核、梅毒、淋病、艾滋病等。
3. **急性中毒** 如食物中毒、煤气中毒、药物中毒、酒精中毒、毒蛇咬伤、狂犬咬伤等。
5. **急性高热病症** 如败血症等。
6. **严重出血性疾病** 如脑出血、胃出血、子宫出血、内脏出血等。
7. **急性危重病症** 心肌梗死、严重肾衰竭、心力衰竭等。
8. **其他** 妇女月经期及妊娠期不宜按摩。精神病受术者发作期不宜按摩。

### 三、注意事项

手部推拿疗法要求术者要有强健的体魄、良好的耐力、熟练的手法和推拿技巧。要保持双手清洁温暖，指甲常修剪。手部推拿疗法的操作部位比较小，推拿时，有些穴位也可以用一些器械代替本法操作，如以钢笔、圆珠笔等尾部（必须光滑圆润）按压穴位。

治疗腰部、颈部及各种关节、软组织扭伤时，应边施手法，边嘱受术者活动患部。严重病症应以药物和其他疗法为主，手法推拿疗法为辅。治疗中如出现一些反应，应及时处理。

暴饮、饱餐、洗澡1小时内，以及过度疲劳之余均不宜做手部按摩。

手部推拿疗法要有毅力和恒心，长期坚持操作效果更好。自我手部推拿时注意循序渐进，并严格遵守操作要求。

# 第四节 手疗常用反射区与操作

## 一、常用反射区

手掌部反射区，见书末彩色插图5。手背部反射区，见彩色插图6。

1. **大脑**

定位：位于双手掌侧，十个手指远节横纹以上指腹均为大脑反射区。拇指、食指为额叶反射区，中指为顶叶反射区，无名指为颞叶反射区，小指为枕叶反射区。左半大脑反射区在右手上，右半大脑反射区在左手上。

主治：头痛、头晕、目眩、抑郁症、癔病、消化不良、高血压、低血压、神经衰弱、中风、贫血等。

### 2. 额窦

定位：位于双手十个手指头顶端约 1cm 范围。左额窦反射区在右手上，右额窦反射区在左手上。

主治：前头痛，头顶痛，失眠，头晕，眼、耳、鼻和鼻窦疾患。

### 3. 小脑、脑干

定位：位于双手掌侧，拇指腹尺侧面，即第 1 指骨远节指骨体中下部尺侧缘。左侧小脑、脑干反射区在右手，右侧小脑、脑干反射区在左手。

主治：头痛，头晕，失眠，记忆力减退，脑肿瘤及小脑萎缩引起的病变，共济失调如帕金森综合征等。

### 4. 垂体

定位：位于双手拇指腹中点处。

主治：内分泌失调、遗尿、滞产、小儿生长发育迟缓、更年期综合征、骨质疏松症、前列腺炎等。

### 5. 三叉神经

定位：位于双手拇指腹尺侧缘远端，即第 1 指骨远节指骨中上部尺侧缘。右侧三叉神经反射区在左手上，左侧三叉神经反射区在右手上。

主治：偏头痛、眼眶痛、牙痛、面神经麻痹，以及面颊、唇鼻诱发的神经痛，三叉神经支配区域的疾病。

### 6. 眼

定位：位于双手掌和双手背侧第 2、3 指根部。左眼反射区在右手上，右眼反射区在左手上。

主治：结膜炎、角膜炎、青光眼、白内障、近视等眼疾，以及眼底病变。

### 7. 耳

定位：位于双手掌和双手背第 4、5 指根部。左耳反射区在右手上，右耳反射区在左手上。

主治：耳鸣、耳聋等耳部疾病，晕车、晕船等。

### 8. 内耳迷路

定位：位于双手背侧，第 3~5 掌指关节之间，第 3~5 指根部结合处。

主治：头晕、晕车、晕船、梅尼埃综合征、耳鸣、高血压、低血压、平衡障碍等。

### 9. 鼻

定位：位于双手掌侧拇指腹桡侧面，第1指骨远节指骨体中部。左鼻的反射区在右手上，右鼻的反射区在左手上。

主治：急慢性鼻炎、过敏性鼻炎、鼻塞、流涕、鼻出血、鼻痒、咽痛咽痒等。

### 10. 喉、气管

定位：位于双手背侧，第1掌指背侧。

主治：上呼吸道感染、音哑、食道，以及支气管（中上段）疾病。

### 11. 舌、口腔

定位：在双手拇指背侧，拇指指间关节后方正中线。

主治：舌强、舌痛、味觉障碍、咽喉肿痛、鼻塞流涕。

### 12. 扁桃体

定位：双手拇指近节背侧，正中线肌腱两侧。

主治：上呼吸道感染、扁桃体炎等。

### 13. 上颌

定位：位于双手拇指背，拇指指间关节上缘，即拇指横纹上方细带状区域。

主治：龋齿痛、牙周炎、牙龈炎、口腔溃疡、上颚感染、味觉障碍、打鼾等。

### 14. 下颌

定位：位于双手拇指背，拇指指间关节下缘细带状区域。

主治：龋齿痛、牙周炎、牙龈炎、口腔溃疡、上颚感染、味觉障碍、打鼾等。

### 15. 颈项

定位：位于双手拇指掌侧和背侧，下颌反射区下方整个第1掌骨体。

主治：颈部酸痛、僵硬、颈部软组织损伤、高血压、落枕、颈椎病等。

### 16. 斜方肌

定位：位于手掌侧面，在眼、耳反射区下方，呈一横带状区域。

主治：颈、肩、背部疼痛，手无力酸麻，落枕等。

### 17. 胸、乳房

定位：位于手背部第2~4掌骨远端。

主治：胸部疾患、肺部、食道疾患、心脏病、乳腺癌、乳腺增生、囊肿、胸闷、乳汁分泌不畅、胸部软组织损伤等。

### 18. 心脏

定位：位于左手尺侧，手掌及手背部第4、5掌骨体之间远端。

主治：心肌炎、心包炎、口舌生疮、发热、心悸、心律不齐等，以及高血压、失眠、盗汗等。

### 19. 肺、支气管

定位：肺反射区位于双手掌侧，横跨第 2~5 掌骨，靠近掌指关节区域。支气管反射区位于中指第 3 近节指骨。

主治：肺炎、支气管炎、肺气肿、肺结核、哮喘、鼻病、皮肤病、心脏病、便秘、腹泻等。

### 20. 膈、横膈膜

定位：位于双手背侧，横跨第 2~5 掌骨中点的带状区域。

主治：打嗝，膈肌痉挛引起的腹胀、恶心、呕吐等。

### 21. 肝

定位：右手掌及右手背侧，第 4、5 掌骨中间。

主治：肝炎、肝硬化、肝囊肿、肝功能不全、血液系统疾病、高脂血症、肾脏疾病、眼疾、眩晕、扭伤等。

### 22. 胆囊

定位：位于右手掌和右手背侧第 4、5 掌骨中间、手掌侧，位于肝反射区左下方。

主治：胆囊炎、胆结石、胆道蛔虫、厌食症、消化不良、高脂血症、肝脏疾病、失眠、痤疮等。

### 23. 头颈淋巴结

定位：双手各手指间根部凹陷处，手掌侧和手背侧均有头颈淋巴结反射区。

主治：眼、耳、口、鼻、舌、口腔、牙齿等疾病，还可以治疗淋巴结肿大、甲状腺肿大、免疫力低下等。

### 24. 甲状腺

定位：位于双手掌侧第 1 掌骨近心端起至第 1、2 掌骨之间，转向拇指尖方向至虎口边缘连成带状区域。

主治：甲状腺功能亢进或低下、甲状腺炎、甲状腺肿大、筋骨酸痛、项强、舌强、头痛、发热、鼻塞、耳鸣耳聋、目赤胀痛、咽喉肿痛、口舌生疮、牙痛。

### 25. 甲状旁腺

定位：双手桡侧第 1 掌指关节背部凹陷处。

主治：甲状旁腺功能低下、佝偻病、低钙性肌肉痉挛、心脏病、各种过敏性疾病、白内障、心悸、失眠等。

### 26. 胸腺淋巴结

定位：位于第 1 掌指关节尺侧。

主治：各种炎症、发热、囊肿、癌症、肌瘤、乳腺炎、胸痛、免疫力低下等。

### 27. 上身淋巴结

定位：位于双手背部尺侧，手背腕骨与尺骨间的凹陷处。

主治：各种炎症、发热、囊肿、肌瘤、免疫力低下、癌症等。

### 28. 脾

定位：位于左手掌侧第 4、5 掌骨间中段远端。

主治：发热、炎症、贫血、高血压、肌肉酸痛、舌炎、唇炎、食欲不振、消化不良、皮肤病等。

### 29. 下身淋巴结

定位：位于手背部的桡侧缘，手背腕骨与前臂桡骨之间凹陷处。

主治：各种炎症、发热、囊肿、肌瘤、免疫力低下、癌症等。

### 30. 腹腔神经丛

定位：位于双手掌侧第 2、3 和第 3、4 掌骨体间，肾反射区两侧。

主治：胃肠功能紊乱、腹胀、腹泻、胸闷、呃逆、头痛、失眠、更年期综合征等。

### 31. 肾上腺

定位：双手掌侧第 2、3 掌骨体间，距第 2、3 掌骨头约 1.5~2.0cm 处。

主治：肾上腺功能亢进或低下、各种感染、炎症、过敏性疾病、哮喘、风湿病、心律不齐、休克等。

### 32. 肾

定位：位于双手掌中央。

主治：肾盂肾炎、急慢性肾炎、泌尿系感染、肾结石、急慢性前列腺炎、遗精、阳痿、早泄、不孕症、性欲冷淡、高血压、眩晕、头痛、耳鸣。

### 33. 输尿管

定位：位于双手掌中部，上接肾反射区，下连膀胱反射区。

主治：泌尿系感染、排尿困难、尿潴留、输尿管结石、肾盂积水、高血压、动脉硬化，各种药物、酒精、食物中毒。

### 34. 膀胱

定位：双手掌下方，手腕骨头状骨骨面上。

主治：肾、输尿管、膀胱结石、泌尿系感染、尿潴留、遗尿、高血压、动脉硬化、食物中毒、药物中毒。

### 35. 生殖腺（睾丸、卵巢）

定位：位于双手掌根部横纹中点，舟骨、月骨、头状骨之间。

主治：男女性功能低下、不孕不育症、阳痿、早泄等性功能障碍，痛经、月经不调、性欲减退及更年期综合征。

**36. 前列腺、子宫、阴道、尿道**

定位：位于双手掌根部横纹中点两侧带状区域，在舟骨、月骨、头状骨骨面上。

主治：前列腺肥大、前列腺炎、尿路感染、阳痿、早泄、遗精、月经不调、痛经、子宫肌瘤、更年期综合征。

**37. 腹股沟**

定位：位于双手腕桡侧横纹处，桡骨头凹陷处。

主治：疝气、阳痿、早泄、遗精、月经不调、性冷淡等生殖系统疾患。

**38. 气管、食管**

定位：位于双手掌侧，第1掌骨与掌指关节之间，下接胃反射区。

主治：食道肿瘤、食道炎症、气管疾患等。

**39. 胃**

定位：双手掌第1掌骨远端。

主治：急慢性胃炎、胃溃疡、胃下垂、胃痉挛、胃痛、消化不良、恶心呕吐。

**40. 胰腺**

定位：位于双手掌侧第1掌骨胃反射区与十二指肠反射区之间。

主治：糖尿病、胰腺炎、消化不良等。

**41. 十二指肠**

定位：位于双手掌侧，第1掌骨体部近端，胰腺反射区下方。

主治：十二指肠溃疡、消化不良、腹胀、食物中毒。

**42. 小肠**

定位：位于双手掌心升结肠、横结肠、降结肠、乙状结肠、直肠反射区所围绕的区域。

主治：腹胀、腹泻、腹痛、便秘、急慢性肠炎、痢疾、心律失常、失眠等。

**43. 大肠**

定位：位于双手掌侧的中下部分。自右手掌尺侧手腕骨前缘起，顺右手掌第4、5掌骨间隙向手指方向上行，至第5掌骨体中段，约与虎口水平位置时转向桡侧，平行通过第4~2掌骨体中段，接至左手掌第2~4掌骨体中段，转至手腕方向，沿第4、5掌骨体下行至腕关节处止。

主治：急慢性结肠炎、腹痛、腹泻、腹胀、便秘。

**44. 盲肠、阑尾**

定位：位于右手手掌腕骨前缘靠近尺侧，与小肠、升结肠的反射区连续。

主治：腹胀、腹泻、便秘、消化不良、阑尾炎及其手术切除后所致腹痛。

**45. 回盲瓣**

定位：位于右手手掌侧腕钩骨前缘尺侧，在盲肠、阑尾反射区稍上方。

主治：下腹胀气、回盲瓣功能失常。

### 46. 升结肠

定位：位于右手掌第4、5掌骨间，小肠反射区尺侧与手尺侧缘平行的带状区域，从手腕骨前缘至第5掌骨体中部，约与虎口水平位置左转至横结肠反射区。

主治：结肠炎、便秘、腹泻、便血、腹痛、结肠肿瘤等。

### 47. 横结肠

定位：右手掌尺侧远曲横纹向桡侧横行第4~2掌骨体的带状区至虎口水平位，左手掌自虎口水平位横行过第2~4掌骨体的带状区域向尺侧至远曲横纹处，接降结肠反射区。

主治：便秘、腹泻、腹痛、结肠炎等。

### 48. 降结肠

定位：位于左手掌尺侧第4、5掌骨体中部，与虎口水平位向手腕方向的带状区域。

主治：便秘、腹泻、腹痛、结肠炎。

### 49. 乙状结肠

定位：起于左手掌面左侧第5掌骨近心端与钩骨交界的腕掌关节处，至第2掌骨近心端与第1掌骨间带状区域。

主治：直肠炎、直肠癌、便秘、乙状结肠炎、结肠炎等。

### 50. 肛管、肛门

定位：位于左手掌第2腕掌关节处，乙状结肠反射区末端。

主治：直肠癌、肛门周围炎、痔疮、肛裂、便血、便秘、脱肛等。

### 51. 直肠、肛门

定位：双上肢前臂桡侧远端约3横指。

主治：痔疮、直肠癌、便秘、盲肠炎、静脉曲张等。

### 52. 脊柱

定位：手背侧第1~5掌骨体均为脊柱反射区。

主治：颈肩部酸痛、腰背酸痛、颈椎、胸椎腰椎关节紊乱、脊髓炎等脊椎疾患。

### 53. 颈椎

定位：位于双手背，拇指近节桡侧和第3掌骨体远端的整个掌骨体1／5段。

主治：颈椎病、颈项酸痛、落枕等。

### 54. 胸椎

定位：双手背第1、3掌骨远端约1/2段。

主治：颈、肩、背部软组织损伤，疼痛，循环呼吸系统疾病，胸椎间盘突出等胸椎各种病变。

**55. 腰椎**

定位：位于双手拇指第 1 掌骨桡侧缘，约第 1 掌骨体下 1/2 段和第 2 掌骨近端 1/2 段。

主治：腰背酸痛、腰肌劳损、腰椎间盘突出、腰椎骨质增生、坐骨神经痛，以及腰椎各种病变。

**56. 骶骨**

定位：位于双手第 1 掌骨桡侧面，腰椎反射区下 5 等份及腕部大多角骨远端。

主治：坐骨神经痛、骶骨损伤、骶部软组织损伤、便秘等。

**57. 尾骨**

定位：位于双手第 1 掌骨桡侧近心端及腕部大多角骨近端处。

主治：骶尾骨部损伤、疼痛等。

**58. 肋骨**

定位：内侧肋骨反射区位于双手背第 2 掌骨体上段偏下桡侧。外侧肋骨反射区位于第 4、5 掌骨体间隙中段偏下。

主治：肋骨本身病患、胸闷、胸痛、胸膜炎、肋软骨炎、肋膜炎等。

**59. 肩关节**

定位：位于双手尺侧第 5 掌骨、指骨关节尺侧凹陷处。手背部分为肩前部反射区。手尺侧边缘正中位为肩中部反射区，手掌尺侧缘为肩后部反射区。

主治：肩关节周围炎等肩部疾病。

**60. 肘关节**

定位：位于双手第 5 掌骨中部尺侧缘。

主治：肘关节软组织损伤、网球肘、膝关节损伤等。

**61. 髋关节**

定位：位于双手尺骨和桡骨茎突骨面周围。

主治：髋关节痛、坐骨神经痛、肩关节痛、腰背痛等。

**62. 膝关节**

定位：位于双手第 5 掌骨近端尺侧缘与腕骨缘形成的凹陷处。手背侧缘为膝前部，其凹陷处中心部位为腘窝部分（膝后部）、中心外圆为膝周围。

主治：膝关节炎、膝关节软组织损伤、半月板损伤、膝关节和肘关节其他病变等。

**63. 颈肩区**

定位：位于双手各手指根部近节指骨两侧，以及各掌指关节接合部。手掌面为颈肩前区，手背面为颈肩后区。

主治：颈椎病、前斜角肌综合征、落枕、脑供血不足等与颈部、肩部有关的各种病症。

### 64. 胸腔呼吸器官区

定位：位于掌侧第 1 掌骨拇指中线和腕前横纹间的区域。

主治：胸闷、咳嗽、气喘等胸腔、呼吸系统疾病。

### 65. 胃脾大肠区

定位：在手掌侧第 1 掌骨拇指中线和鱼际横纹范围内。

主治：食欲不振、消化不良、腹胀、腹泻等胃肠系统疾病，以及贫血、皮肤病等。

### 66. 血压区

定位：在手背部第 1 掌骨、第 2 掌骨、第 2 掌指关节、食指近节近段所及区域。

主治：调整血压，治疗头痛、头晕、恶心、呕吐、发热不适、胃脘痛、便秘等。

## 二、常用手法

1. **拇指揉法** 术者以拇指罗纹面着力于施术部位，余四指轻置于适当位置支撑助力，腕关节微屈或伸直，前臂主动施力，使腕关节及拇指在施术部位上做环形运动，并带动该处的皮下组织一起运动，以刺激相关反射区。

2. **拇指按法** 术者以拇指罗纹面着力于施术部位，余四指张开，置于适当位置以支撑助力，拇指主动用力，垂直向下按压，按压的力量由小到大，逐渐用力，以刺激相关反射区。

3. **拇指平推法** 术者拇指外展，以拇指腹着力于施术部位或穴位上，余四指并拢置于其前外方以助力，腕关节略屈曲，前臂及腕关节主动施力，使拇指向示指方向呈短距离、单向直线推进，以刺激相关反射区。

4. **拇指端点法** 术者手握空拳，拇指伸直并紧靠于示指中节，以拇指端着力于施术部位或穴位上，前臂与拇指主动发力，使拇指端进行持续垂直点压，以刺激相关反射区。

5. **屈拇指点法** 术者半握拳，拇指屈曲，以拇指指间关节桡侧或背侧着力于施术部位或穴位上，拇指端抵于示指中节桡侧缘以助力，前臂、腕关节与拇指主动施力，进行持续垂直点压，以刺激相关反射区。

6. **拇指抹法** 术者以单手或双手拇指腹轻置于施术部位上，余指轻置于旁边，腕、指关节放松，前臂主动用力，通过腕及拇指关节带动拇指腹在施术部位做上下、左右的直线或弧线往返抹动，以刺激相关反射区。

7. **捻法** 术者用拇指腹与示指桡侧缘或示指腹夹持捏住受术者手指，拇指与示指主动用力，做较快速的捻揉，状如捻线，以刺激相关反射区。

8. **捏拿法** 术者以拇指和其余手指相对用力，捏住施术部位肌肤，前臂用力上提，指掌部主动施力，逐渐将捏住的肌肤收紧，将施术部位肌肉连同皮肤、皮下组织一起向上提起，再逐渐放开，进行一松一紧、轻重交替、连续不断的操作，以刺激相关反射区。

9.**拇指掐法** 术者以拇指尖连同指甲一起垂直按压于施术部位，缓缓发力下按，以刺激相关反射区。

### 三、辅助器具

#### （一）手疗推拿棒

在手部推拿中，术者可以直接用自己的手指等部位进行操作。如果术者力量不足，手指等部位很容易疲劳，可以适当配置一些手部推拿器具，如手疗推拿棒。

手疗推拿棒制作方法：选一硬木，长约14cm，中间直径2cm左右。一端略粗大，1.4cm左右；另一端略细小，0.4cm左右。两头均磨成圆球形，用细砂纸打磨光滑即可以使用。

如没有合适的材料制作手疗推拿棒，可选择易于持握的椭圆形鹅卵石，将一头打磨光滑，替代手部推拿棒使用。或选择一头光滑、大小合适的生活用品作为推拿工具，如钢笔、圆珠笔等，只要握持方便即可。

#### （二）手疗推拿介质

推拿介质又可以称为按摩膏，使用手部推拿介质可以保护术者的手部和受术者的手部，减少推拿手法的伤害。选择适宜的推拿介质还能加强治疗作用。为了保持推拿的力度，每次不要涂得太多。这里介绍几种常用的介质。

1.**按摩乳** 医疗用品商店即可购买，具有润滑皮肤、活血化瘀、清热解毒等作用。可用于各种情况的手部推拿。

2.**冬青膏** 以冬绿油（水杨酸甲酯）与凡士林按比例混合调匀而成，具有消肿止痛、祛风散寒等作用。适用于跌打损伤的疼痛、肿胀及陈旧性损伤和寒性痛症等。

3.**滑石粉** 医用滑石粉或爽身粉均可，具有润滑皮肤、干燥除湿等作用。适用于炎热夏季推拿时用，对婴幼儿及皮肤娇嫩者尤佳。

# 第五节　临床应用

## 一、感冒

反射区：鼻、喉、气管、扁桃体、肺、支气管，头颈淋巴结等。

操作方法：点揉鼻、头颈淋巴结反射区，指甲掐喉、气管反射区，点按扁桃体、肺、支气管反射区。

## 二、哮喘

### 1. 发作期
反射区：肺、支气管、头颈淋巴结、肾上腺等。

操作方法：捏拿肺、支气管反射区，点按头颈淋巴结、肾上腺反射区。

### 2. 缓解期
反射区：肺、支气管、胸腔呼吸器官区、胃、大肠、小肠、肾、膀胱。

操作方法：推揉肺、支气管、胸腔呼吸器官区反射区，点按胃、大肠、小肠、肾、膀胱反射区。操作时宜轻慢柔和。

## 三、高血压

反射区：血压区、肝、肾、肾上腺、生殖腺。

操作方法：捏拿生殖腺、血压区、合谷，推肝、肾，按揉肾上腺。操作宜柔和有力持久。

## 四、心绞痛

反射区：心脏、颈项、甲状旁腺、腹腔神经丛。

操作方法：可用红花油为介质，揉、捏、拿上述反射区。操作宜柔和，稍用力，忌用重、刚、猛手法。

## 五、尿石症

反射区：肾、肾上腺、输尿管、膀胱、腰椎、胃。

操作方法：按揉肾、胃反射区，推揉输尿管、腰椎反射区，点揉肾上腺反射区，点按膀胱反射区。操作宜柔和有力持久。绞痛发作时则用力重，频率慢。

## 六、癃闭

反射区：肾、肾上腺、输尿管、膀胱、腰椎、腹腔神经丛。

操作方法：按揉肾、腹腔神经丛反射区，推揉输尿管、腰椎反射区，点揉肾上腺反射区，点按膀胱反射区。操作宜柔和稍重，频率较慢。

### 七、糖尿病

反射区：胰腺、垂体、甲状腺、血压区、肾、胃、脾、腹腔神经丛。

操作方法：捏拿胰腺、甲状腺反射区，按揉垂体、肾、胃、脾反射区，推揉血压区、腹腔神经丛反射区。操作宜柔和缓慢力，时间稍长。

### 八、甲状腺功能亢进症

反射区：甲状腺、甲状旁腺、垂体、颈项。

操作方法：一指禅推拿甲状腺、颈项反射区，按揉甲状旁腺、垂体反射区。操作宜缓慢稍重。

### 九、胃脘痛

反射区：胃、脾、大肠、十二指肠、腹腔神经丛、肝、胃脾大肠区。

操作方法：上腹部疼痛剧烈发作，难以忍受者，以重强力度点按胃、脾、大肠、十二指肠、腹腔神经丛、肝、胃脾大肠区。操作力度要重，频率稍快，适可而止。上腹部疼痛缓缓而作，则治疗操作力度较急性发作为轻。

### 十、胃下垂

反射区：胃、肝、胃脾大肠区、腹腔神经丛。

操作方法：受术者平卧或头低足高仰卧位，采用腹式呼吸。捏拿胃、肝反射区。按揉胃脾大肠区、腹腔神经丛反射区。操作宜柔和持久有力。

### 十一、胃神经功能紊乱症

反射区：垂体、胃、大肠、十二指肠、胃脾大肠区、腹腔神经丛。

操作方法：按揉垂体、胃、大肠、十二指肠、胃脾大肠区，捏揉腹腔神经丛反射区。操作宜柔和轻快。

### 十二、泄泻

反射区：大肠、胃、肾、十二指肠、肝、胃脾大肠区、腹腔神经丛。

操作方法：按揉大肠、胃、肾、十二指肠、肝反射区，捏揉胃脾大肠区、腹腔神经丛反射区。

## 十三、牙痛

**1. 实证牙痛**

反射区：血压区、舌、口腔、下颌、上颌、三叉神经。

操作方法：捏拿血压区、三叉神经反射区，点按舌、口腔、下颌、上颌反射区。

**2. 虚证牙痛**

反射区：血压区、肾、肾上腺、舌、口腔、下颌、上颌。

操作方法：按揉血压区、肾、舌、口腔、肾上腺、下颌、上颌反射区。操作宜缓慢稍轻，持久。

## 十四、慢性胆囊炎、胆石症

反射区：肝、胆、十二指肠、肾、上身淋巴结。

操作方法：点揉肝、胆反射区，按揉十二指肠、肾、上身淋巴结反射区。操作稍重、稍快，时间略短。

## 十五、头痛

反射区：大脑、额窦、肝、心、脾、肾、肾上腺、胸腺淋巴结。

操作方法：点揉大脑、额窦、肝、心、脾、肾、肾上腺、胸腺淋巴结反射区。

## 十六、失眠

反射区：心、额窦、肝、胃、肾、垂体、甲状腺、颈项。

操作方法：一指禅推揉心、肝、胃、肾反射区，捏拿额窦反射区，按揉垂体、甲状腺、颈项反射区。手法用力较重，频率缓慢，时间稍长。

## 十七、呃逆

反射区：膈、横膈膜、胃、脾、胃脾大肠区。

操作方法：按揉膈、横膈膜、胃、脾、胃脾大肠区。

## 十八、急性腰扭伤

反射区：腰椎、脊柱。

操作方法：受术者平卧位。推揉腰椎、脊柱反射区。配合腰部按揉，用力稍重，慢频率，柔和持久。以腰部有酸、胀、麻向掌心、指尖传导为佳。

### 十九、腰肌劳损

反射区：腰椎、脊柱、肾、腹股沟。

操作方法：受术者平卧。可用红花油为介质，捏拿肾、腹股沟反射区，推揉腰椎、脊柱反射区。操作手法要持久有力，频率适中。

### 二十、髋关节扭挫伤

反射区：髋关节、骶骨、肾、腰椎。

操作方法：以松节油或红花油为介质，推揉髋关节、骶骨、肾、腰椎反射区。操作手法偏重，频率稍慢、持久。

### 二十一、退行性脊柱炎

反射区：脊柱、颈椎、胸椎、腰椎、骶骨、尾骨、肾。

操作方法：以驱风油、麝香风湿油为介质。推揉脊柱、颈椎、胸椎、腰椎、骶骨、尾骨反射区，按揉肾反射区。操作宜持久、有力、柔和。

### 二十二、痛经

反射区：垂体、肾、肾上腺、生殖腺、子宫、阴道、腹股沟、骶骨。

操作方法：按揉垂体、肾、肾上腺反射区，捏拿生殖腺、子宫、阴道、腹股沟反射区，推揉骶骨反射区。操作宜柔和缓慢，持久有力。

# 第九章　捏脊技术

## 第一节　概　述

捏脊技术是中医推拿实用技术的一种，是用双手捏拿脊柱部位皮肤，以防治疾病的一种治疗方法。常用于治疗小儿"疳积"类病症，所以又称"捏积疗法"。

晋代葛洪《肘后备急方·治卒腹痛方》有"拈取其脊骨皮，深取痛引之，从龟尾至顶乃止，未愈更为之"的描述，是目前见诸文献的最早记载。经后世医家不断的临床实践，逐渐发展成为捏脊疗法。捏脊疗法历史悠久，广泛应用于临床，具有操作简便、适应证广、疗效明显、经济安全等优点。

## 第二节　捏脊作用原理

### 一、调节阴阳，调理脏腑功能

疾病的发生发展，是打破了人体阴阳的相对平衡，使脏腑气机升降失常，气血功能紊乱，产生的一系列病理变化。《素问·阴阳应象大论》说："阴阳者，天地之道也，万物之纲纪，变化之父母，生杀之本始，神明之府也。"人体内部的一切矛盾斗争与变化均以阴阳概括。脏腑有阴阳，经络有阴阳，气血营卫、表里升降均可以分阴阳，所以阴阳失调是疾病的内在根据。

捏脊能平衡阴阳，调理脏腑功能，主要是通过运用捏、拿、推、按等手法刺激脊背的有关腧穴来完成。因背部正中线为督脉，督脉为阳经之海；两侧旁开 0.5 寸为华佗夹脊穴；旁开 1.5 寸为足太阳膀胱经的循行路线，五脏六腑的背俞穴都在足太阳膀胱经循行线上。如腹泻常由肠蠕动亢进所致，用较强手法刺激脾俞、胃俞、大肠俞、小肠俞等背俞穴，亢进的肠蠕动被抑制，腹泻则减轻或消失；便秘常因肠蠕动减弱所致，用轻柔的手法刺激脾俞、胃俞、大肠俞等背俞穴，促进肠蠕动，使便秘减轻或消失。捏脊疗法可以改善和调整脏腑功能，使脏腑阴阳得到平衡。

## 二、扶正祛邪，增强体质

扶正，即扶助正气，增强抗病能力；祛邪，就是祛除致病因素。《黄帝内经》说："正气存内，邪不可干。"又说："风雨寒热，不得虚，邪不能独伤人。"说明疾病的发生发展与正气的盛衰有直接的关系。

捏脊疗法可以促进脏腑功能，增强人体抗病能力。因其能振奋督脉阳气，督脉为阳脉之纲，诸阳之会。通过捏、拿、推、按等手法刺激背部的经络腧穴，使经络脏腑的气血畅通，增强各脏腑的功能活动，促进消化吸收和营养代谢，增强人体抵抗力。有学者报道，对 20 名健康人做背部膀胱经的手法刺激 10 分钟，发现受试者的白细胞吞噬能力均有不同程度提高，补体效价也有增高，红细胞总数不变；对营养不良贫血儿进行捏脊，1 疗程后发现患儿血红蛋白、血浆蛋白、血清蛋白酶均有增加。表明捏脊疗法通过神经体液等因素反射性提高了机体某些防御功能，增强了人体的抗病能力。

总之，本疗法主要是以中医学的经络、脏腑、气血等理论为基础，通过手法刺激经络腧穴，调节气血的循环，作用并影响脏腑，从而调整人体内在的不平衡状态，维持生理功能的协调，消除疾病，使机体得以康复。

## 三、现代医学原理

现代医学证实，人体的自主神经节主要分布在脊柱两侧，且有兴奋与抑制的双重功能，对心血管系统、消化系统、神经系统、泌尿系统、生殖系统、造血系统均有很强的调节作用。通过捏脊可以达到恢复各系统、器官功能的作用，从而起到防病、治病及保健的效果。临床研究结果表明，捏脊能有效地提高胃液分泌，增强胃肠蠕动，同时增强胃肠对蛋白质和淀粉酶的消化吸收功能，增进食欲，提高人体的防卫免疫功能。

# 第三节　捏脊适用范围

## 一、适应证

本疗法有疏通经络，调整阴阳，促进气血运行，改善脏腑功能，以及增强机体抗病能力的作用。在健脾和胃方面的功能尤为突出，临床常用于治疗小儿疳积、食积、厌食、腹泻、呕吐、便秘、咳喘、夜啼等症；对成人失眠、神经衰弱、胃肠病，以及月经不调、痛经等，有一定效果。此外，也可以作为保健推拿的方法使用。

## 二、禁忌证

脊椎部位局部皮肤有感染、破溃或紫斑者禁用此法。皮肤破损、损伤、烧伤或患有疖肿、皮肤病者，禁用。肿瘤、结核、骨折及严重骨质疏松症者，禁用。

高热、惊厥、心脏病受术者，禁用或慎用。急性传染病及某些感染性疾病，禁用或慎用。血液病受术者或有出血倾向者，禁用或慎用。孕妇、妇女经期禁用或慎用。

极度疲劳、饥饿或饱食半小时内者，精神不正常者，慎用。

## 三、注意事项

注意保暖，勿使受术者在操作过程中着凉。避免过饱或过饥时进行手法操作。一般应在饭后 1 小时左右再进行手法操作。

手法操作时，应注意用手指的罗纹面着力，不可用指端挤捏。用力适中，提捏肌肤的多寡适中。不可拧转肌肤，以免产生不必要的疼痛。

# 第四节　捏脊常用手法与操作

## 一、常用手法

捏脊疗法是多种手法有机结合的复式操作法，其中包括捏、拿、推、捻、提、放、按、揉 8 种。

**1.捏法** 捏是捏脊的主要手法之一。用双手拇、食二指或拇、食、中三指将皮肤捏起，所捏皮肤多少要适宜，捏得过多不易推进，捏得过少容易滑脱。

**2.拿法** 拿是捏的进一步操作，捏而提之谓拿，拿捏是相互配合、相辅相成的。

**3.推法** 将提捏起来的皮肉向前推动，拇、食指协调，边捏拿边推进，推进速度要适当，过快则容易滑脱，过慢则不易推进。

**4.捻法** 捻是拇、食二指或拇、食、中三指相对用力搓动。

方法一：拇指向前上用力，食、中二指向后下用力。

方法二：食指向前上用力，拇指向后下用力。

捻法与推法要结合而作，推时边推边捻，使皮肤从手中不断通过。

**5.提法** 捏起皮肤后，拇、食指或拇、食、中三指同时向上牵拉用力，一般用于"捏三提一"法。提起时往往就在腧穴的部位。

**6.放法** 在捏、拿、提、捻动作中，都有松放的动作，没有放，就没有捏；没有放，就没有进。一放一捏，一放一进，使捏脊手法呈波浪形推进。

**7.按法** 拇指端或罗纹面对准选定穴位，适当的按压，以增强刺激。

**8.揉法** 拇指按压之后，可用指腹在腧穴上揉动，按揉结合，相辅相成。

## 二、操作技术

**1.体位** 受术者俯卧位或半俯卧位，背、腰、骶部充分暴露。婴幼儿俯卧于母亲怀中或大腿的前侧，务使卧平卧正，以背部平坦松弛为宜。

术者站立或坐于受术者的正后方或侧后方，以操作方便为宜。

**2.操作方法**

（1）三指捏法：用拇指桡侧缘顶住皮肤，食、中指前按，三指同时用力提拿皮肤，双手交替捻动向前。见图 9-4-1。

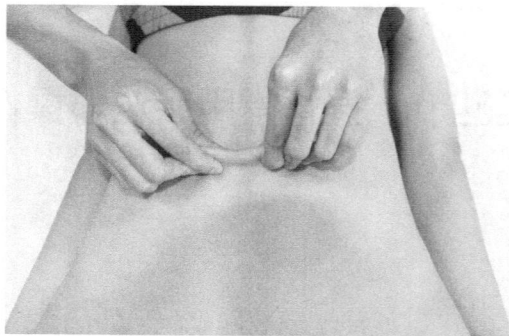

图 9-4-1 三指捏法

（2）二指捏法：食指屈曲，用食指中节桡侧顶住皮肤，拇指前按，两指同时相对用力提拿皮肤，双手交替捻动向前。见图9-4-2。

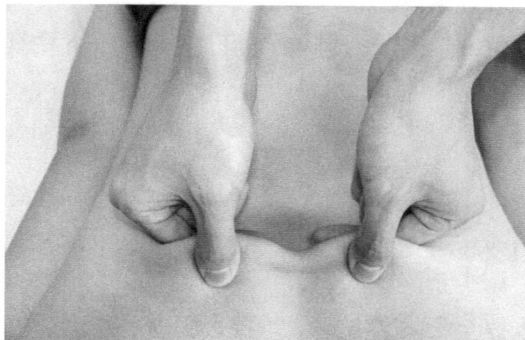

图 9-4-2　二指捏法

### 三、注意事项

操作时捏起皮肤多少及提拿用力大小要适当，而且不可拧转皮肤，捏得太紧不易向前捻动推进，太松则不易提起皮肤。捻动向前时，应做直线前进，不可歪斜。

临床应用时，从骶尾捏至大椎为一遍。一般病症，每次捏脊 3~5 遍，其中在第 2、4 遍时，每捏 3 下双手用力将皮肤向上提 1 下，称为"捏三提一法"。

具体补泻操作如下。

补法：从长强捏至大椎，手法轻柔缓和。

泻法：从大椎捏至长强，手法稍重。

平补平泻法：从长强捏至大椎，再从大椎捏至长强，交替进行。

# 第五节　临床应用

### 一、疳积

#### 1. 脾胃虚弱

治则：消食导滞，调理脾胃。

操作方法：常规捏脊 3~5 遍，重提脾俞、胃俞、大肠俞、大椎。症见肝疳者，捏至风府穴,重提脾俞、肝俞、风府;肺疳者,重提脾俞、肺俞、大椎穴。

### 2. 气血虚弱

治则:消食化滞,健脾助运。

操作方法:常规捏脊 3~5 遍,重提脾俞、肝俞、肾俞,并按揉之。也可以结合摩腹,按揉足三里、中脘等穴。

## 二、腹泻

### 1. 湿热泻

治则:清热利湿,调中止泻。

操作方法:从大椎捏至长强 3~5 遍,重提大肠俞、脾俞、胃俞、肾俞、大椎等穴,并按揉之,时间 2~3 分钟。

### 2. 伤食泻

治则:消食导滞,和中助运。

操作方法:常规捏脊 3~5 遍,重提脾俞、胃俞、大肠俞,并按揉之,时间 3~5 分钟。

### 3. 脾虚泻

治则:健脾益气,温阳止泻。

操作方法:常规捏脊 3~5 遍,重提脾俞、胃俞、肾俞、大肠俞,并推上七节骨,揉龟尾约 5 分钟。

## 三、便秘

### 1. 实热

治则:清热通便,顺气行滞。

操作方法:常规捏脊 4~6 遍,指力宜重。并重提胃俞、大肠俞、大椎。可配清大肠、退六腑、摩腹、推下七节骨等手法。

### 2. 气虚

治则:健脾胃和气血,温阳散寒。

操作方法:常规捏脊 3~5 遍,指力宜轻。并按揉脾俞、胃俞、大肠俞、命门 3~5 分钟。

## 四、呕吐

### 1. 伤食吐

治则:消食导滞,和中降逆。

操作方法:常规捏脊 4 遍,重提脾俞、胃俞、膈俞。可配揉中脘、分腹阴阳、横纹推向板门等手法。

2. **寒吐**

治则：温中散寒，和胃降逆。

操作方法：常规捏脊 3 遍，重提脾俞、胃俞、大肠俞，并按揉之，时间 2~3 分钟。也可配横纹推向板门、推三关、补脾经等手法。

3. **热吐**

治则：清热和胃，降逆止呕。

操作方法：从大椎捏至长强 4 遍，指力稍重，重提脾俞、心俞、大椎。可配清脾经、清胃经、清大肠、横纹推向板门等手法。

## 五、小儿厌食症

治则：消食化滞，健脾和胃。

操作方法：常规捏脊 3~5 遍，重提脾俞、胃俞、肝俞、大肠俞，按揉 3~5 分钟。并配合揉中脘、摩腹、按揉足三里、补脾经等手法。

## 六、小儿夜啼

1. **脾寒**

治则：温经散寒。

操作方法：常规捏脊 4~6 遍，手法稍用力，每捏至脾俞、肾俞、命门处重提 3~5 下，捏脊后对上述诸穴以顺时针方向按揉 1~2 分钟。

2. **心热**

治则：清热除烦。

操作方法：先推脊 5 遍，捏脊从大椎至长强 3~5 遍，并揉心俞、小肠俞 3~5 分钟。

3. **惊恐**

治则：镇静安神。

操作方法：常规捏脊 3~5 遍，重提肝俞、心俞、肾俞，并按揉 5 分钟。

## 七、胃脘痛

1. **肝气郁结**

治则：疏肝理气。

操作方法：从大椎捏至长强 3~5 遍，指力宜重，并按揉肝俞、脾俞、胃俞，时间 2~3 分钟。

2. **脾胃虚寒**

治则：温中散寒。

操作方法：常规捏脊 3~5 遍，指力宜轻，并按揉肾俞、脾俞、胃俞、三焦俞、足三里，约 5 分钟；横擦命门透热为度。

### 3. 瘀血内停

治则：活血化瘀。

操作方法：常规捏脊 3~5 遍，重提肝俞、脾俞、胃俞、三焦俞、膈俞，时间 1~2 分钟。

## 八、月经不调

### 1. 实证

治则：理气活血。

操作方法：从大椎捏至长强 4~6 遍，指力宜重，重按揉肝俞、脾俞、肾俞，约 5 分钟。

### 2. 虚证

治则：补益脾肾。

操作方法：常规捏脊 3~5 遍，按揉肝俞、脾俞、肾俞，时间 2~3 分钟。横擦八髎穴以透热为度。同时配合按揉气海、关元、中极、血海、足三里、三阴交，摩小腹等方法，约 6 分钟。

## 九、痛经

### 1. 实证

治则：疏肝解郁，活血化瘀，温经散寒。

操作方法：从大椎捏至长强 4~6 遍，指力宜重，并按揉肾俞、肝俞、气海俞，时间 3 分钟。擦八髎穴以透热为度。

### 2. 虚证

治则：补脾肾，温元阳。

操作方法：常规捏脊 3~5 遍，指力宜轻柔，按揉肾俞、肝俞、气海俞，约 3 分钟。横擦八髎穴、命门，以透热为度。

## 十、失眠

### 1. 心脾血虚

治则：健脾安神。

操作方法：常规捏脊 3~5 遍，指力宜重，重按揉心俞、脾俞、肾俞，推督脉及膀胱经。按揉膀胱经诸穴，约 6 分钟。

### 2. 胃中不和

治则：消食和胃。

操作方法：从大椎捏至长强 1 遍，再从长强捏至大椎 2 遍，指力宜重，重提并按揉脾俞、胃俞、肝俞。同时配合按揉气海，点揉中脘，约 5 分钟。

# 第十章 牵引技术

## 第一节 概 述

　　牵引疗法是一个沿用很久的治疗方法，古希腊的 Hippocrates 采用牵引和按摩腰背部的方法治疗腰腿痛。牵引疗法是指运用力学的作用与反作用原理，通过牵引力作用于受术者关节、肌肉，使关节和软组织得到持续牵引，达到缓解肌肉痉挛，松解关节粘连，减轻神经根压迫，调整脊柱后关节的微细异常改变，改变或恢复脊柱的正常生理弯曲的治疗方法。临床常用来治疗颈与腰椎间盘突出症、关节脱位等。牵引是治疗下肢不稳定性骨折不可缺少的方法，此外对腰椎间盘突出症、颈椎病等，也是常用的辅助治疗手段。牵引有牵拉肢体松缓紧张肌肉稳定关节的作用，是一种器械持久拔伸或固定的方法。

　　在古代，牵引疗法很早就被医家所用，名医巢元方、孙思邈、李仲南等人在著作中都对此疗法有所记载。清代的《医宗金鉴·正骨心法要旨》明确指出："脊梁骨……先受风寒，后被跌打损伤者，瘀聚凝结。若脊筋隆起，骨缝必错，则成伛偻之形。当先揉筋，另其和软；再按其骨，徐徐和缝，背膂使直。"元代危亦林在《世医得效方》中提出用悬吊法治疗脊椎骨折、颈椎病、髋关节脱位等。

　　牵引疗法是人类古老的一种治疗方法，在骨伤及康复医疗中，以它独特的作用，正在为人类的健康做出新的贡献。

# 第二节 牵引作用原理

## 一、传统医学对牵引治疗作用的认识

1. **整复关节，调理错位** 脊柱疾病多由于暴力或持续性不平衡力的作用，以及颈部脊柱关节及椎间盘等组织的蜕变等，使颈段脊柱解剖位置及结构发生异常。牵引疗法使错位、脱位、滑脱等异位结构恢复正常，解除机械性压迫及刺激，缓解肌肉痉挛，减轻神经根压迫，调整脊柱后关节的微细异常改变，恢复脊柱的正常生理弯曲，进而使脊柱保持在正常功能位置上合理运动，使骨正而筋肉柔顺。脊柱曲度的调节，有助于达到稳定和加强脊柱治疗的效果。

2. **松解粘连，滑利关节** 脊柱及其附着的韧带、脊旁肌肉的急性损伤和退行性病变，往往使局部气血凝滞，软组织粘连、硬结、变性，从而使脊柱活动受限，关节僵硬，引发神经刺激的诸多症状与体征。牵引疗法可以启动松解剥除粘连，滑利脊柱关节，解痉止痛，使脊柱活动灵活自如。

3. **活血散瘀，消肿止痛** 人体的经络系统似网络，纵横交错，遍布全身，内连脏腑，外络体表。将人体的五脏、六腑、四肢、百骸、五官、九窍联成一个有机的整体，借以运行气血，濡养脏腑。人体的脏腑器官，赖气血的濡养保持着正常状态，发挥着各自生理功能。脊柱的位置结构发生变化退变，引起局部肢体的麻木疼痛、头目眩晕等症状，和神经、血管、脊髓受压迫等因素有关；中医认为与脊柱周围组织的经络受阻、经筋受损、气血不通有关。通过牵引疗法可以使局部气血疏通，循环改善，神经根的炎症、水肿减轻或消除，致痛性物质的释放减少，分解及灭活加速，从而加强止痛作用。

4. **协调阴阳，调理脏腑** 脊柱疾病除了能引起局部的疼痛及支配区域的放射性疼痛外，往往还会引起人体阴阳失调和脏腑功能的紊乱。脊柱疾病由于影响了人体督脉与诸阳经的联系，因而影响督脉阳气及人体、元气、元阳的输布。中医认为，阳气濡养对人体筋肉骨骼脊柱的强壮衰老有重要关系。所以牵引治疗使督脉阳气得以升发，通经活络，行气血，濡筋骨，间接影响到内脏组织器官，改善和调理脏腑功能，使脏腑乃至人体阴阳达到协调与平衡。

## 二、现代医学对牵引技术的认识

1. **调节体内镇痛物质的释放** 颈、背、腰部肌肉病变多伴有肌肉痉挛，这不仅导致疼痛，还会使脊柱正常的生理曲度发生异常，通过牵引可以调节中枢与外周介质 5-羟色胺、儿茶酚胺。体液内的儿茶酚胺是参与调节镇痛的物质之一，P 物质是一种刺激肽，被认为是传递痛觉信息的重要物质，对痛觉的调节有重要作用。

2. **松解肌肉紧张，促进炎症水肿吸收** 脊柱疾病，常有椎间关节、周围韧带、肌肉、神经根充血水肿炎症反应。牵引治疗使受术者脊柱得到制动和休息，减少运动造成的刺激和摩擦，有利于神经根、脊髓、关节囊等组织的充血水肿消退，炎症吸收。

3. **纠正小关节错位，调节神经组织** 随着椎间关节的牵开，椎间隙扩大，从而缓解对神经根的压迫与刺激；减轻挤压，有利于突出物的还纳，对韧带和关节囊起到松解的作用，还可以使错位的关节复位，使狭窄的椎间隙椎间孔扩大，增加容量，便于自行调理脊柱和周围组织的关系。

# 第三节　牵引适用范围

## 一、适应证

牵引治疗适用于颈、肩、背部疼痛不适，颈椎病神经症状；颈椎自发性半脱位、颈椎脱位、颈椎骨折、颈椎间盘损伤或突出症；腰椎间盘突出症、腰部急性扭伤、腰部慢性损伤、腰椎小关节紊乱、腰肌纤维组织炎；脊椎不稳等。

脊椎侧凸牵引疗法，可以用于手术矫治前的准备阶段。

持续牵引还可以治疗脊柱骨折、长骨骨折。

## 二、禁忌证

以下情况禁用牵引疗法：年老体弱，身体状况欠佳者；颈椎有结核或肿瘤病灶者；全身有急性化脓性炎症或咽喉部有炎症者；有严重的心脑血管疾病者；有局部皮肤缺损感染、软组织感染、骨髓炎者。

严重骨质疏松、骨缺损或关节漂浮者，牵引可加重血管、神经损伤。

### 三、注意事项

**1. 牵引前注意事项** 到医院详细检查，明确是否适合做牵引治疗。牵引前排除风湿病、肿瘤、骨折等病变，以防牵引中出现意外。颈部牵引前，术者可以用颈部拔伸手法试牵引，受术者感觉症状减轻或有舒适感，适应颈部牵引；不适会出现头晕、恶心、心慌，颈肩臂麻木疼痛，则禁忌牵引，防止意外发生。

牵引前仔细检查所需器具。如牵引所用的牵引带必须合身，骨盆牵引带的拉力必须作用在骨骼翼上，必须保护骨突部，以防压伤。要调节好牵引的方向和角度。

热疗一般在受术者牵引前进行。

**2. 牵引中注意事项** 牵引期间密切观察受术者的反应，随时调整牵引力线和重量，及时发现不适反应并处理，防止意外发生。

牵引过程中，嘱受术者注意自我保护，若出现疼痛加重、心慌、骶尾部感觉异常等告知，立即停止牵引；有严重心脏病、高血压病史的受术者，应从较小剂量开始，密切注意观察，出现不良反应时立即停止牵引。

在牵引治疗过程中，根据受术者的不同反应调整牵引重量和牵引时间。一般身体整体状况好年轻者，剂量可大些；体弱老年人牵引的时间要短，重量也要轻。牵引开始和结束时，应逐渐增加或减少牵引重量，以防突然施加重量于椎体，造成牵拉部位损伤，或因突然接触牵引重量，椎间盘迅速弹性回缩，造成牵引部位不适或加重病情。

关节牵引要严格控制牵引力量，避免引起持续疼痛。牵引引起疼痛，立即施以冰敷，减轻疼痛，预防出血肿胀。避免在短时间内向两个相反方向交替牵引。

牵引中出现腹胀、便秘、疼痛轻度加重，可不终止牵引。

牵引治疗过程中，适当配合药物、推拿、针灸等疗法，以加快神经根水肿炎症的吸收，提高疗效。

**3. 牵引后注意事项** 多数受术者经过牵引治疗后，症状和体征都能得到不同程度的缓解，甚至完全消失。有少数受术者在牵引中或牵引后症状加重，或者出现头昏、头后部发麻、颈背部疲劳等感觉。此时首先应改变牵引时间，找出适合自己的最佳牵引条件。同时还要寻找有无其他原因，如感冒、睡眠不好、过度疲劳等，并给予及时处理和调整。如果经过上述处理，症状仍不能缓解，甚至加重，由术者重新制定治疗方案。

牵引一段时间症状明显缓解后，不应过早终止牵引，更不应进行大运动量活动，以防病情复发。牵引 2 个疗程后不见效，改用其他疗法。

# 第四节　牵引常用方法与操作

牵引的方法很多，分为非机械牵引和机械牵引。具体根据受术者体位和牵引力的不同，分为卧位（水平）牵引、坐位（垂直）牵引、斜位（倾斜）牵引、直立（垂直）牵引和成角牵引、机械牵引、电动牵引；根据持续的时间不同，分为持续牵引、间歇牵引和瞬间牵引；根据牵引时是否配合推拿、导引，分为单纯牵引和复合牵引。具体应用时，根据受术者的病情、体质身体状况、治疗牵引条件等情况，选用适宜的牵引方法。

## 一、常用牵引方法

**1. 颈椎牵引**　通常采用坐位牵引，病情较重或不能坐位牵引时，用卧式牵引。牵引效果主要由牵引的角度、时间和重量等因素决定。见图 10-4-1。

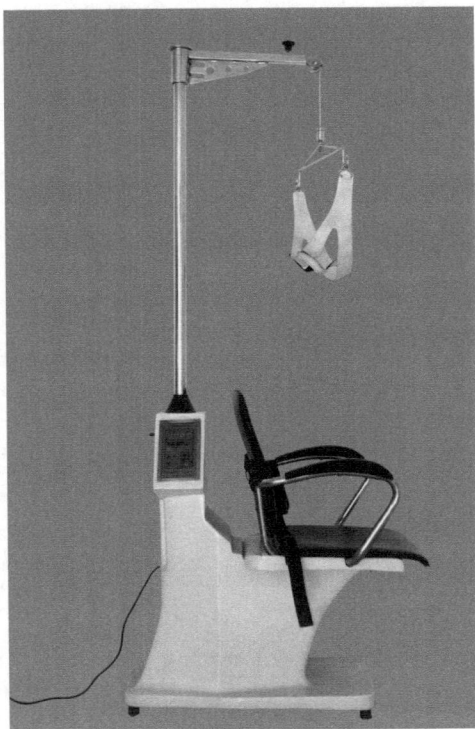

图 10-4-1　颈椎牵引仪

（1）角度：如主要作用于下颈段，牵引角度应稍前倾，可在 15°~30° 之间；如主要作用于上颈段寰枢关节，则前倾角度应更小或垂直牵引，同时注意结合受术者舒适情况来调整角度。

（2）重量：间歇牵引的重量可以其自身体重的 10%~20% 确定，持续牵引适当减轻。以初始重量较轻，以后逐渐增加为好。

（3）时间：连续牵引 20 分钟，间歇牵引 20~30 分钟为宜。每日 1 次，10~15 日 1 个疗程。

（4）方式：多用连续牵引，也可以间歇牵引，或两者结合。

**2. 腰椎牵引**　一般采用仰卧屈髋屈膝体位，尽量减小脊柱应力。牵引力通常以自身体重的一半作为起始牵引重量，根据情况逐步增加，最多可加至相当于受术者体重。以间断性牵引为主，每次牵引持续 20~30 分钟，每日牵引 1~2 次，15~20 日 1 个疗程。见图 10-4-2。

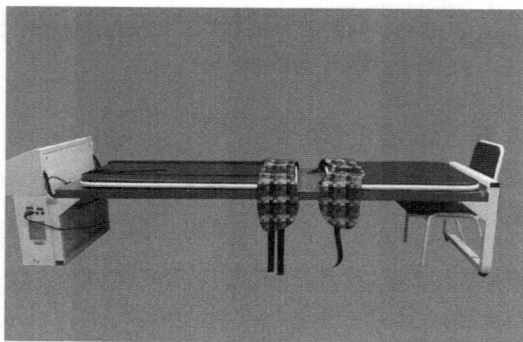

图 10-4-2　腰椎牵引床

### 3. 关节牵引

（1）方法：固定受累关节近端，在关节远端施以牵引，使关节产生被动活动。

（2）重量：以受术者耐受为度。

（3）时间：1 次 15 分钟左右，每日多次，10~20 日为 1 个疗程。

### 4. 机械牵引

（1）枕颌带牵引：操作方法简单，调整方便，用皮革或毛巾加布带制成。取坐、卧位均可，配合滑车应用。牵引重量 2~4kg，过重易压伤皮肤。适用于颈椎病、颈椎骨折、脱位等。

（2）骨盆兜牵引：将牵引绳系于骨盆兜的木棒两端，连于床架上方的滑轮和重物向上牵引。牵引时受术者取仰卧位，将骨盆兜拖住臀腰部，稍离床面即可。适用于骨盆多处骨折、耻骨联合分离、骶髂关节分离等。

（3）袜套牵引：将袜套上端套在患肢的大腿中部，下端超出足尖少许并系一绳，通过滑轮连于重物，重量以能悬起下肢为度。

## 二、牵引工具

**1. 木板床**　牵引装置固定放在病床上，安装牵引床架，悬吊牵引支架，以便于功能锻炼。对截瘫和不能抬动躯干大小便的受术者，在木板床的中部相当于臀部处开一圆洞，洞下放置便盆，以方便护理。

**2. 牵引床架**　多用金属管制成，基本结构是在病床的两头各固定有 1~3 根支柱，支柱之间连接同样数目的横架，横架上装有滑轮和拉手，以便做悬吊牵引和进行功能活动锻炼。

## 三、操作方法

**1. 颈椎牵引法**　受术者取坐位，颈项肌肉放松。术者位于身后或侧方，以双手抱定头部，做垂直向上拔伸牵引，再扶定头部，根据病情需要做颈部前屈、后伸及左右旋转活动，反复操作各 3~5 次。见图 10-4-3。

**2. 肩部牵引法**　受术者取坐位。术者位于侧后方，以一手扶持上肢肩部，另一手握持上肢的远端，适当用力拔伸牵引，先稍用力将肩部关节向下牵拉，再根据患肩的功能情况，做外展、上举、后伸等活动，反复操作 3~5 次。见图 10-4-4。

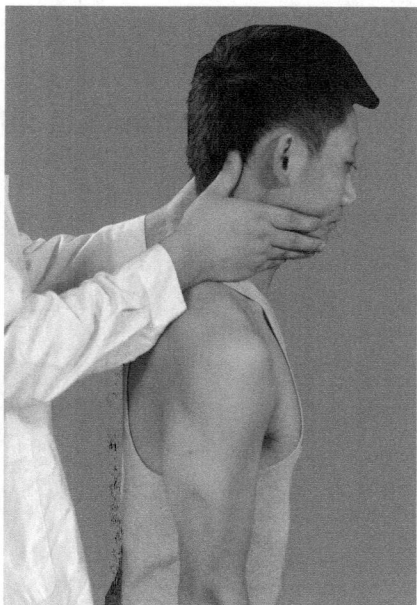

图 10-4-3　颈椎牵引法

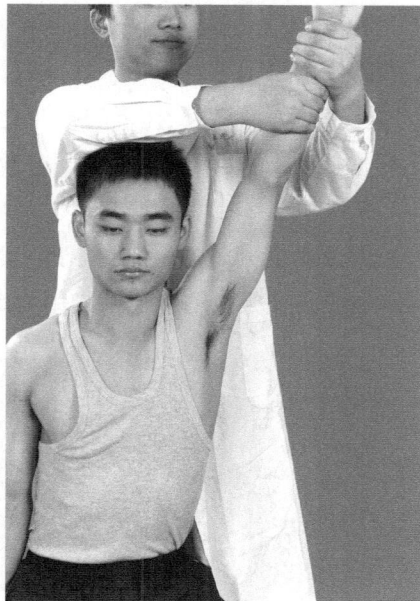

图 10-4-4　肩部牵引法

**3. 肘部牵引法**　受术者取坐位。术者位于一侧，先用手紧握上臂中部，另一手紧握前臂下端，轻缓向下牵引患肢肘部，再缓慢用力做屈伸动作，反复操作 1~3 次。见图 10-4-5。

**4. 腕部牵引法**　受术者取坐位。术者位于患侧前方，先用一手握持受术者手掌部，另一手紧握受术者手指，做缓慢拔伸牵引，再做腕关节的屈伸活动，并做桡侧斜及尺侧斜等被动活动，逐渐加大运动量。操作时可以连续做 1~3 次。见图 10-4-6。

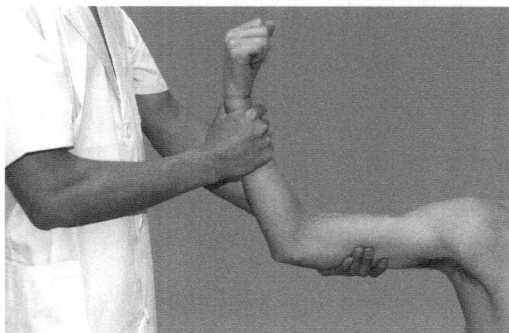

图 10-4-5　肘部牵引法

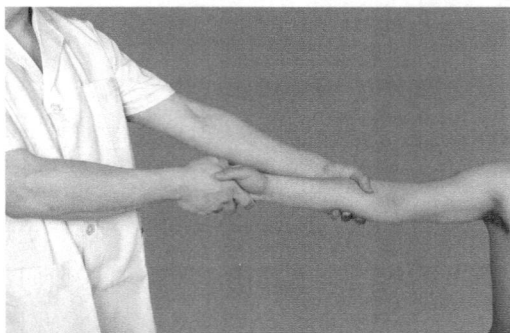

图 10-4-6　腕部牵引法

**5. 腰部牵引法**

（1）受术者侧卧位，在下的腿伸直，在上的屈曲。术者以一手掌顶按腰部脊椎，另一手握住膝部或踝部，做后伸腿、伸腰牵引，斜扳腰部，反复搬动 1~3 次。见图 10-4-7。

（2）嘱受术者俯卧位。术者位于一侧，一手掌按压腰部，另一手托握大腿下端上部，做下肢向后或向外搬拉动作，借以用力牵引腰部，反复操作 1~3 次。见图 10-4-8。

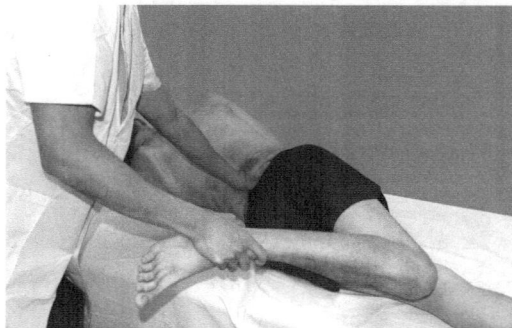

图 10-4-7　腰椎牵引法（1）

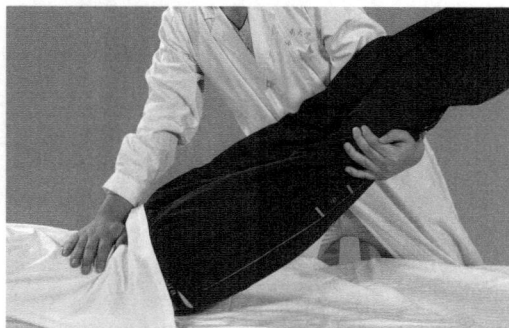

图 10-4-8　腰椎牵引法（2）

（3）受术者取坐位，嘱弯腰放松。术者位于侧后方，一助手固定受术者双下肢，术者一手推按病变棘突，另一手从腋下穿过按住颈项部后，使其腰部转向健侧，牵拉患侧腰部，反复操作 2~3 次。在施行腰部牵引法时，需用巧力，并嘱受术者配合，以免造成新的损伤。见图 10-4-9。

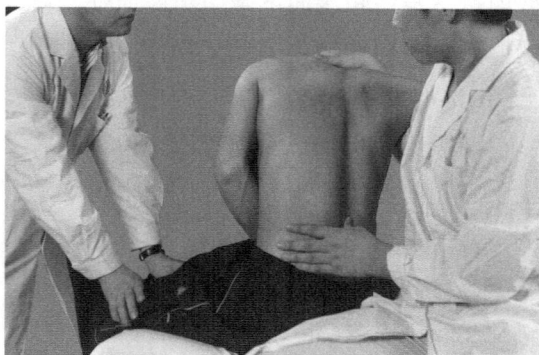

图 10-4-9　腰椎牵引法（3）

# 第五节 临床应用

## 一、颈椎病

**1. 卧位牵引法** 在受术者的床头安装滑轮，用枕颌带兜住受术者的枕后部及下颌，用牵引绳通过滑轮牵引枕颌带，达到颈椎牵引目的。卧位牵引的重量依据受术者的症状、体重、身体耐受程度决定。一般受术者选择的牵引重量为2~3kg，以受术者感到舒适，颈部肌肉放松为准。每日牵引1~2次，每次1~2小时，3~4周为1个疗程。

**2. 坐位牵引法** 受术者用枕颌带兜住枕部及下颌部，用牵引绳将枕颌带通过头顶上方的滑轮与牵引重物相连。受术者慢慢坐在椅子上，下腰部放松和屈曲，下肢伸展，双臂下垂于身体两侧。坐位牵引的重量依据受术者的年龄、身体素质、临床症状及颈部肌肉状况决定。选择牵引重量的原则是从小重量开始，逐渐增加，以受术者牵引时感觉到放松舒适为准。一般从2kg重量开始，增加到5~6kg，个别体重较大受术者的牵引重量可以酌情增加，不要超过体重的1/10。每日牵引1~2次，每次30~60分钟，3~4周为1个疗程。

**3. 徒手牵引法** 受术者平卧位，术者站位于受术者头位，双手置于受术者脑后。首先轻柔牵引头颈部，通过屈曲、伸展、侧屈、旋转等动作，确定最佳牵引位置。然后术者逐渐控制后移身体，牵引受术者的头颈部。牵引维持一段时间后，逐渐放松牵引力，反复进行。

**按语** 颈椎病牵引治疗效果明显，配合针刺、外敷等其他整脊方法综合治疗，疗效尤佳。长期伏案或低头工作者，要注意颈部保健，工作1~2小时后要活动颈部，或自我按摩局部，放松颈部肌肉。落枕会加重颈椎病病情，故平时应采取正确睡眠姿势，枕头高度要适中，枕于颈项部。注意颈部保暖，避免风寒外邪侵袭。

## 二、腰椎间盘突出症

**1. 俯卧牵引法** 受术者俯卧于床上，双下肢伸直，腰椎伸展。术者站于受术者足部，双手紧握受术者双踝，沿下肢轴线方向进行牵引，直至受术者感觉腰部疼痛明显减轻或者身体开始在床面滑动为止。每次持续20~30秒钟，间歇牵引10~15次，每日做2~3次。

2. **仰卧位牵引法**　受术者仰卧位，双下肢伸直，腰椎放松。牵引时一人站立于受术者头侧，双手置于受术者双腋部，起固定作用。术者站于受术者足部，双手握踝关节，向下做牵引，两人同时朝相反方向用力，达到牵引腰椎目的。每次牵引 30~60 秒，重复 5~10 次，每日做 2~3 次。

3. **机械牵引法**　受术者仰卧或俯卧位，将骨盆牵引带固定于腰部及骨盆部位，使其与皮肤紧密接触，然后用绳索将骨盆牵引带通过滑轮和牵引重锤相连即可进行骨盆机械牵引。牵引时间一般为 20~60 分钟，牵引重量根据受术者体重确定。初始牵引重量一般为受术者体重的 1/8~1/10，再根据受术者对牵引的感受进行调整。每日牵引 1~2 次，5~10 日为 1 个疗程，根据受术者病情进行 2~3 个疗程的治疗。

### 三、颈间盘突出症

1. **水平位颈椎牵引法**　在受术者的床头安装滑轮，用枕颌带兜住受术者的枕后部及下颌，用牵引绳将枕颌带通过滑轮与牵引重锤相连，达到颈椎牵引目的。卧位牵引的重量依据受术者的症状、体重、身体耐受程度决定。一般重量由 2~3kg 开始，并逐渐增加到 5~15kg，每日牵引 1~2 次，每次 30 分钟。牵引角度根据病情及体征的需要，辨证实施。症状重者，应采取持续牵引，重量为 4~5kg，每次牵引 30~60 分钟，牵引 12 次为 1 个疗程，每日或隔日 1 次。1 个疗程完毕休息 3~5 日，再继续牵引。

2. **颈部拔伸牵引**　以双侧手拇指顶住后枕下部，食指、中指、无名指及小指辅助于颞颌部上缘，两手掌面夹托两侧下颌部，借前臂力量，将头颈部向上拔伸牵引，并伴前屈、后伸运动，反复 3~5 遍。

### 四、关节脱位

1. **颈椎关节脱位**　受术者取坐位，用布带托住枕后部和下颌，以受术者自身体重为对抗牵引，另一端经滑轮悬挂物约 10kg，持续牵引 30 分钟左右，每日 1~2 次，7 次为一个疗程。

**按语**　颈椎关节脱位一般有明显的外伤史，起病较急，手法治疗宜早。为了维持复位后颈椎的稳定性，使损伤组织得到充分修复，手法治疗后以颈围固定 2~3 周。

2. **肩关节脱位**　受术者仰卧，一助手用布单套住胸廓向健侧牵拉，第二助手用布单通过腋下套住受术者向外上方牵拉，第三助手握住患肢手腕向下牵引并外旋内收，三方同时徐徐持续牵引。术者用手在腋下将肱三头肌向外推送还纳复位。

复位后处理：肩关节前脱位复位后应将患肢保持在内收内旋位置，腋部放棉垫，再用三角巾、绷带或石膏固定于胸前，3 周后开始逐渐做肩部摆动和旋转活动，但要防止过度外展、外旋，以防再脱位。后脱位复位后则固定于相反的位置（即外展、外旋和后伸拉）。

**3. 肘关节脱位** 术者一手握住伤肢前臂，旋后，使肱二头肌松弛后进行牵引，助手做反牵引，先纠正侧方移位，再继续在牵引下屈曲肘关节，同时将肱骨稍向后推，复位时可听到响声，如已复位，关节活动和骨性标志即恢复正常。如果一人操作，可用膝肘复位法。

复位后的处理：复位后，用石膏或夹板将肘固定于屈曲 90° 位，3~4 周后去除固定，逐渐练习关节自动活动，要防治被动牵拉，以免引起骨化肌炎。

# 第十一章　火罐技术

## 第一节　概　述

　　火罐技术又称火罐疗法，是以罐为工具，利用燃烧时消耗罐中部分氧气，并借助火焰的热力，使罐内的气体膨胀而排出罐内部分空气，罐内气压低于外部大气压（统称负压）时，将罐吸着于施术部位的皮肤。它是我国古老的治疗疾病方法之一。火罐疗法在古时人们多用动物之角作为治疗工具，又称为角法。同时由于拔罐可以改变皮肤温度，形成局部充血或瘀血，拔罐疗法也称为瘀血疗法。

　　火罐疗法同针灸疗法一样，是一种物理疗法。起源于远古时期，已有几千年的历史。据专家们考证，大约在公元前3世纪，就已经出现了采用火罐治疗疾病的案例。长沙马王堆出土的《五十二病方》中，就有关于角法的记述。

　　晋代葛洪著的《肘后备急方》中，名为角法。

　　唐代王焘著的《外台秘要》中，称为"火罐气"，并说："罐得火气合于肉，即牢不可脱，须待其自落，患者但觉有一股暖气从毛孔透入，少顷，火力尽则自落，肉上起红晕，罐中有气水出，风寒尽出。"

　　清代赵学敏编著的《本草纲目拾遗》等医学著作中，均有关于火罐疗法治疗疾病的记载。

　　随着现代人类社会文明的不断发展，科学技术的日新月异，拔罐疗法也有了新的变化。拔罐的制作材料方面大有改进，从原始的兽角，发展成竹罐、陶罐、瓷罐、玻璃罐、煮药罐、药水罐、抽气罐等多种拔罐；在拔罐疗法的操作上，由简而繁，呈现多样化的趋势，如留罐、走罐、闪罐、刺络拔罐、针罐等，由过去只是吸拉局部不移动，发展为配合中医辨证选穴配方，循经行走。

　　火罐疗法在治疗应用上日益广泛，在内、外、妇、儿、五官、皮肤等科，均有很大范围的应用。在民间流传着这样一句谚语"扎针拔罐，病去一半"。这足以说明火罐疗法的疗效，以及人们对它的信赖与欢迎。火罐疗法以其操作简便、疗效确切、治病广泛、安全经济的特点，在民间享有很高的威信，值得大力推广和应用。

# 第二节　火罐治疗作用原理

## 一、传统医学对火罐治疗作用的认识

1.**温经散寒，活血化瘀，消肿止痛，通利关节**　人体的经络系统似网络，纵横交错，遍布全身，内连脏腑，外络体表。将人体的五脏、六腑、四肢、百骸、五官、九窍连成一个有机整体，借以运行气血，濡养脏腑。人体的脏腑器官赖气血的濡养而保持正常，发挥着各自生理功能。如因某种因素气血发生障碍时，则出现气血偏盛偏衰的不同证候。火罐疗法借助于罐内负压的吸力，作用于人体的经络和穴位处，引起局部皮肤充血或出血，从而起到疏通经络、行气活血的作用；并通过火罐的负压作用，激发经络之气，鼓动经脉气血，加强祛除病邪之力，从而使经络气血恢复正常，疾病得以祛除。火罐疗法能通过火罐的温热作用祛风散寒、祛湿除邪、通脉行气，因而可使关节通利，镇痛祛痹。

2.**开泄腠里，平衡阴阳，扶正祛邪**　疾病是由致病因素引起机体阴阳的偏盛偏衰，人体气机升降失常，脏腑气血功能紊乱所致。当人体受到风、寒、暑、湿、燥、火、毒等外邪的侵袭或内伤情志后，即可导致脏腑功能失调，产生病理产物。如瘀血、气郁、痰涎、宿食、水浊、邪火等，这些病理产物又是致病因子，通过经络和腧穴走窜机体，逆乱气机，滞留脏腑，瘀阻经脉，最终导致种种病症。火罐疗法开泄腠理、平衡阴阳、扶正祛邪作用的产生，一方面是通过经络腧穴的配伍作用来实现，即经络有"行气血，营阴阳，濡筋骨，利关节"的生理功能，如经络不通则经气不畅，经血滞行，出现皮、肉、筋、脉及关节失养而萎缩不利，或血脉不荣、六腑不运等；另一方面是通过吸拔作用，拔出体内的邪气，使邪祛正安，阴阳平衡。对皮肤、毛孔、经络、穴位的吸拔作用，可以引导营卫之气运行输布，鼓动经脉气血，濡养脏腑组织器官，温煦皮毛，畅通经络，调整机体的阴阳平衡，使气血得以调整，从而达到健身祛病疗疾目的。

## 二、现代医学对火罐作用的认识

1.**机械刺激**　火罐疗法在物理学方面的作用原理，表现在压力刺激方面。火罐疗法的吸拔力主要是在罐内形成负压，这种负压作用的刺激，可使局部组织高度充血，加强局部组织的气体交换，局部毛细血管破裂，血液溢入组织间隙，从而产生淤血，出现自身溶血现象，红细胞受到破坏，大量的血红蛋白释放出来，从而起到一种良性的刺激作用。在温热作用方面，火罐疗法的罐口可以阻碍外周的血液进入罐口内部。当起罐后，聚集在罐口周围的血液涌入罐口内相对充盈不满的血管中，这种不典型的贫血后充血，可以使局部皮肤温度持续升高，增加了局部的血液循环，加速体内废物毒素的排泄，改变局部组织的营养状态，改善血管壁通透性，提高白细胞及网状细胞的吞噬活力，增强局部组织的耐受性，并通过反射机制调整全身的状况，从而达到祛病健身目的。

**2. 镇痛**　在缓解疼痛方面，拔罐疗法通过负压对皮肤的挤压牵拉，直接改善了局部组织的新陈代谢，减少或消除了诸多致痛物质，如 $K^+$、$Na^+$、组织胺、5–羟色胺、前列腺素等对神经末梢的刺激，缓解局部痉挛，提高机体痛阈，进而缓解疼痛。

**3. 改善微循环**　在促进微循环方面，拔罐疗法通过排气造成罐内负压，罐缘得以紧紧附着于皮肤表面，牵拉了神经、肌肉、血管，以及皮下的腺体，引起一系列神经内分泌反应，调节血管舒缩功能和血管的通透性，从而改善局部血液循环。

**4. 负压作用**　火罐疗法的机械性刺激与充血出血等作用，使血液中球蛋与免疫球蛋白明显增高，从而提高白细胞的吞噬能力，增强人体防御免疫功能，具有保健作用。

**5. 修复损伤**　火罐疗法可以加强局部血液循环，伸展肌肉，松解粘连，调整组织结构和功能，进而修复损伤。

# 第三节　火罐治疗适用范围

## 一、适应证

随着拔罐疗法的逐渐发展，罐具不断创新，吸拔方法与罐法也越来越多，加之对作用机理的深入研究，拔罐疗法的适应证已从早期的疮疡，发展到内、外、妇、儿科等各种病症，能够治疗的常见病、多发病已达百种之多。特别是近年来，一些从未用本法治疗过的疾病如白塞氏病、术后腹胀等，以及一些疑难症如老年慢性支气管炎、肺水肿，甚至如心脏病、骨关节病、银屑病等，使用本法也取得意想不到的效果。

拔罐疗法除了用于治疗疾病外，还可用于预防保健。

1. **呼吸系统疾病** 适用于感冒、急慢性支气管炎、支气管哮喘，肺水肿、肺炎、胸膜炎。

2. **消化系统疾病** 适用于呕吐、便秘、胃肠痉挛、慢性阑尾炎、慢性腹泻、急慢性胃炎、胃痛、消化不良、胃酸过多症。

3. **泌尿系统疾病** 适用于尿潴留、尿失禁、尿路感染等。

4. **神经系统疾病** 适用于面神经麻痹、头痛、三叉神经痛、神经衰弱、中风后遗症。

5. **心血管系统疾病** 适用于高血压病、冠心病、心绞痛、动脉硬化。

6. **运动系统疾病** 适用于颈项强痛、肩关节及肩胛痛、肘关节痛、背痛、腰椎痛、骶椎痛、髋痛、膝痛、踝痛、足跟痛、腰背肌肉劳损、软组织扭挫伤、肌肉肌腱拉伤等。

7. **妇科疾病** 适用于痛经、月经不调、闭经、带下、盆腔炎、功能性子宫出血、产后病、更年期综合征、乳腺炎等。

8. **五官疾病** 适用于急慢性结膜炎、青光眼、鼻炎、牙痛、口腔溃疡、慢性咽喉炎、扁桃体炎、中耳炎等。

9. **其他** 适用于发热、中暑、疖、疔、痈、疽、丹毒、痔疮、脱肛、虫蛇咬伤等。

## 二、禁忌证

火罐疗法可以用于多种病症治疗，但也有禁忌证。

1. **血液病** 凝血机制不好，有自发性出血倾向或损伤后出血不止的受术者，不宜使用拔罐疗法，如血友病、血小板减少性紫癜、白血病等。

2. **皮肤病** 皮肤严重过敏或皮肤患有疥癣等皮肤传染性疾病的受术者，不宜拔罐；恶性皮肤肿瘤、局部皮肤破损溃烂处、静脉曲张、体表大动脉搏动处、瘰疬、疝气处等，不宜拔罐。皮肤局部毛发太多、太过细嫩或充满褶皱处不宜拔罐。

3. **神经精神系统** 精神高度紧张、精神分裂症、抽搐、神经质及不合作者，不宜拔罐。

4. **其他** 妊娠期妇女的腹部、腰骶部、乳房部，不宜拔罐。其他部位需要拔罐时，手法也应轻柔。

人体的眼、耳、口、鼻等五官部位和前后二阴部位不宜拔罐。重度心脏病、心力衰竭、呼吸衰竭、急性外伤性骨折、严重水肿、活动性肺结核的受术者，不宜拔罐。

醉酒、过饥、过饱、过渴、过劳的受术者，慎用火罐。

## 三、注意事项

1. **术前注意事项** 燃料包括酒精、纸片和油料。酒精浓度为75%，特点是火力旺、吸力强，清洁卫生，不易烧伤皮肤。家庭拔罐无酒精时，可选高浓度白酒代替。

选择罐具主要是根据罐口部位的大小及吸拔的部位或穴位而定，如胸腹部、腰背部、臀部、大腿处，宜选用大罐。对于颈部、肩部、上臂、前臂和小腿宜选用中小号罐。对于皮下组织薄弱不平的部位，宜选用小号罐。对于曲面较大的部位，应选用异形罐。

润滑剂是在上罐前涂在罐口部位的一种油剂，以加强皮肤与罐口的结合，保持罐口的吸力。

局部皮肉如有皱纹、松弛、疤痕凹凸不平及体位移动等，火罐易脱落。若受术者皮肤干燥，不易上罐，可用湿热毛巾擦拭皮肤后上罐。若罐口凹凸不平，可采用面垫法，即将面粉用水调成面团，然后搓成粗似粉笔的面棒，再围成小于罐口的圆圈。将圆圈压成内缘小于罐口、外缘大于罐口的面垫圈，垫在罐口部位上罐。在使用多罐时，应多准备几个罐，以备点火扣罐不及时导致罐口发热的情况下替换用，火罐排列的距离一般不宜太近，否则因皮肤被火罐牵拉会产生疼痛，同时因罐互相排挤，也不宜拔牢。

在应用走罐时，不能在骨突处推拉，以免损伤皮肤，或火罐漏气脱落

**2.术中注意事项** 选用适当拔罐方法。用投火法时，火焰要旺，动作要敏捷，扣罐时用另一手掌挡一下罐口或摇晃一下火罐再扣，以免皮肤烫伤；若是运用闪火法时，火力大小也要掌握好。酒精多，火力大则吸拔力大；酒精少，火力小则吸拔力小。还有罐子叩得快则吸力大，叩得慢则吸力小。这些都可随时掌握。棉絮的酒精不宜过多，防止滴下，造成皮肤烫伤；若是运用贴棉法时，一定要防止燃着的棉球脱落，灼烫伤受术者皮肤；如运用架火法时，一定要留心燃着的火架不能歪倒或倾斜，避免事故发生。另外，扣火罐时，一定要准确，避免扑灭火焰；用煮药罐或竹罐时，必须甩尽罐内的热药液或热水，以免烫伤皮肤；运用刺络拔罐时，出血量应根据受术者的性别、年龄、病情和体质而定，一般急性病、青壮年、体质强者出血量宜多；慢性病、老年、幼儿及体质弱者出血量宜少。

过去留罐时间较长，有从10分钟留到30分钟以上的，这种长时间留罐，容易使局部黑紫一片，瘀血严重，造成吸收困难。现在留罐时间一般较前缩短，根据身体的浅层毛细血管渗出血液情况，3~6分钟比较合适。实践证明，短时间留罐比长时间留罐好处多。严重瘀血改为轻微渗出血或充血，便于吸收，增强抗病能力，不留斑痕。时间虽短，疗效较高。时间过长，易造成水泡伤引起感染。

起罐时左手轻按罐子，向左倾斜，右手食中指按准倾斜对方罐口的肌肉处，轻轻下按，使罐口漏出空隙，透入空气，吸力消失，罐子自然脱落。

拔罐间隔时间根据病情决定。慢性病或病情缓和，隔日1次。病情紧急每日1次，例如高热、急性类风湿、急性胃肠炎等病，每日1~3次，留罐时间不可过长。

**3.术后注意事项** 罐具吸拔牢固之后，必须询问受术者的感觉，如有发热、发紧、凉气外出、温暖、舒适等感觉时，属于正常现象，可以继续吸拔治疗。

如果受术者感觉紧、灼痛，或吸拔处不舒适，应该立刻起罐。另外选择附近肌肉丰厚处，再重新进行吸拔，或改用较小的罐具多吸拔几次。如果罐具吸拔牢固之后，受术者感觉吸拔得不够紧，可以起罐或改用较大的罐子，再重新吸拔，以免影响疗效。

如果受术者连续接受拔罐疗法，则应该注意轮换吸拔部位。一般针对病因和病情，可以在同一条经络上选择位置不同但疗效相近的穴位交替吸拔。

施用走罐法或刺络拔罐法，一般应在上背部或脊柱两侧，每隔 2~3 日吸拔 1 次，左右交替进行。拔罐同时也需要用三棱针、毫针等配合治疗。

# 第四节　火罐常用工具与操作技术

## 一、常用工具

1. **竹罐**　用坚韧成熟的竹筒，一头开口，截成长 6~9 ㎝的竹管，一端留节为底，一端为罐口，口径为 3~5 ㎝不等。用刀刮去青皮及内膜，管壁的尺度 0.6~1 ㎝，用砂纸磨光，罐口周围必须平整光滑。竹罐两端稍小，中间稍大，状如腰鼓。口径大的用于面积较大的腰背及臀部；口径小的用于四肢关节部位。

竹罐的特点是取材容易，制作简便，吸拔力强，能耐高温，不易破碎，可用于身体多个部位，适宜多种拔罐方法，尤其适用于水煮罐法。竹罐易爆裂漏气，罐身不透明，难以观察罐内皮肤反应，不宜用作刺血拔罐。为防止竹罐破裂透气，应避免风吹日晒过于干燥，常用温水浸泡。南方产竹，多用竹罐。见图 11-4-1。

2. **陶罐**　用陶土烧制而成，罐的两端较小，中间略向外展，状如水缸，口径大小不一，再涂上黑釉或黄釉，经窑里烧制的叫陶瓷火罐。有大、中、小和特小几种，陶瓷罐里外光滑，吸拔力大，经济实用，北方农村多喜用。

陶罐的特点是吸拔力大，易于消毒，适用于全身多个部位。陶罐罐身不透明，难于观察治疗过程中罐内的变化，且陶罐较重，易于破碎。见图 11-4-2。

3. **玻璃罐**　玻璃罐用耐热质硬的透明玻璃制成，状如球形，下端开口，口小肚大，罐口边缘稍厚略向外翻，内外光滑。

玻璃罐的优点是罐口光滑，吸拔力大，易于清洗消毒，质地透明，使用时可以随时观测罐内皮肤的瘀血程度，便于掌握情况，适用于身体各个部位。缺点是玻璃罐传热较快，容易破碎。玻璃罐在临床上应用最为广泛，日常生活中用的广口瓶也是很理想的一种玻璃罐。见图 11-4-3。

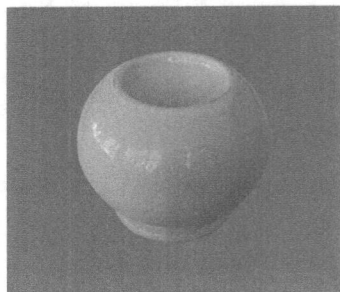

图 11-4-1　竹罐

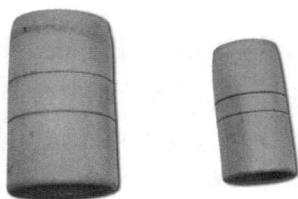

图 11-4-2　陶罐

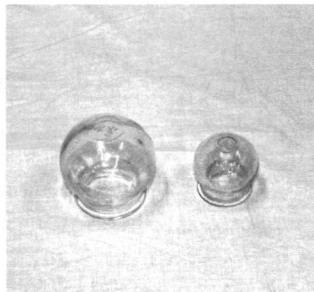

图 11-4-3　玻璃罐

## 二、火罐疗法的种类

**1. 单罐**　用于病变范围较小的病症。可按病变的压痛范围大小，选用适当口径的火罐。如胃病在中脘穴拔罐，冈上肌肌腱炎在肩髃穴拔罐等。

**2. 多罐**　用于病变范围比较广泛的疾病。可按病变部位的解剖形态等情况，酌量吸罐个数。如某一肌束劳损时，可按肌束的位置成行排列吸拔多个火罐，称为排罐法。治疗某些内脏或器官的瘀血时，可按脏器解剖部位的范围，在相应的体表部位纵横并列吸拔几个罐子。

**3. 闪罐**　罐子拔上后，立即起下，反复吸拔多次，至皮肤潮红为止。多用于局部皮肤麻木或机能减退的虚证病患。

**4. 留罐**　拔罐后留置一定的时间，一般留置 5~15 分钟。罐大吸拔力强的应适当减少留罐时间，夏季及肌肤薄处，留罐时间也不宜过长，以免损伤皮肤。

**5. 走罐**　一般用于面积较大肌肉丰富的部位，如腰背、大腿等。选口径较大的罐子，罐口要求平滑，最好用玻璃罐，先在罐口涂一些润滑油，将罐吸上后，以手握住罐底，稍倾斜，即后半边着力，前半边略提起，慢慢向前推动，这样在皮肤表面上下或左右来回推拉移动数次，至皮肤潮红为止。

**6. 药罐**　常用的有两种。

（1）煮药罐：将配制成的药物装入布袋内，扎紧袋口，放入清水煮至适当浓度，再把竹罐投入药汁内煮 15 分钟，使用时，按水罐法吸拔在需要的部位上，多用于风湿痛等病症。常用药物处方为麻黄、蕲艾、羌活、独活、防风、秦艽、木瓜、川椒、生乌头、曼陀罗花、刘寄奴、乳香、没药各 6g。

（2）贮药罐：在抽气罐内先盛贮一定的药液，为罐子的 2/3~1/2。常用的为辣椒水、两面针酊、生姜汁、风湿酒等。然后按抽气罐操作法，抽去空气，使罐吸在皮肤上。也有在玻璃罐内盛贮1/3~1/2的药液，然后用火罐法吸拔在皮肤上。常用于风湿痛、哮喘、咳嗽、感冒、溃疡病、慢性胃炎、消化不良、牛皮癣等。

**7. 针罐** 先在一定的部位施行针刺，待达到一定的刺激量后，将针留在原处，再以针刺处为中心，拔上火罐。如果与药罐结合，称为针药罐，多用于风湿病。

**8. 刺血（刺络）拔罐法** 用三棱针、陶瓷片、粗毫针、小眉刀、皮肤针、滚刺筒等，先按病变部位的大小和出血要求，按刺血法刺破小血管，然后拔以火罐，可以加强刺血法的效果。适用于各种急慢性软组织损伤、神经性皮炎、皮肤瘙痒、丹毒、神经衰弱、胃肠神经官能症等。

## 三、操作技术

**1. 闪火法** 闪火法是火罐疗法中的主要点火方法之一。

具体操作：用镊子夹着点燃的酒精棉球、小纸片或火柴，或将蘸有少许酒精的纱布缠绕于粗铁丝上点燃，一手握罐，将燃烧物伸入罐内一闪即出，迅速将罐扣于应拔的穴位或部位上。

操作时应注意棉球或纱布少蘸酒精，且不能沾于罐口，以免烫伤皮肤。使用闪火法行坐罐、闪罐、摇罐、提罐、转罐等手法时，做到速进速出，保证罐内空气突然充分膨胀，不外溢。燃烧的酒精棉快速接触罐底，即刻拿出，同时移动罐体不停顿，将罐口快速扣吸于皮肤上，这样才有足够的负压力。不必用劲按压皮肤，不要在罐口停留时间过长，如动作缓慢或不协调，则达不到所需吸拔之力。见图11-4-4。

**2. 投火法** 投火法是民间常用的一种点火方法，有两种手法。

手法一：一手持罐，罐体横置，另一手用镊子把点燃的小酒精棉球送入罐中．迅速把罐体横向移动扣在身体适当部位，罐体只可横向移动，不宜从上向下吸拔，以免棉球下落伤及皮肤或烧着物品。

手法二：一手持罐，另一手拿卷好的小喇叭状纸卷，把燃端放入罐内，并立即将罐体扣在施术部位，未燃的小纸卷尖端顶在皮肤上，要做到既能有力吸拔又能保证安全。

上述两种拔法多适用于坐罐和排罐。操作时应注意将落有未燃物的一端向下，避免烫伤皮肤。此法一般多用于受术者身体侧面横向拔罐，火罐纵轴与受术者体表垂直，简便实用。不足之处是不便于操作较为复杂的罐法，如走罐内压力不易掌握。家庭保健常用闪罐、转罐、摇罐等。见图11-4-5。

注意用白纸或油纸点燃吸拔后，罐内有烟雾属正常现象。

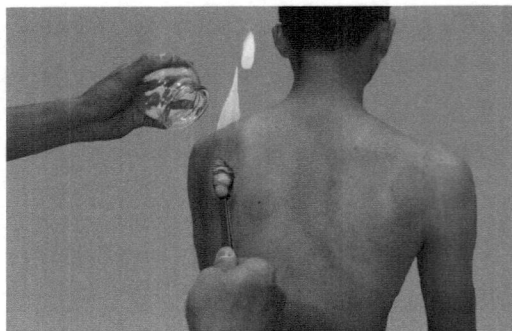

图 11-4-4　闪火法

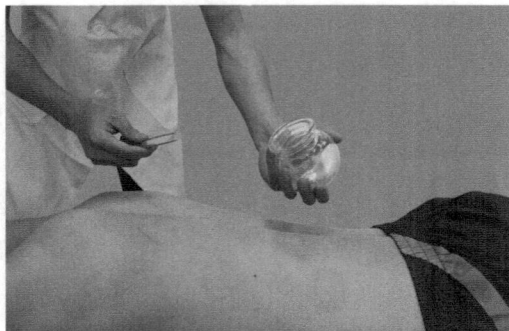

图 11-4-5　投火法

**3.贴棉法**　贴棉法与投火法有相似之处,操作是剪1cm见方脱脂棉一块,不要过厚,蘸有适量酒精后,贴在罐内侧壁,点燃后迅速扣于应拔穴位或部位上。操作时注意脱脂棉不宜蘸太多酒精,以免酒精在燃烧时滴下,烫伤皮肤。此法一般多用于受术者身体侧面横向拔罐,火罐纵轴与受术者体表垂直。见图11-4-6。

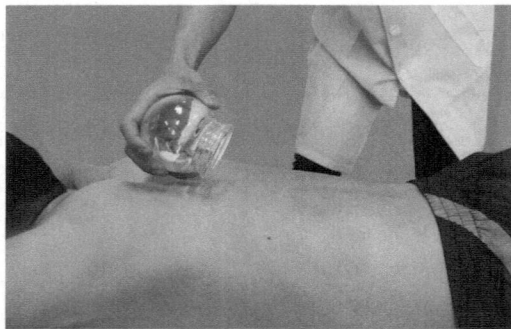

图 11-4-6　贴棉法

**4.布架法**　将胶木瓶塞或薄小面饼、中药饮片等不易燃烧及传热的块状物,放在应拔的部位上,上置小块酒精棉球,点燃后迅速将火罐扣于施术部位。此法安全简便,不易烫伤皮肤,适用于肌肉丰厚而平坦的部位,可用于留罐、排罐等。见图11-4-7。

**5.滴酒法**　滴酒法在民间也常用到,操作时将酒精滴入罐中,大号玻璃罐内滴入2~3滴,中小号罐滴1滴即可。需滴在罐的底部,然后转动罐体,使酒精均匀附着于罐体。点燃后迅速扣吸于施术部位。此种方法与隔物法效果相同,但不及隔物法安全。见图11-4-8。

注意罐内滴入酒精切不可多,滴入后勿忘转动罐体使酒精均匀附着,以免流下烫伤皮肤；点燃后的火柴杆，切勿顺手扔到罐内，如不注意也会烫伤皮肤。要用 95% 酒精或白酒，滴入罐内 1~3 滴即可。沿罐内壁点燃后，迅速将罐扣于应拔的部位。

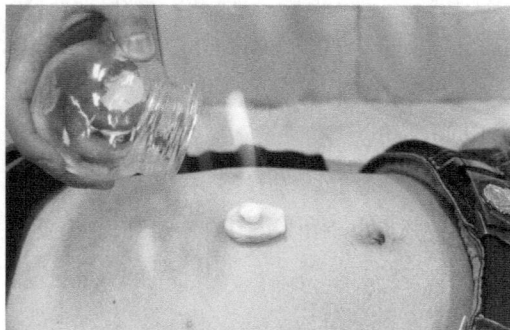

图 11-4-7　布架法　　　　　　　　　　　图 11-4-8　滴酒法

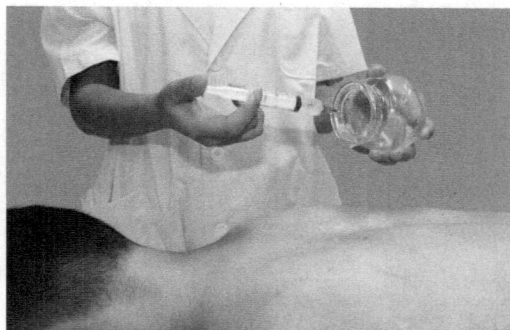

上述火罐的点火方法可供比较选择，择其适当者应用。其中闪火法能施用于较多的火罐手法，较其他方法为上。掌握闪火法，操作虽较投火法、滴酒法、贴棉法等稍难，经过一定练习，一经掌握，便可逐步达到得心应手之效。

# 第五节　临床应用

## 一、风湿证

### 1. 行痹

取穴：主穴取病变部位阿是穴、膈俞、血海。配穴依病变部位选取，病在上肢配肩贞、肩髎、肩髃；病在躯干配命门、肾俞（双）；病在下肢配委中、承山。大椎穴只拔罐，不针刺。

操作：针罐法。受术者取适当体位，通常以仰卧位为主。充分暴露上述各穴位。选择大小适当的罐具，用闪火法或架火法将罐具吸拔于所选穴位，留罐 10~15 分钟，待局部皮肤出现红色瘀血后起罐。每日或隔日治疗 1 次，10 次为 1 个疗程，疗程间隔 3~5 日。

方义：疼痛局部取穴及循经选穴可以疏通经络气血，使营卫调和而风寒湿热等邪无所依靠，使经络通畅，痹证逐解。膈俞、血海以活血调血，遵"治风先治血，血行风自灭"原则。

### 2. 痛痹

取穴：大椎、气海、阳陵泉、肾俞、关元。肘关节症状明显选取曲池、合谷、天井、外关、尺泽、局部压痛点；腕关节症状明显选取阳池、外关、阳溪、腕骨、局部压痛点；背部症状明显选取身柱、腰阳关、局部压痛点；膝关节症状明显选取膝眼、梁丘、阳陵泉、局部压痛点；踝关节症状明显选取申脉、照海、昆仑、丘墟、局部压痛点。

操作：刺络拔罐法。受术者取适当体位，以仰卧位为主，充分暴露上述各穴位。将所选穴位进行常规消毒，用三棱针在穴位上点刺 3~5 下，见皮肤出现出血点，立即选择大小适当的罐具，用闪火法将罐具吸拔于穴位处。留罐 10~15 分钟，吸拔出 1~5mL 血量，起罐后将皮肤表面上的血液擦拭干净。本法每隔 2 日操作 1 次，5 次为 1 疗程，疗程间隔 5~7 日。

方义：疼痛局部取穴及循经选穴可以疏通经络气血，使营卫调和而风寒湿热邪无所依靠，使经络通畅，痹证逐解。肾俞、关元调补肾气，温补阳气，驱寒外出。

### 3. 热痹

取穴：大椎、气海、阳陵泉。肘关节症状明显选取曲池、合谷、天井、外关、尺泽、局部压痛点；腕关节症状明显选取阳池、外关、阳溪、腕骨、局部压痛点；背部症状明显选取身柱、腰阳关、局部压痛点；膝关节症状明显选取膝眼、梁丘、阳陵泉、局部压痛点；踝关节症状明显选取申脉、照海、昆仑、丘墟、局部压痛点。

操作：单纯留罐法。受术者取适当体位，通常以仰卧位为主，充分暴露上述各穴位，选择大小适当的罐具，用闪火法或架火法将罐具吸拔于所选穴位，留罐 10~15 分钟，待局部皮肤出现红色瘀血后起罐。每日或隔日治疗 1 次，10 次为 1 疗程，疗程间隔 3~5 日。

方义：疼痛局部取穴及循经选穴可以疏通经络气血，使营卫调和而风寒湿热邪无所依靠，使经络通畅，痹证逐解。

### 4. 着痹

取穴：大椎、气海、阴陵泉、足三里。肘关节症状明显选取曲池、合谷、天井、外关、尺泽、局部压痛点；腕关节症状明显选取阳池、外关、阳溪、腕骨、局部压痛点；背部症状明显选取身柱、腰阳关、局部压痛点；膝关节症状明显选取膝眼、梁丘、阳陵泉、局部压痛点；踝关节症状明显选取申脉、照海、昆仑、丘墟、局部压痛点。

操作：单纯拔罐法。受术者取适当体位，通常以仰卧位为主，充分暴露上述各穴位，选择大小适当的罐具，用闪火法将罐具吸拔在各穴位，留罐 15~20 分钟，待局部皮肤出现红色瘀血后起罐。每日或隔日治疗 1 次，10 次为 1 疗程，疗程间隔 5 日。

方义：疼痛局部取穴及循经选穴可以疏通经络气血，使营卫调和而风寒湿热邪无所依靠，使经络通畅，痹证逐解。大椎温阳，足三里以健脾胃化湿，阴陵泉、商丘以健脾利湿。

**风湿证拔罐的注意事项** 拔罐疗法治疗风湿性关节炎效果较好，风湿性关节炎易反复发作，应结合其他疗法进行综合治疗。拔罐治疗本病期间应少走动和负重，多卧床静养，并注意保暖防寒。

重症受术者应配合中西医药物治疗。

寒冷潮湿是诱发本病的重要因素，注意保暖，避免久居潮湿的环境。

## 二、痤疮

### 1. 肺胃蕴热

取穴：肺俞、脾俞、胃俞、心俞、肝俞、大椎，太阳、印堂、阳白、颧髎，内庭、厉兑。

操作：针罐法。受术者俯卧位，暴露所选穴位。以上三组穴位，每次选择一组。先将所选穴位进行常规消毒，然后用1寸毫针刺之，采用强刺激泻法，取得针感后，在针上加拔罐具，至皮肤出现明显的瘀血为止。第三组穴位用毫针针刺，采用强刺激泻法，取得针感后，加电脉冲弱刺激20分钟。此法每日治疗1次，10次为1疗程，疗程间隔3~5日。

方义：肺俞起宣泄肺气、清泄热毒作用；脾俞、胃俞、心俞、肝俞取背部俞穴针刺加罐放血，可以泄相应脏腑邪热，有活血化瘀解毒功效；大椎属于督脉，督脉总督人体一身阳气，能清热解毒；太阳、印堂、阳白、颧髎起疏风泄热，宣通局部气血作用；内庭、厉兑清泄胃热。

### 2. 气血郁滞

取穴：大椎、肺俞、脾俞、曲池、委中、三阴交。

操作：单纯罐法。以闪火法将罐具吸拔于穴位处，留罐10~15分钟。每日1次，10次为1疗程。

方义：大椎属于督脉，督脉总督人体一身阳气，能清热解毒；肺俞、脾俞可以泻相应脏腑邪热，有活血化瘀解毒功效；三阴交为肝、脾、肾三条阴经的交会穴；曲池、委中合用起清热散风，活血解肌作用。

### 3. 痰湿结聚

取穴：大椎、肺俞、脾俞、足三里、丰隆。

操作：刺络拔罐法。先用三棱针快速点刺各穴，至微出血为止。针刺后拔罐，留罐15~20分钟。起罐后用酒精棉球在针刺处消毒。3日1次，10次为1疗程。

方义：大椎属于督脉，督脉总督人体一身阳气，能清热解毒；肺俞、脾俞可以泄相应脏腑邪热，有活血化瘀解毒功效；丰隆和足三里起祛湿化痰作用。

**痤疮拔罐的注意事项**　找出致病因素，尽量避免并消除，如食物过敏者勿进食此类食物；情志不畅所致，应保持精神乐观。

皮损区应尽量避免搔抓等机械性刺激；受术者应经常用温水、硫磺皂清洗面部，切忌挤压尚未成熟之痤疮。

在治疗过程中，受术者应多吃新鲜水果和蔬菜，少食或不食油腻及辛辣食物。

## 三、高血压

### 1. 肝火亢盛

取穴：肝俞、胆俞、心俞、风池、大椎，背部督脉大椎至命门，膀胱经厥阴至肾俞。

操作：俯卧位。先在背部督脉大椎至命门，膀胱经厥阴俞至肾俞行走罐之重推快推术，其后在肝俞、胆俞、心俞、风池、大椎留罐10~15分钟，10日为1个疗程。

方义：肝俞、胆俞、心俞为肝胆心的背俞穴，起调理三脏的作用；背部督脉大椎至命门，膀胱经厥阴至肾俞，有滋阴降火、平肝潜阳作用。风池、大椎合用，起平肝息风、祛风降火作用。

### 2. 痰浊上扰

取穴：风池、中脘、丰隆、脾俞、胃俞。

操作：取仰卧位。用闪罐法在中脘、丰隆穴每穴操作1~2分钟；再取俯卧位。在双侧风池、脾俞、胃俞留罐5分钟。每日1次，10次为1个疗程。

方义：风池为手足少阳、阳维之交会穴，有平肝息风的作用；中脘合脾俞、胃俞为背俞穴起调理脾胃之气的作用；脾为生痰之器，取丰隆健脾化痰之效。

### 3. 阴虚阳亢

取穴：肝俞、肾俞、心俞、三阴交。

操作：取仰卧位。用闪罐法在双侧心俞、肝俞、肾俞拔10分钟，再取俯卧位。在三阴交穴拔10分钟。隔1次，10次为1个疗程。

方义：肝俞、肾俞、心俞为背俞穴起滋补三脏的作用；三阴交为肝、脾、肾三条阴经的交会穴，可调补肝、脾、肾三经的气血，起到调补精血的作用。

**高血压拔罐的注意事项**　忌食辛辣有刺激性的食物，多食低盐低脂蔬菜水果等清淡食物，调适情志，保持乐观，加强户外锻炼。

保证充足的睡眠，注意劳逸结合，保持心情愉悦。

## 四、肥胖

### 1. 胃热滞脾

取穴：脾俞、胃俞、天枢、曲池、内庭、三阴交。

操作：单纯拔罐法。取仰卧位。用闪罐法在双侧脾俞、胃俞、天枢、曲池拔 10 分钟。再取俯卧位。在三阴交、内庭拔 10 分钟。隔日 1 次，10 次为 1 个疗程。

方义：脾主肌肉又主运化，胃主受纳腐熟，共同完成食物的消化、吸收和输布，故取脾俞、胃俞滋阴清热。曲池穴为手阳明大肠经合穴，天枢穴为大肠经募穴，二穴配合内庭穴起清泄胃热的作用。三阴交为肝、脾、肾三条阴经的交会穴，与诸穴合用起健脾化湿的作用。内庭穴是按西医学理论配穴，此穴调整自主神经之功能，可降低食欲，减少食量，从而达到减肥的目的。

### 2. 痰湿内盛

取穴：脾俞、丰隆、足三里。

操作：10~15 分钟，隔日 1 次，10 次为 1 疗程。2 个疗程间隔 7 日。

方义：脾主运化，运化无力可聚湿化痰，故取脾俞、丰隆、足三里健脾祛湿化痰。

### 3. 脾虚不运

取穴：脾俞、三阴交、足三里。配穴第 1 次取关元、水道；第 2 次取中极、天枢。2 组配穴交替使用。

操作：10~15 分钟，隔日 1 次，10 次为 1 疗程。2 个疗程间隔 7 日。

方义：脾俞、三阴交、足三里起健脾益气的作用。关元、水道起培补元气、温化和中的作用；中极、天枢合用起培本固源，补脾益气的作用。

### 4. 脾肾阳虚

取穴：肾俞、脾俞、天枢、气海、关元、中极、命门。

操作：15~20 分钟，每日 1 次，10 次为 1 疗程。2 个疗程间隔 7 日。体重恢复正常后 1 月 1 次，连续治疗，巩固疗效。

方义：肾俞、脾俞起健脾益气的作用；气海、关元、中极、命门合用起培本固源，温补脾肾之阳的作用；天枢穴为大肠经募穴与脾俞合用起调脾胃的作用。

**肥胖拔罐的注意事项**　拔罐治疗肥胖效果明显，但需长期坚持。

要节制饮食，减少脂肪和碳水化合物的摄入，多吃水果和蔬菜，积极参加体育锻炼效果会更好。

### 五、面瘫

**1. 风邪阻络**

取穴：阳白、下关、颊车、大椎。

操作：闪罐法。每穴闪罐 20~30 次，闪罐顺序为闪拔额头部、闪拔面部、闪拔口角部、闪拔大椎穴。每日 1 次，10 次为 1 疗程。

方义：面部局部取穴起祛风散寒、疏通经络、调和气血的作用；大椎穴，属督脉，也是督脉和手足三阳经交会穴，有解表泄热的作用。

**2. 湿热痹阻**

取穴：地仓、颊车、阳白、四白、太阳、合谷。

操作：按摩拔罐法。先在上述各穴按摩 10~15 分钟后拔罐，留罐 15~20 分钟。每日 1 次，10 次为 1 疗程。

方义：面部局部取穴起祛风散寒、疏通经络、调和气血的作用，太阳、合谷起清泄湿热的作用。

**3. 气虚血瘀**

取穴：地仓、颊车、阳白、四白、大椎、风池。

操作：刺络拔罐法。先用三棱针点刺，刺后拔罐，留罐 15~20 分钟。

方义：面部局部取穴起祛风散寒、疏通经络、调和气血的作用；风池为手少阳、阳维之会，有温补气血作用；点刺大椎，有活血化瘀作用。

**面瘫拔罐的注意事项**　注意休息保暖，面部避冷风，防止感冒。

注意眼部防护。保持口腔清洁。

忌食寒凉、辛辣刺激性食物。

# 第十二章　刮痧技术

## 第一节　概　述

　　刮痧技术，又称刮痧疗法，是祖国传统医学的重要组成部分，作为中医外治法的一种，距今有上千年的历史，凭借其操作简便、安全无损伤及疗效可靠的特点，历经千年积淀，为提高和促进人类健康做出了应有的贡献。

　　刮痧与针灸、热熨、推拿、刺络、拔罐等中医外治法源流紧密相连，相互演变而产生。在长沙马王堆出土的《五十二病方》中已有运用刮痧法的雏形，《五十二病方·婴儿瘛》有"婴儿瘛者……因以匕周婴儿瘛所，而洒之杯水中，候之，有血如蝇羽者"的论述。其意大致为用饭匕或汤匙，在婴儿瘛证所引起手足四肢挛缩抽动部位进行刮或擦，并在刮擦的局部用水作为介质，等出现"有血如蝇羽"即可。另外，《黄帝内经》中所论述的砭石疗法或刺络疗法也可视为刮痧疗法的雏形。《素问》中有记载用刺络疗法治疗腰痛说："刺解脉，在郄中结络如黍米，刺之血射以黑，见赤血而已。"从中不难看出，刮痧疗法与这种刺络疗法在方法、机理上的相似性。

　　宋元之际，民间比较广泛流行用汤匙、铜钱蘸水或油刮背部，以治疗腹痛等症，并积累了一定经验，而且这些经验已引起了医学家们的注意。如《景岳全书·瘴气·治瘴续说》将刮痧称之为"挑草子"。元代开始对这一疗法有详细记载，公元 1337 年元代医家危亦林所撰的《世医得效方》中有"心腹绞痛，冷汗出，胀闷欲绝，俗谓搅肠沙，今考之，此证乃名干霍乱，此亦由山岚瘴气，或因饥饱失时、阴阳暴乱而致。"由此可见最早"沙"是指一种病症。

　　到明代，刮痧治病的记录更为详尽具体，针灸学家杨继洲编《针灸大成》一书中，引用了陈氏的《小儿按摩经》的论述："刮手背法，从儿手背刮至中指梢，能使儿泻。"虞抟所著《医学正传》中记载："治痧证，或先用热水蘸搭臂膊而以苎麻刮之，甚者针刺十指出血，或以香油灯照视胸背，有红点处皆烙之。"此处"痧"字从"沙"衍变而来，自明代开始"沙"被"痧"所替代。在临床治疗痧症时，刮拭过的皮肤表面会出现红色、紫红色或暗青色的小突起，类似"痧"样的斑点，人们逐渐将这种疗法统称为刮痧疗法。 明代还有许多医家对痧症及痧症治疗有多方面论述，如万全《万氏家传保命歌括·霍乱》、杨清史《仙传外科秘方》、王肯堂《证治准绳》、龚廷贤《寿世保元》、杨清叟《仙传外科秘方》、张景岳《景岳全书》、吴师机《理瀹骈文》。《景岳全书》中有对刮痧法运用的记载"今东南人有刮沙之法，以治心腹急痛。盖使寒随血聚，则邪达于外而脏起始安，此亦出血之意也。"对刮痧法的作用机理进行了探讨"细穷其义，盖以五脏之系，咸附于背，故向下刮之，则邪气亦随而降。凡毒气上行则逆，下行则顺，改逆为顺，所以得愈。虽近有两臂刮痧法，亦能治痛，然毒深病急者，非治背不可也。"

清代刮痧疗法有突破性进展，不仅表现在对各种痧症的辨证论治上，而且还表现在刮痧不同操作方法及运用的系统化。著名医学家张璐在其代表作《张氏医通》中总结性指出："尝考方书，从无痧证之名……世俗以瓷器蘸油刮其脊上，随发红斑者，谓之曰痧""俗名番痧""举世有用水搭肩背及臂者，有以苎麻水湿刮之者，以瓷碗油润刮之者"。清代名医郭士遂用刮痧法及放痧法治疗温疫，并著成《痧胀玉衡》。这是历史上第一部研究痧症的专著，标志着古代医家对痧症的研究终于在清代取得了突破性进展。该书对痧症的病源、流行、表现、分类与刮痧方法、工具，以及综合治疗等方面都做了详细的论述。书中记载了刮痧疗法之流行："则吾乡挑痧之法盛行矣。先是乡人有粪秽感痧，利用钱物蘸油而刮，及此多用挑。"还详细记载了刮痧之法："其治之大略有三法焉，如痧在肌肤者，刮之而愈；痧在血肉者，放之而愈。此二者，皆其痧之浅焉者也，虽重亦轻……则刮放之外，又必用药以济之。"在具体操作上提出："刮痧法，背脊、颈骨上下及胸前胁肋、两面背肩臂痧，用铜钱蘸香油刮之，或用刮舌面刨子脚蘸香油刮之；头额、腿上痧用棉纱线或麻线蘸香油刮之。大小腹软肉内痧，用食盐以手擦之。"可以说该书奠定了痧症研究的理论基础，总结了前人在痧症临证治疗的丰富经验，对后世刮痧疗法发展有巨大的影响。

清代编撰刊行的痧病专著有20余部，其中王凯于1686年编撰了《痧症全书》，该书历年刊行次数仅次于《痧胀玉衡》，据统计也有20次之多，其他如沈金鳌的《痧胀燃犀照》、吴道源的《痧证汇参》、孙玑的《痧症汇要》、陈修园的《陈修园医书七十二种》等。此外，刮痧疗法还见于《松峰说疫》《串雅外编》《养生镜》《验方新编》《保赤推拿法》等书中。

新中国成立后，中医人士对刮痧疗法进行了继承及整理工作。1960年江静波先生所著的《刮痧疗法》一书由人民卫生出版社出版，该书开创了现代研究刮痧之先河。随着我国经济的发展，党和政府更加重视中医的继承和传扬，大力度扶持中医药事业，中医学术交流活动增多。在这样的时代背景下，刮痧疗法也越来越得到重视，有关实验研究也在有序进行，内容不仅涵盖有效病种治愈率的临床研究，还包括了相关治病机理的探讨，加深了对刮痧疗法全方位、多层次、多角度的认识。近年来，人民生活水平的提高，对健康意识的转变，使刮痧疗法越来越受到重视，刮痧疗法得到了发展。

理论上的发展主要表现在对刮痧部位的选择，从最初在局部及背部以片状取穴为主，发展到以脏腑经络辨证指导刮痧取穴，同时还借鉴了现代全息论，将生物全息理论运用到刮痧实践之中，从而总结出刮拭局部与经络相结合、腧穴与全息反射区相结合的刮痧取穴法，建立了一套以脏腑经络学说为中心的完整理论体系，使刮痧疗法以调动机体自身的防御能力为根本，达到扶正祛邪、平衡阴阳、调和气血的功能。可以说理论的完善，使刮痧疗法从最初的简单技法，发展成为系统而科学的治疗方法。

随着刮痧疗法理论的成熟，在临床实践过程中，其有效治疗病种也在不断扩大，从最初以治疗痧症为主，到发热、头痛、肢体酸痛等几个常见病种，发展到包括内科、妇科、男科、儿科、外科、皮肤科、伤科、眼科等 11 大类 400 多种病症。已经不仅仅是流行于民间的雕虫小技，而是与针法、艾灸法、推拿法、拔罐法、贴敷法等疗法比肩成势，共同成为中医外治法的重要组成部分。

# 第二节　刮痧作用原理

## 一、中医学对刮痧治疗作用的认识

刮痧疗法是以中医理论为基础，通过刮拭体表经络腧穴治疗疾病的一种外治法。其治疗作用如下。

**1. 调节阴阳**　阴阳是中医理论的基本核心。人体在正常情况下，保持着阴阳相对平衡的状态。如果因七情六淫及跌仆损伤等因素使阴阳的平衡遭到破坏，就会导致"阴胜则阳病，阳胜则阴病"等病理变化，而产生"阳盛则热，阴盛则寒"等临床证候。刮痧治疗的关键就在于根据证候的属性来调节阴阳的偏盛偏衰，使机体转归于"阴平阳秘"，恢复其正常的生理功能，从而达到治愈疾病的目的。

刮痧调和阴阳的作用，基本上是通过腧穴配伍和刮痧手法来实现的。如病在经络皮肉者属表，刮痧宜轻刮；病在脏腑筋骨者属里，宜重刮。刮痧对阴阳平衡的调节呈双向性，如血压不稳者，经刮拭躯干、四肢腧穴后，偏低的血压可升高；偏高的血压亦可降低。

**2. 活血化瘀**　人体肌肉、韧带、骨骼一旦受到损伤，在局部产生瘀血，使经络气血流通不畅，若瘀血不消，则疼痛不止。这时在局部或相应腧穴刮拭，可使瘀血消除，新血得生，经络畅通，气血运行，达到通则不痛目的。这就是刮痧活血化瘀的作用。

**3. 清热消肿**　根据中医治法中"热则疾之"的原理，通过放痧手法的刺激，使热邪疾出，以达清热目的，使内部阳热之邪透达体表，最终排出体外，以清体内之瘀热肿毒。

**4. 祛痰解痉，软坚散结**　由痰湿所致的体表包块及风证，通过刮痧、放痧治疗，使腠理宣畅，痰热脓毒外泄，且有明显的止痉散结效果。

**5. 扶正祛邪**　刮治病变相应腧穴的皮肤，使之出现青紫充血的痧痕，使腠理得以开启疏通，将滞于经络腧穴及相应组织器官内的风、寒、痰、湿、瘀血、火热、脓毒等各种邪气从皮毛透达于外，使经络得以疏通。

另外，当人体正气虚时，外邪易乘虚而入，通过补虚泻实之法刮拭相关腧穴部位，可使虚弱的脏腑功能得以增强，与外邪相抵抗，使机体恢复正常状态。

## 二、西医学对刮痧作用的认识

**1. 镇痛**　肌肉附着点和筋膜、韧带、关节囊等受损伤时，若不及时治疗，或是治疗不彻底，损伤组织可形成不同程度的粘连、纤维化或疤痕化，加重疼痛、压痛和肌肉收缩紧张。刮痧是消除疼痛和肌肉紧张、痉挛的有效方法。主要机理，一是加强局部循环，使局部组织温度升高；二是在刮痧板直接刺激作用下，提高了局部组织的痛阈；三是紧张或痉挛的肌肉通过刮痧板的作用得以舒展，从而解除其紧张痉挛，消除疼痛。

**2. 信息调整**　人体的各个脏器都有其特定的生物信息。当脏器发生病变时，有关的生物信息就会随之发生变化，通过作用于体表的特定部位，产生一定的生物信息，通过信息传递系统输入到有关脏器，对失常的生物信息加以调整，从而起到对病变脏器的调整作用。

**3. 排除毒素**　刮痧过程可使局部组织的血管扩张及黏膜的渗透性增强，淋巴循环加速，细胞的吞噬作用及搬运力量加强，使体内废物、毒素加速排出，组织细胞得到营养，从而使血液得到净化，增加了全身抵抗力，可以减轻病势，促进康复。

**4. 自身溶血**　刮痧出痧的过程是一种血管扩张渐至毛细血管破裂，血流外溢，皮肤局部形成瘀血斑的现象。此种血凝块（出痧）不久即能消散，而起自体溶血作用，这样可使局部组织血液循环加快，新陈代谢旺盛，营养状况改善，同时使机体的防御能力增强，从而起到预防和治疗疾病的作用。自身溶血是一个延缓的良性弱刺激过程，其不但可以刺激免疫机能，使其得到调整，还可以通过向心性神经作用于大脑皮质，继而起到调节大脑的兴奋与抑制作用，达到内分泌系统的平衡。

5. 对各个系统的影响

循环系统：通过刮拭会使血液和淋巴液的循环增强，使肌肉和末梢神经得到充分的营养，从而促进全身的新陈代谢。

呼吸系统：对呼吸中枢具有镇静作用。

神经系统：通过刮拭刺激神经末梢而增强人体的防御机能。

免疫系统：通过刮拭刺激可增强细胞的免疫能力。

# 第三节　刮痧适用范围

## 一、适应证

刮痧疗法临床应用广泛，适用于内、外、妇、儿、五官等各科和各系统疾病，如消化系统、循环系统、呼吸系统等，刮痧疗法不但适用于疾病的治疗，还适用于预防疾病和保健强身。

1. **呼吸系统疾病**　如感冒、咳嗽、气管炎、哮喘、肺炎等。

2. **消化系统疾病**　如胃病、反胃、呃逆、吐酸、呕吐、急性胃炎、胃肠神经官能症、胆道感染、肠道预激综合征、便秘、腹泻、腹痛等。

3. **泌尿系统疾病**　如泌尿系统感染、尿失禁、膀胱炎等。

4. **神经系统疾病**　如眩晕、失眠、头痛、多汗症、神经衰弱、忧郁症、坐骨神经痛等。

5. **心血管系统疾病**　如心悸、高血压等。

6. **运动系统疾病**　如腱鞘炎、腕管综合征、网球肘、落枕、肩痛、肋间神经痛、腰痛、肥大性脊柱炎、急性腰扭伤、慢性腰肌纤维炎、梨状肌综合征等。

7. **妇科系统疾病**　如月经不调、痛经、闭经、经期发热、经期头痛、经前紧张综合征、更年期综合征、产后缺乳、急性乳腺炎等。

8. **五官系统疾病**　如牙痛、咽喉肿痛、急性鼻炎、鼻衄、耳鸣、失音等。

9. **内分泌系统疾病**　如糖尿病等。

10. **其他**　如中暑、水肿、保健等。

## 二、慎用证和禁忌证

刮痧疗法可以用于多种病症治疗，也有慎用证和禁忌证。

1. **有出血倾向的疾病**　忌用本法治疗或慎用本法治疗。如血小板减少性疾病，过敏性紫癜症、白血病等，不宜用泻法刮疗，宜用补法或平补平泻手法刮疗。

2. **危重病症**　如急性传染病、重症心脏病等，应立即住院观察治疗。如果没有其他办法，可用本法进行暂时的急救措施，以争取时间和治疗机会。

3. **新发生的骨折**　患部不宜刮痧，须待骨折愈合后方可在患部刮疗。外科手术疤痕处亦应在 2 个月以后方可局部刮痧。恶性肿瘤受术者手术后，疤痕局部处慎刮。

4. **传染性皮肤病**　如疖肿、痈疮、瘢痕、溃烂、性传染性皮肤病及皮肤不明原因的包块等，不宜直接在病灶部位刮拭。

5. **其他**　年老体弱者、空腹及对刮痧恐惧或过敏者，忌用本法。

妊娠妇女的腹部、妇女经期下腹部，女性面部忌用大面积泻法刮拭。孕妇、妇女经期，禁刮下腹部及三阴交穴、合谷穴、足三里穴等穴位。且刮拭手法宜轻，用补法。

### 三、注意事项

1. **刮痧前注意事项**　刮痧疗法需暴露皮肤，且刮痧时皮肤汗孔开泄，如遇风寒之邪，邪气可从开泄的毛孔直接入里，影响刮痧疗效，而且易引发新的疾病。故刮痧前要选择一个好的治疗场所，空气流通清新，并注意保暖，注意避风，夏季不可在有过堂风的地方刮痧。尽量少暴露皮肤。

选择舒适的刮痧体位，以利于刮拭和防止晕刮。

刮痧工具要严格消毒，防止交叉感染。刮拭前需仔细检查刮痧工具，以免刮伤皮肤。施术者的双手也应消毒。

刮拭前一定要向受术者解释清楚刮痧的一般常识，消除其恐惧心理，取得受术者配合，以免晕刮。勿在过饥、过饱及过度紧张的情况下进行刮痧治疗。

2. **刮痧中注意事项**　刮拭手法要用力均匀，以能忍受为度，达到出痧为止。

婴幼儿及老年人，刮拭手法用力宜轻。

不可一味追求出痧而用重手法或延长刮痧时间。出痧多少受多方面因素影响。一般情况下，血瘀之证出痧多；实证、热证出痧多；虚证、寒证出痧少；服药过多者，特别是服用激素类药物者不易出痧；肥胖者与肌肉丰满的人不易出痧；阴经较阳经不易出痧；室温低时不易出痧。

刮拭过程中，要随时询问受术者感受。如遇到晕刮，如精神疲惫、头晕目眩、面色苍白、恶心欲吐、出冷汗、心慌、四肢发凉或血压下降、神志昏迷时，应立即停止刮痧。抚慰受术者勿紧张，帮助其平卧，注意保暖，饮温开水或糖水。如仍不缓解，可用刮板角部点按人中穴，力量宜轻，避免重力点按后局部水肿。对百会穴和涌泉穴施以泻刮法。受术者病情好转后，继续刮内关穴、足三里穴。

**3. 刮痧后注意事项**　刮痧治疗使汗孔开泄，邪气外排，要消耗体内部分的津液，故刮痧后饮温水一杯，休息片刻。

刮痧治疗后，为避免风寒之邪侵袭，待皮肤毛孔闭合恢复原状后，方可洗浴，一般 3 小时左右。

对于某些复杂危重的受术者，除用刮痧治疗外，更应配合其他诸如药物治疗，以免延误病情。

# 第四节　刮痧常用方法与操作

## 一、刮痧疗法的种类

刮痧疗法包括持具操作和徒手操作两大类。持具操作又包括刮痧法、挑痧法、放痧法。徒手操作又叫撮痧法，具体为揪痧法、扯痧法、挤痧法、焠痧法、拍痧法。

**1. 刮痧法**　刮痧法又分为直接刮法和间接刮法两种。

（1）直接刮法：指在施术部位涂上刮痧介质后，用刮痧工具直接接触受术者皮肤，在体表的特定部位反复进行刮拭，至皮下呈现痧痕为止。受术者取坐位或俯伏位，术者用热毛巾擦洗被刮部位的皮肤，均匀地涂上刮痧介质。术者持刮痧工具，在刮拭部位进行刮拭，以刮出出血点为止。

（2）间接刮法：先在受术者将要刮拭的部位放一层薄布，然后再用刮拭工具在布上刮拭，称为间接刮法。此法可保护皮肤。适用于儿童、年老体弱、高热、中枢神经系统感染、抽搐、某些皮肤病者。

**2. 挑痧法**　术者用针挑受术者体表的一定部位，以治疗疾病的方法。

具体方法：术者用酒精棉球消毒挑刺部位，左手捏起挑刺部位的皮肉，右手持三棱针，对准部位，将针横向刺入皮肤，挑破皮肤 0.2~0.3 分，然后再深入皮下，挑断皮下白色纤维组织或青筋，有白色纤维组织的地方，挑尽为止。如有青筋的地方，挑 3 下，同时用双手挤出瘀血。术后碘酒消毒，敷上无菌纱布，胶布固定。

**3. 放痧法**　放痧法又分为泻血法和点刺法。

（1）泻血法：常规消毒，左手拇指压在被刺部位下端，上端用橡皮管结扎，右手持三棱针对准被刺部位静脉，迅速刺入脉中 0.5~1 分深，然后出针，使其流出少量血液，出血停止后，以消毒棉球按压针孔。当出血时，也可轻按静脉上端，以助瘀血排出，毒邪得泄。此法适用于肘窝、腘窝及太阳穴等处的浅表静脉，用以治疗中暑、急性腰扭伤、急性淋巴管炎等病。

（2）点刺法：即针刺前先推按被刺部位，使血液积聚于针刺部位，经常规消毒后，左手拇、食、中三指夹紧被刺部位或穴位，右手持针，对准穴位迅速刺入1~2分深，随即将针退出。轻轻挤压针孔周围，使出血少量，然后用消毒棉球按压针孔。此法多用于手指或足趾末端穴位，如十宣穴、十二井穴或头面部的太阳穴、印堂穴、攒竹穴、上星穴等。

挑痧法及放痧法必须灭菌操作，以防止感染。针刺前消除受术者紧张心理，点刺时手法宜轻宜快宜浅，出血不宜过多，以数滴为宜。注意勿刺伤深部动脉。另外，病后体弱、明显贫血、孕妇和有自发性出血倾向者不宜使用。为防止晕针，受术者最好采取卧位，术后稍休息后再活动。

**4. 揪痧法**　指在施术部位涂上刮痧介质后，施术者手指屈曲，用自己食中指的第2指节对准施术部位，把皮肤与肌肉揪起，然后瞬间用力向外滑动再松开，这样一揪一放，反复进行，并连续发出"巴巴"声响。在同一部位可以连续操作6~7遍，这时被揪起部位的皮肤就会出现痧点。

**5. 扯痧法**　扯痧疗法是术者用自己的食指拇指提扯受术者的皮肤和一定的部位，使表浅的皮肤和部位出现紫红色或暗红色的痧点。此法主要应用于头部、颈项、背部、面部的太阳穴和印堂穴。

**6. 挤痧法**　术者用拇指和食指在施术部位用力挤压，连续挤出小块状紫红痧斑为止。

**7. 焠痧法**　用灯心草蘸油，点燃后，在受术者皮肤表面上的红点处燃烧，手法要快，一接触到皮肤，立即离开，往往可听见十分清脆的灯火燃烧皮肤的爆响声。此法适用于寒证。如腹痛，手足发冷等。

**8. 拍痧法**　用虚掌拍打或用刮痧板拍打体表施术部位，一般选痛痒胀麻的部位。

## 二、刮痧工具

现在刮痧使用的工具很多。比较常用的为刮痧板和润滑剂。

**1. 刮痧板**　可用水牛角或木鱼石制作而成，要求板面洁净，棱角光滑。见图12-4-1。

**2. 润滑剂**　多选用红花油、液状石蜡、麻油或刮痧专用的活血剂。

**3. 用法**　手持刮痧板，蘸上润滑剂，

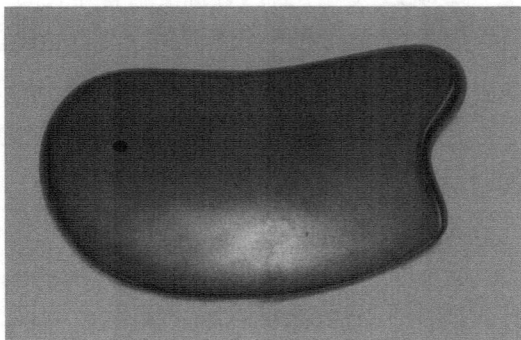

图 12-4-1　刮痧板

然后在受术者体表的一定部位按一定方向进行刮拭，至皮下呈现痧痕为止。刮痧时要求用力要均匀，一般采用腕力，同时要根据病情及反应调整刮动的力量。刮痧疗法的操作手法有平刮、竖刮、斜刮、角刮。

平刮：用刮板的平边，着力于施术部位，按一定方向进行较大面积的平行刮拭。

竖刮：用刮板的平边，着力于施刮的部位上，方向为竖直上下而进行的大面积刮拭。

斜刮：用刮板的平边，着力于施术部位上，进行斜向刮拭。适用于人体某些不能进行平、竖刮的部位。

角刮：用刮板的棱角和边角，着力于施术的部位上，进行较小面积或沟、窝、凹陷地方的刮拭，如鼻沟、肘窝、关节、耳屏、听宫、听会等处。

## 三、操作技术

### （一）头部刮法

头部有头发覆盖，可以在头发上面用刮板刮拭，不必涂刮痧润滑剂。为增强刮拭效果可使用刮板边缘或刮板角部刮拭。术者一手扶受术者头部，以保持头部稳定，采用平补平泻手法，每个部位刮 30 次左右，刮至头皮发热为宜。

**1. 循行路线**

（1）刮拭头部两侧：从头部两侧太阳穴开始至风池穴，经过头维穴、颔厌穴等。见图 12-4-2。

（2）刮拭前头部：从百会穴经囟会穴、前顶穴、通天穴、上星穴至头临泣穴。见图 12-4-3。

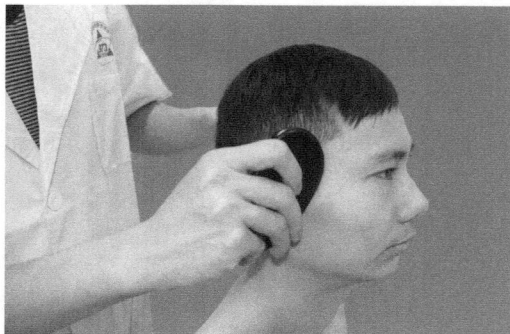

图 12-4-2　刮拭头部两侧　　　　　　图 12-4-3　刮拭前头部

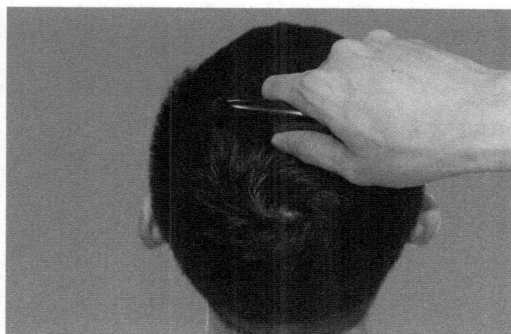

（3）刮拭后头部：从百会穴经后顶穴、脑户穴、风府穴至哑门穴。见图 12-4-4。

（4）刮拭全头部：以百会穴为中心，呈放射状向全头发际处刮拭。经过全头穴位和运动区、语言区、感觉区等。见图 12-4-5。

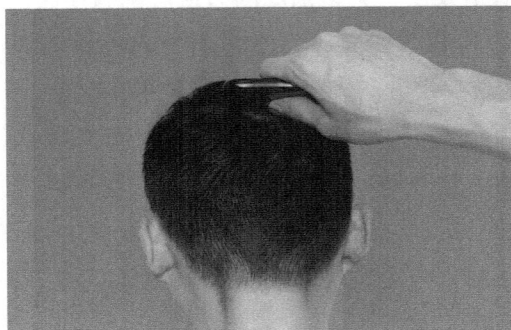

图 12-4-4　刮拭后头部　　　　　图 12-4-5　刮拭全头部

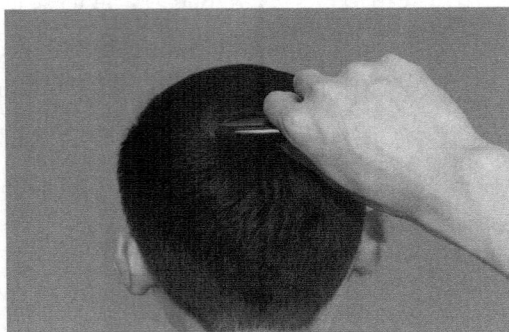

**2. 适应证**　刮试头部有改善头部血液循环，疏通全身阳气作用。可以预防和治疗中风及中风后遗症、头痛、脱发、失眠、感冒等病症。

### （二）面部刮法

面部出痧影响美观，手法要轻柔，以不出痧为度，面部不需涂抹活血剂，通常用补法，忌用重力大面积刮拭。方向由内向外按肌肉走向刮拭。每天 1 次。

**1. 循行路线**

（1）刮拭前额部：从前额正中线分开，经鱼腰穴、丝竹空穴朝两侧刮拭。见图 12-4-6。

（2）刮拭两颧部：由内侧经承泣穴、四白穴、下关穴、听宫穴、耳门穴等顺序刮拭。见图 12-4-7。

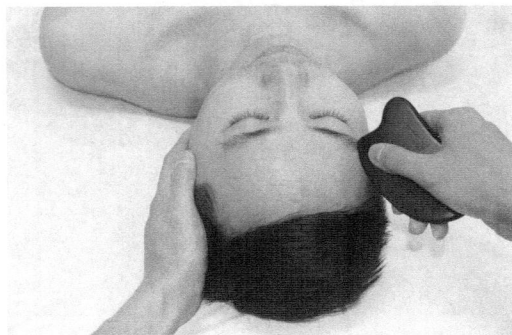

图 12-4-6　刮拭前额部　　　　　图 12-4-7　刮拭两颧部

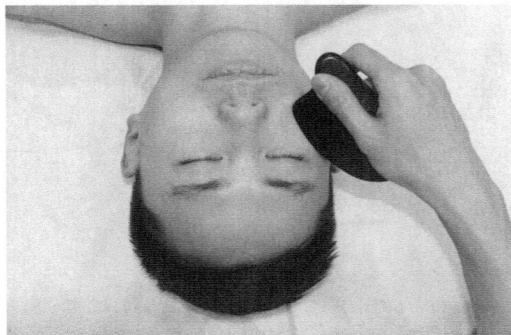

（3）刮拭下颌部：以承浆穴为中心，经地仓穴、大迎穴、颊车穴等进行刮拭。见图 12-4-8。

**2. 适应证** 刮试面部有养颜祛斑美容的功效。主治颜面五官的病症。如眼病、鼻病、耳病、面瘫、雀斑、痤疮等。

（三）颈部刮法

颈后高骨为大椎穴，用力要轻柔，用补法，不可用力过重，可用刮板棱角刮试。以出痧为度。肩部肌肉丰富，用力宜重些，从风池穴一直到肩髃穴，应一次到位，中间不要停顿。一般用平补平泻手法。

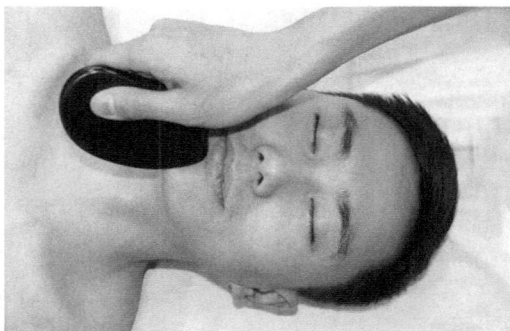

图 12-4-8　刮拭下颌部

**1. 循行路线**

（1）刮督脉颈项部分：从哑门穴刮到大椎穴。见图 12-4-9。

（2）刮拭颈部两侧到肩：从风池穴开始经肩井、巨骨至肩髃穴。见图 12-4-10。

**2. 适应证** 人体颈部有六条阳经通过，其中精髓直接通过督脉灌输于脑，颈部是必经之路，所以经常刮拭颈部，具有育阴潜阳、补益人体正气、防治疾病的作用，可主治颈项病变，如颈椎病、感冒、头痛、近视、咽炎等症。

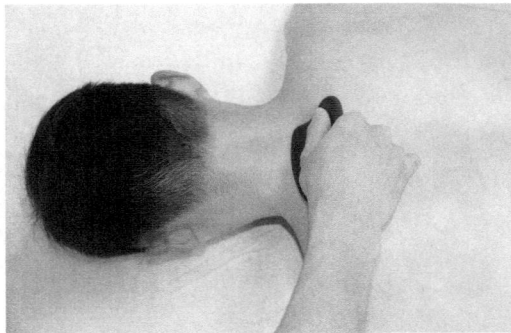

图 12-4-9　刮督脉颈项部分

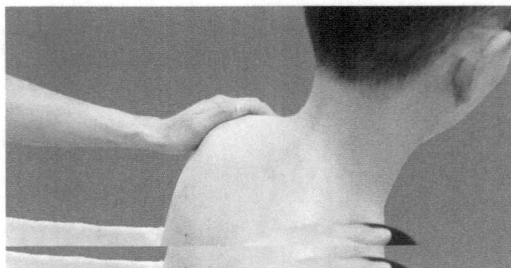

图 12-4-10　刮拭颈部两侧到肩

（四）背部刮法

背部由上向下刮拭。一般先刮后背正中线的督脉，再刮两侧的膀胱经脉和夹脊穴。背部正中线刮拭时手法应轻柔，用补法，不可用力过大，以免伤及脊椎。可用刮板棱角点按棘突之间，背部两侧可视受术者体质、病情选用补泻手法，用力要均匀，中间不要停顿。

**1. 循行路线** 刮督脉和足太阳膀胱经及夹脊穴，从大椎刮至长强。督脉位于后正中线；足太阳膀胱经位于后正中线旁开 1.5 寸和 3 寸处；夹脊穴位于第 1 胸椎至第 5

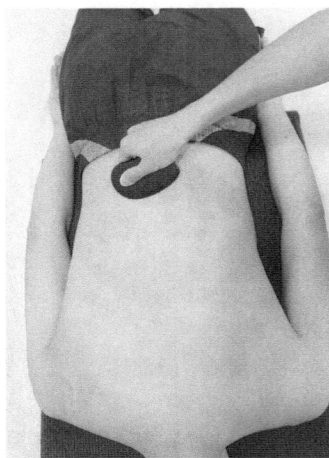

图 12-4-11  刮背部

腰椎棘突下两侧，后正中线旁开 0.5 寸。见图 12-4-11。

**2. 适应证**  刮拭背部可以治疗全身脏腑的病症。如刮拭胆俞可治疗黄疸、胆囊炎、胆道蛔虫、急慢性肝炎等；刮拭大肠俞可治疗肠鸣、泄泻、便秘、脱肛、痢疾、肠痈等。背部刮痧还有助于诊断疾病，如刮拭心俞部位出现压痛或明显出痧斑时，即表示心脏有病变或预示心脏即将出现问题，其他穴位类推。

## （五）胸部刮法

刮拭胸部正中线用力要轻柔，不可用力过大，宜用平补平泻法。用刮板棱角沿肋间隙刮拭。乳头处禁刮。

**1. 循行路线**

（1）刮拭胸部正中线：从天突穴经膻中穴向下刮至鸠尾穴。用刮板角部自上而下刮拭。见图 12-4-12。

（2）刮拭胸部两侧：从正中线由内向外刮，先左后右，用刮板整个边缘由内向外沿肋骨走向刮拭。中府穴处宜用刮板角部从上向下刮拭。见图 12-4-13。

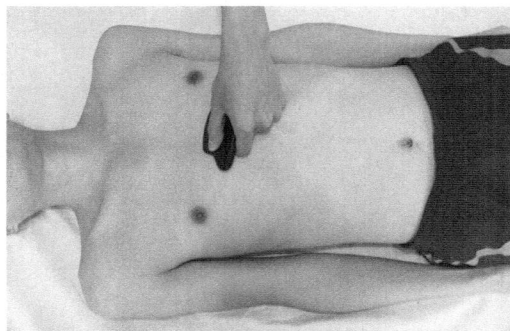

图 12-4-12  刮拭胸部正中线

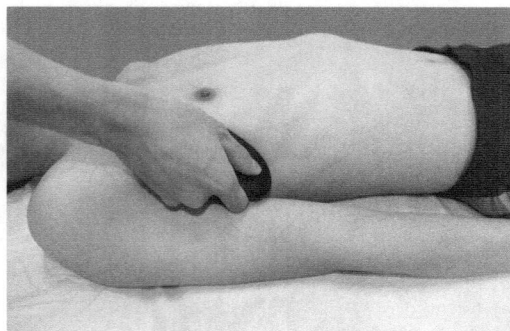

图 12-4-13  刮拭胸部两侧

**2. 适应证**  胸部主要有心肺二脏，故刮拭胸部，主治心、肺疾患，如冠心病、慢性支气管炎、支气管哮喘、肺气肿等。另外可预防和治疗妇女乳腺炎、乳腺癌等。

## （六）腹部刮法

空腹或饱餐后禁刮，急腹症忌刮，神阙穴禁刮。

**1. 循行路线**

（1）刮拭腹部正中线：从鸠尾穴经中脘穴、关元穴刮至曲骨穴。见图 12-4-14。

（2）刮拭腹部两侧：从幽门穴刮至日月穴。见图12-4-15。

**2. 适应证**　腹部有肝胆、脾胃、膀胱、肾、大肠、小肠等脏腑。故刮拭腹部可治疗以上脏腑病变。如胆囊炎、胃及十二指肠溃疡、呕吐、胃痛、慢性肾炎、前列腺炎、便秘、泄泻、月经不调等。

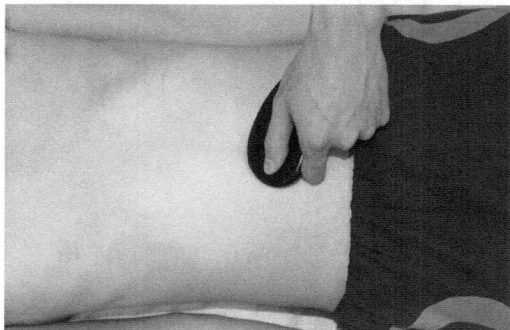

图 12-4-14　刮拭腹部正中线

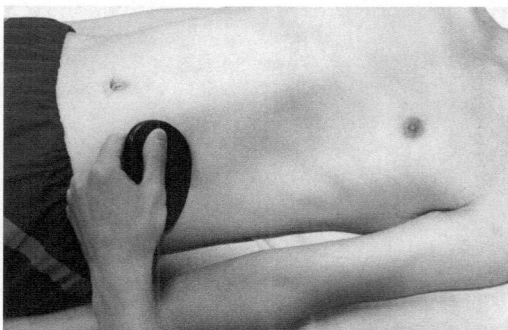

图 12-4-15　刮拭腹部两侧

## （七）四肢刮法

刮拭四肢时，遇关节部位不可强力重刮。对下肢静脉曲张、水肿应从下向上刮拭。皮肤如有感染、破溃、痣、瘤等，刮拭时应避开。如急性骨关节创伤、挫伤之处急性期不宜刮痧，但在康复阶段做保健刮痧可提前康复。

**1. 循行路线**

（1）刮拭上肢内侧部：由上向下刮，尺泽穴可重刮。见图12-4-16。

（2）刮拭上肢外侧部：由上向下刮，在肘关节处可停顿，或分段刮至外关穴。见图 12-4-17。

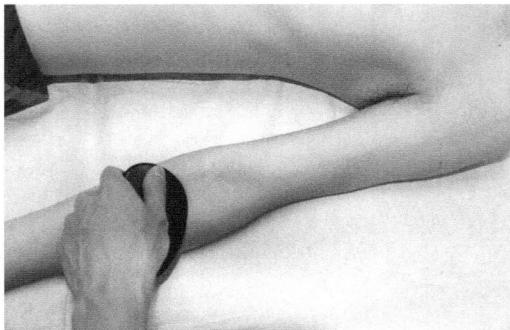

图 12-4-16　刮拭上肢内侧部

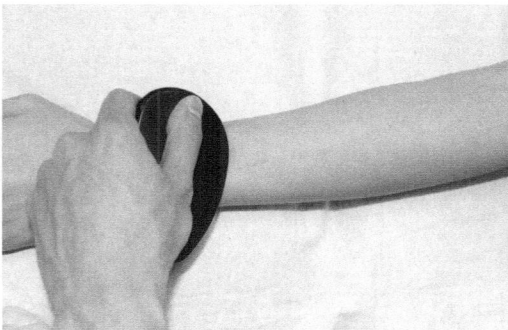

图 12-4-17　刮拭上肢外侧部

（3）刮拭下肢后侧：从上向下刮，经承扶穴至委中穴，由委中穴至跗阳穴，委中穴重刮。见图 12-4-18。

（4）刮拭下肢外侧部：从上向下刮，从环跳穴至膝阳关穴，由阳陵泉穴至悬钟穴。见图 12-4-19。

**2. 适应证**　四肢刮痧可主治全身病症，如手少阴心经主治心脏疾病，足阳明胃经主治消化系统疾病，四肢肘膝以下五输穴可主治全身疾病。

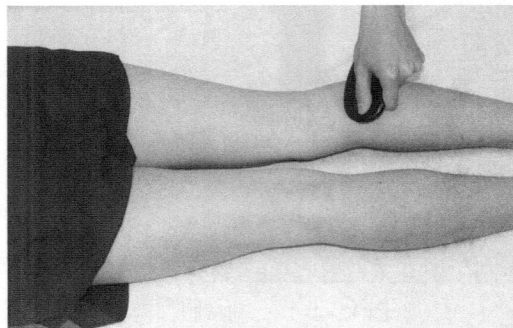

图 12-4-18　刮拭下肢后侧

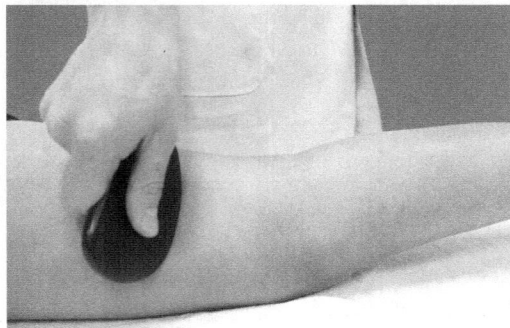

图 12-4-19　刮拭下肢外侧部

（八）膝关节刮法

膝关节结构复杂，刮痧时宜用刮板棱角刮拭，以便掌握刮痧正确的部位、方向，而不致损伤关节。刮拭关节动作应轻柔。膝关节内积水者，局部不宜刮，可取远端穴位刮拭。膝关节后方及下端刮痧时易起痧疱，疱起时宜轻刮，遇曲张静脉处可改变方向，由下向上刮。

**1. 循行路线**

（1）刮拭膝眼：刮拭前先用刮板的棱角点按膝眼后再刮拭。见图 12-4-20。

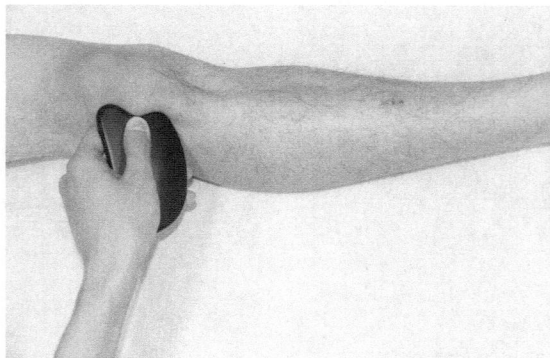

图 12-4-20　刮拭膝眼

（2）刮拭膝关节前部：膝关节以上部分从伏兔穴刮至梁丘穴，膝关节以下部分从犊鼻穴刮至足三里穴。见图12-4-21。

（3）刮拭膝关节内侧部：从血海穴刮至阴陵泉穴。见图12-4-22。

（4）刮拭膝关节外侧部：从膝阳关穴刮至阳陵泉穴。见图12-4-23。

（5）刮拭膝关节后部：委中穴重刮。见图12-4-24。

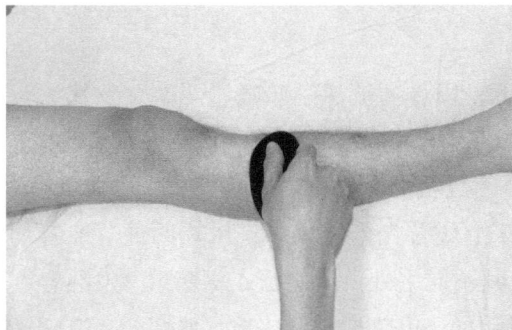

图 12-4-21　刮拭膝关节前部

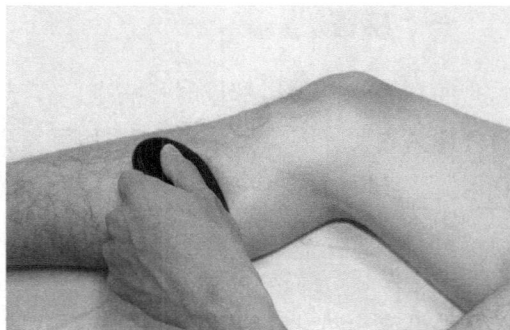

图 12-4-22　刮拭膝关节内侧部

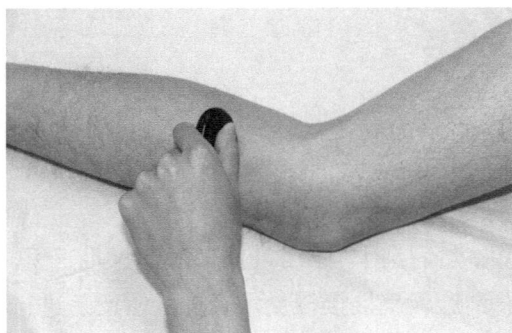

图 12-4-23　刮拭膝关节外侧部

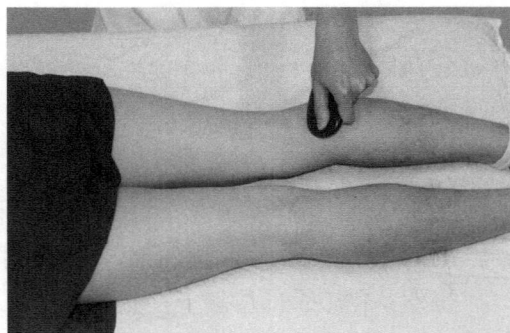

图 12-4-24　刮拭膝关节后部

**2. 适应证**　主治膝关节的病变，如风湿性关节炎、膝关节韧带损伤、肌腱劳损等。另外对腰背部疾病、胃肠疾病有一定的治疗作用。

# 第五节　临床应用

## 一、感冒

感冒系因外感风邪或时行病毒，客于肺卫，以鼻塞流涕、咳嗽、恶寒、发热、头身疼痛为主要临床表现，一年四季均可发病，以冬春季为多。轻者称"伤风"，重者称"重伤风"，若同时在某一地区流行"病无长少，率近相似"则称"时行感冒"。

感冒常以风邪兼挟寒热而发病，因此临床上应首先分清风寒、风热两证。二者均有恶寒、发热、鼻塞、流涕、头身疼痛等症；其不同之处：风寒证，恶寒重、发热轻、无汗、鼻流清涕、口不渴、舌苔薄白，脉浮或浮紧；风热证，发热重、恶寒轻、有汗、鼻流浊涕、口渴、舌苔薄黄、脉浮数。此外还有在夏天以发热汗出热不解，头昏胀重，胸闷泛恶，苔黄腻，脉濡数为症状的暑湿证。

常见分型及操作如下。

### 1. 风寒证

取穴：风池、大椎、中府及前胸、足三里。放痧穴为少商、大椎。

方法：采用直接刮法。

工具：采用木鱼石刮痧板，介质用红花油。

刮拭顺序：先刮后头部风池，再刮颈部大椎，然后刮中府及前胸，最后刮拭足三里。

操作：在施术部位涂上红花油，用木鱼石刮痧板直接接触受术者皮肤，反复进行刮拭，至皮下呈现痧痕为止。少商穴要严格消毒，用小号的三棱针进行点刺放血，以挤出 3~5 滴血为度。大椎穴也要严格消毒，用中号三棱针进行点刺放血，以挤出 7~10 滴血为度。

手法：采用泻法。

注意事项：选择保暖避风的地方施术，术中要多出痧，术后要饮温水一杯，并休息片刻。

### 2. 风热证

取穴：曲池、尺泽、外关、合谷、风池、大椎。

方法：采用揪痧法。

工具：采用水牛角刮痧板，介质用麻油。

刮拭顺序：先刮后头部风池，再刮颈部大椎，然后刮拭上肢内侧曲池、尺泽，最后刮外关、合谷。

操作：在施术部位涂上麻油后，然后施术者五指屈曲，用自己食指、中指的第2指节对准穴位，把皮肤与肌肉揪起，然后瞬间用力向外滑动再松开，这样一揪一放，反复进行，并连续发出"巴巴"声响。在同一部位连续操作6~7遍，这时被揪起部位的皮肤就会出现痧点。

手法：采用泻法。

注意事项：术前要饮少量水，术中要多出痧，术后要饮少量温水。

## 二、恶心、呕吐

恶心、呕吐，是临床上常见的一组症状，是胃神经官能症的主要表现之一，两者多同时存在。多由于高级神经功能紊乱所引起的胃肠功能失调，无器质性病变。西医学认为，本病的发病与不良的精神刺激及饮食失调等有关。此外，恶心、呕吐还可兼见于其他多种疾病，如高热、急性胃肠炎、肝炎、胰腺炎、胆囊炎及内耳疾病等，治疗上应以原发病为主，不在本节论述。

恶心、呕吐归属于祖国医学的"呕吐"范畴，其病因病机为情志不畅，肝气郁滞，横逆犯胃或忧虑伤脾、脾胃失和所致。

常用治疗措施如下。

取穴：肝俞、脾俞、胃俞、天突、中脘、内关、公孙、足三里。

方法：采用直接刮法。

工具：采用木鱼石刮痧板，介质用液状石蜡。

刮拭顺序：先刮后背部肝俞、脾俞、胃俞；然后点揉颈部天突、上腹部中脘、前臂内关、足部公孙；最后刮下肢部足三里。

操作：在肝俞穴、脾俞穴、胃俞穴、足三里穴处均匀涂抹液状石蜡，然后用木鱼石刮痧板进行平刮，以局部出现出血点为宜；在天突穴、中脘穴、前臂内关穴、足部公孙穴采用拇指揉法，以局部酸胀为度，在拇指揉天突穴时可以加力进行按压片刻；足三里穴采用竖刮法，以局部起痧为度。

手法：采用平补平泻法。

注意事项：术前嘱受术者不要进食，只需饮用少量温水即可。术中要观察是否有呕吐反应，若有应及时停止刮治。术后要休息片刻方能活动。

## 三、便秘

便秘是由于大肠运动缓慢，水分吸收过多，粪便干燥坚硬，滞留肠腔，不易排出体外。其特征是排便次数减少，或是由于粪质干燥、坚硬难以排出，腹内有不适感。

导致便秘的原因是不规则的排便习惯、久坐少动、食物过于精细、缺少含纤维素较多的食物等。便秘常影响食欲、睡眠，也可并发痔疮、肛裂等疾病。

中医学认为，本病由肠胃积热、气机郁滞或气血亏虚、阴寒凝滞所致。

常用治疗措施如下。

取穴：大肠俞、小肠俞、次髎、天枢、腹结、气海、关元、支沟、足三里、公孙。

方法：采用直接刮法。

工具：采用水牛角刮痧板，介质用凡士林油。

刮拭顺序：先刮后背部大肠俞、小肠俞、臀部次髎；然后点揉或刮腹部天枢、腹结、气海、关元；再刮上肢部支沟、下肢部足三里；最后点揉足部公孙。

操作：在大肠俞穴、小肠俞穴、次髎穴、支沟穴、足三里穴处均匀涂抹凡士林油，大肠俞穴、小肠俞穴采用平刮法，支沟穴、足三里穴采用斜刮法，以上各穴均以局部刮出痧为度；天枢穴、腹结穴、气海穴、关元穴、公孙穴均采用拇指揉法，以局部酸胀为度。

手法：实证采用泻法，虚证采用补法。

注意事项：本法适用于单纯性便秘受术者，不适宜其他器质性病变引起的便秘。

## 四、高血压病

高血压病包括原发性高血压病和继发性高血压病。是以动脉血压增高，尤其是舒张压持续升高为特点的全身性、慢性血管疾病。若成人收缩压 ≥ 140mmHg（19kPa），舒张压 ≥ 90mmHg（12kPa），排除继发性高血压，并伴有头痛、头晕、耳鸣、健忘、失眠、心悸等症状即可确诊原发性高血压病。晚期可导致心、肾、脑器官病变。现代医学认为，本病与中枢神经系统及内分泌、体液调节功能紊乱有关。其次，年龄、职业、环境，以及肥胖、高脂高钠饮食、嗜酒烟等因素，也可促使高血压病发生。

中医学认为，本病属"头痛""眩晕"范畴，其病因病机为情志失调、饮食不节和内伤虚损，使肝阳上亢、肝风上扰所致。

常用治疗措施如下。

取穴：风池、肩井、太阳、曲池、足三里、三阴交、太冲、印堂、太阳、百会。

方法：采用直接刮法，或采用揪痧法。

工具：采用水牛角刮痧板，介质用红花油。

刮拭顺序：先刮颈肩部风池、肩井、头后部及肩部；然后刮脊柱及背部两侧膀胱经；点揉头部太阳；再刮上下肢部曲池、足三里、三阴交；最后点揉足部太冲。放痧穴：印堂、太阳、百会。

操作：先在风池、肩井、督脉及其两侧足太阳膀胱经、足三里和三阴交等各处均匀涂抹红花油。风池和肩井采用角刮法，督脉及其两侧足太阳膀胱经采用竖刮法，足三里和三阴交采用斜刮法，太阳、太冲采用拇指揉法以局部酸胀为度，印堂和百会采用小号三棱针进行点刺，出 3~5 滴血为度；或者，在施术部位涂上刮痧介质后，施术者五指屈曲，用自己食指、中指的第 2 指节对准施术部位，把皮肤与肌肉揪起，然后瞬间用力向外滑动再松开，这样一揪一放，反复进行，并连续发出"巴巴"声响。在同一部位连续操作 6~7 遍，这时被揪起部位的皮肤就会出现痧点。

手法：实证用泻法，虚证用补法。

注意事项：本法适用于血压偏高的受术者。若确诊高血压病，应及时服用降压药进行治疗。

## 五、头痛

头痛是一种常见的自觉症状。头痛的原因非常复杂。头部及五官疾病可致头痛，头部以外或全身性疾病也可引起头痛。所以，每遇头痛，需先辨清发病原因，以便采取适当措施。凡颅内占位性病变和颅外伤所致头痛，不宜用刮痧治疗。

中医将头痛分为外感头痛和内伤头痛两大类。

1. 外感头痛　若感受风寒引起头痛，其痛连背，怕风怕冷；若感受暑湿则头痛而胀，甚则如裂，怕风发热，面红目赤，尿黄便秘，或头痛如裹，肢体困倦。

2. 内伤头痛　可有头痛眩晕、心烦易怒、睡眠不安、食欲不振的肝阳上亢之头痛；有头痛头胀、口吐涎沫、恶心的痰浊头痛；有头痛头晕、神疲乏力、面色少华、心慌气短的血虚头痛；有头脑空痛、耳鸣眼花、腰酸腿软、遗精、带下的肾虚头痛；以及头痛时作、经久不愈、痛处固定、痛如锥刺的瘀血头痛。

常用治疗措施如下。

取穴：百会、风池、完骨、天柱、肩井、风门、头维、太阳、曲池、外关、气海、合谷、列缺、丰隆、血海、阴陵泉、足三里、三阴交、太冲、行间。

方法：采用直接刮法。

工具：采用水牛角刮痧板，介质采用凡士林油。

刮拭顺序：先刮头顶部百会、后颈部风池、完骨、天柱及后头部；然后刮肩部肩井、风门；点揉头部两侧头维、太阳；再刮上肢部曲池、外关；再点揉腹部气海、手部合谷、上肢部列缺；刮下肢部丰隆、血海、阴陵泉、足三里、三阴交；最后点揉足部太冲、行间。

放痧穴：太阳、百会。

操作：在风池、完骨、肩井、风门、曲池、丰隆、血海、阴陵泉和三阴交等穴上均匀涂抹凡士林油。风池、完骨、天柱、头维采用角刮法，肩井、风门、曲池、外关、丰隆、血海、阴陵泉、足三里和三阴交采用斜刮法；气海、合谷和列缺、太冲、行间采用拇指揉法；太阳和百会采用小号三棱针点刺出 3~5 滴血。

手法：采用平补平泻法。

注意事项：首先确定病因，按照本病的适应证进行治疗。多在病发时进行治疗，刮治的次数不限。最后嘱受术者消除紧张情绪，进行体育锻炼。

## 六、三叉神经痛

三叉神经痛，是指三叉神经分布区域内出现短暂的、阵发性的、闪电样的剧痛。三叉神经分为眼支、上颌支及下颌支。三叉神经痛分为原发性与继发性两类，前者每次发作时间短暂，数秒至数分钟，每日可反复发作数次至数十次，间歇期可无症状，且无三叉神经器质性病变的感觉障碍和运动障碍；后者疼痛时间较持续，面部皮肤感觉障碍，且有原发病可查，如三叉神经炎、牙病、耳病等所致的三叉神经疼痛。

中医认为本病为外感风寒，经脉闭阻，头面气血流通不畅所致。

常用治疗措施如下。

取穴：阳白、攒竹、太阳、颊车、列缺、四白、巨髎、合谷、下关、颊车、大迎、承浆、侠溪。

方法：采用直接刮法。

工具：采用水牛角刮痧板，介质采用红花油。

刮拭顺序：

三叉神经第Ⅰ支痛：先刮头部阳白，点揉面部攒竹、太阳、颊车及上肢部列缺。

三叉神经第Ⅱ支痛：点揉面部四白、巨髎，刮或点揉手部合谷。

三叉神经第Ⅲ支痛：点揉面部下关、颊车、大迎、承浆，刮或点揉手部合谷，点揉足部侠溪。

操作：在头部阳白穴上均匀涂抹红花油，用水牛角刮痧板在其上进行刮拭，以局部刮出痧为度；在面部的攒竹、太阳、颊车、巨髎、下关、大迎、承浆和手部的合谷、列缺等穴位处也涂抹少量红花油，采用拇指揉法，以局部酸胀为度。

手法：采用泻法。

注意事项：嘱受术者尽量不要去接触扳击点。进食、漱口时动作尽量缓慢。

## 七、面神经麻痹

面神经麻痹亦称面瘫，可分为周围性和中枢性面瘫两类。周围性面瘫多由急性非化脓性茎乳突内的面神经炎所致，临床表现为发病初期耳后疼痛，继则一侧面部表情肌瘫痪，患侧额纹消失，眼睑闭合不全，流泪，嘴角歪向健侧，说话漏气，鼓腮困难，进食时食物常嵌在齿颊之间，喝水时水常从口角处流出。中枢性面瘫可因脑血管疾病或脑肿瘤等引起，症状仅限于一侧脸下部的肌肉瘫痪，且常伴有一侧肢体瘫痪。

中医认为本病乃因风中络脉，经气阻滞，筋脉失养所致。

常用治疗措施如下。

取穴：风池、阳白、四白、地仓、颊车、翳风、合谷、内庭。

方法：采用直接刮法。

工具：采用水牛角刮痧板，介质采用红花油。

刮拭顺序：刮颈部风池，点揉头面部阳白、四白、地仓、颊车及头颈部翳风，点揉或刮手部合谷、足部内庭。

操作：在颈部风池、手部合谷和足部内庭穴位处均匀涂抹红花油，然后用水牛角刮痧板在其上进行刮拭，以刮出痧为度；在头面部阳白、四白、地仓、颊车及头颈部的翳风穴处，均匀涂抹少量红花油，再用拇指揉法，以局部酸胀为度。

手法：采用平补平泻法。

注意事项：一般情况下中枢性面瘫比较难以治愈，周围性面瘫的治愈率比较高，所以要认清是哪一种面瘫，并向受术者解释清楚。

# 第十三章　束悗技术

## 第一节　概　述

束，有约束、紧束的意思。悗，用手摸，《素问·离合真邪论》中有"必先扪而循之"，亦同"扪"，有约束、紧制之意。束悗疗法，即术者用手约束或禁束受术者的相关血管或神经一段时间后放开，受术者自觉被按压的部位有松快感，相当于西方按摩手法中的血管按压术和神经封闭阻滞疗法。

束悗疗法始见于《灵枢·杂病》，其中有这样一段论述："痿厥为四末束悗，乃疾解之，日二，不仁者，十日而知，无休，病已止。"这段话的意思是治疗痿厥证，把受术者四肢捆缚起来，使之产生憋闷胀痛之感，然后迅速解开，每天两次，四肢没有知觉的受术者，十天之后就会有知觉，持续治疗一直到疾病痊愈为止。《素问·举痛论》中记载："寒气客于背俞之脉则脉泣，脉泣则血虚，血虚则痛，其俞注于心，故相引而痛，按之则热气至，热气至则痛止矣。"这段文字首次论述了束悗疗法可以补虚，即通过手法的温通经络作用，以治疗因局部血虚所致的疼痛等症状。后世吴尚先的《理瀹骈文》则进一步明确提出了"气血流通即是补"的理论。《按摩经》中的24式手法中记载："第二式，黄蜂出洞：令患人仰卧，以两手大拇指按定云门，有动脉应手，觉膊手沉紧麻木。将大指轻轻抬起，有气从膊手出也……第六式，烧山火：用右大拇指按动紧处，重重切之，随呼吸二七数，慢慢抬起，觉两腿麻木，是邪热下降，随经而发下两腿，犹如火热而行至两足是也，如不到复按切。"其实就是束悗疗法的一种延伸。

# 第二节　束悗作用原理

中医认为经络是沟通人体内外表里组织间的通路，以传导气血、营养组织。其中血是维持人体生命活动的最基本物质之一，其分布与循环在人体各部无处不有、无处不到，故由此划分为孙络之血、络脉之血、经脉之血、骨骼之血、脏上之血、腑中之血；按层次可分为表、中、里，即表为皮毛、肌肉，中为骨骼、经络，里为脏腑。这三个层次血液的结构分布与循环，有各自的规律特点。受术者感受六淫、劳损、外伤，皆有可能发生脏腑、肢体、关节血脉通道的阻塞而发生病变，出现血瘀、血结、血滞等现象，从而产生剧痛、胀痛、沉痛。束悗疗法是通过手法按压，有意造成暂时的血流受阻，使被按压部位上段积蓄气血，而下段呈缺血，以至虚空状态，然而一旦放开按压之手指时，在动脉血流阻力减小的前提下，加速其冲击作用，加大血液灌注量，带走病变部位的废物，充实毛细血管，以达排瘀、通阻、镇痛的目的。对临床上常见的血瘀、血结、血滞、血逆，用束悗疗法乱瘀血而散之，使瘀血被吸收转化；乱血结而消之，使血结被疏散消失；乱血逆而顺之，以降抑血逆，调阴平阳；乱血滞而通之，使血脉阻滞之处的前后里外流通畅运。

当机体局部受到外伤外邪侵袭后，内环境受到干扰，发生一系列的生理生化改变。首先，局部皮肤、肌肉、神经组织出现呼吸代谢下降，pH值下降，细胞的兴奋性减弱，抵抗力也随之下降，组织日趋酸化，肌肉组织细胞中赖以维持生化平衡的钾、钠、钙、镁等微量元素代谢失衡，钾钠比值变小，镁含量也变小，钙量积蓄，组织胺增多。其次，局部出现充血、水肿、渗出等一系列炎性改变，致血液循环障碍，毛细血管开放减少，结果组织缺血、缺氧，静脉回流受阻。大量的凝血淤积在毛细血管和微静脉内，使病变部位的代谢功能难以实施，形成恶性循环。根据现代微循环的研究及血流动力学原理，为了调整机体组织的生理生化功能紊乱，打破病理性的恶性循环。束悗疗法就是通过动静脉及淋巴通路被暂时性阻断后再放通，动脉腔内血流形成较高的内压力及冲击力并向远处骤流后，可提高肢体组织尤其是神经组织周围的血氧浓度，进一步改善神经组织的营养，促进神经细胞的修复。还有通过对神经干的压迫，会使远端肢体产生麻痹，而缓解疼痛，即推拿手法中的血管按压术。局部软组织受到损伤后刺激神经末梢发出疼痛信号，通过神经的反射及上行的传导触发有关组织的保护机制，包括肌肉的紧张收缩以制动的状态，形成肌肉紧张及肌肉疼痛的恶性循环。肌肉紧张的同时阻碍了局部的血液循环，组织在缺血的情况下代谢物积聚并发炎症，使疼痛状况恶化。按压近端的神经干能暂时阻滞神经信息的传导，以缓和疼痛信息对肌肉组织的不断刺激。肌肉组织因神经传导暂时阻滞而得到放松，恢复局部的血流量而改善缺血缺氧状态，可以理解为推拿手法中的神经封闭阻滞疗法。

《灵枢·邪客》中记载："黄帝问于岐伯曰：人有八虚，各何以候？岐伯答曰：以候五脏。黄帝曰：候之奈何？岐伯曰：肺心有邪，其气留于两肘；肝有邪，其气流于两腋；脾有邪，其气留于两髀；肾有邪，其气留于两腘。凡此八虚者，皆机关之室，真气之所过，血络之所游。邪气恶血，固不得住留，住留则伤筋络骨节，机关不得屈伸，故拘挛也。"这里所说的"八虚"皆为腋动脉、股动脉、腘动脉所过之处，《素问·举痛论》有云："按之则热气至，热气至则痛止矣。"通过手法按压的冲击作用，可以有效地促进局部组织内有害物质的降解排泄，起到疏通经络、宣通气血的作用。如压放极泉穴时，可通过压迫使桡动静脉暂时隔绝，一旦放松手指则上肢血液由近端向远端骤然流去，上肢循环立即改善，受术者感觉热流后有疏经行气的松快感。而在神经走行方向按压，可使神经暂时失去传导功能，达到"按之痛止"的目的。

由此可见，束悗疗法的作用机理是疏通经络，宣通气血，行血补血，活血散瘀，通滞止痛。

# 第三节　束悗适用范围

## 一、适应证

高血压病、糖尿病周围神经病变等循环系统疾病，软组织损伤造成的上下肢痛症。

## 二、禁忌证

四肢血栓闭塞性脉管炎，四肢深部血栓性静脉炎，严重高血压或血小板减少等。

## 三、注意事项

严格掌握手法的适应证及禁忌证。

按压颈动脉时应视具体情况而定，施术者必须严格控制指下力度，以免因力度过大而对机体造成损害，因颈动脉解剖位置相对特殊，切勿为了强求热流窜动之感而加大手法力度或改变手法作用形式，应针对具体情况，结合病情变化调整手法，中病即止。

腋动脉、股动脉与腘动脉按压点穴位选取要准确，手法按压力度应由小逐渐加大，切忌使用暴力，以免造成不良后果。严格掌握动脉血流被暂时性阻断的指征，避免由于按压力不足，不能完全阻断动脉血流而影响冲击效果。在阻断放松后，以患肢有一股热感窜动为最好，如无热气窜动冲击感或感觉较弱，说明手法操作不当，应重施手法。

# 第四节　束悗常用手法

## 一、应用分类

束悗疗法临床上主要应用于颈动脉、腋动脉、股动脉及腘动脉。

1. **颈动脉的解剖特点**　颈动脉是头颈部的动脉主干，左右各一条，左颈动脉直接起自主动脉弓，右颈总动脉为头臂干的分支。均经胸锁关节后方，沿气管、喉咙两侧上升，至甲状软骨上缘水平分为颈内动脉和颈外动脉，在此分支处，有颈动脉窦和颈动脉小球两个重要结构，分别起到调节血压和维持血液中二氧化碳浓度的作用。当颈部自然放松时，平喉结，在喉结甲与胸锁乳突肌前缘交点，能触到颈动脉搏动，即人迎穴。

2. **腋动脉的解剖特点**　腋动脉为锁骨下动脉的延续，通行于腋窝内，至大圆肌和背阔肌下缘移行为肱动脉，是上肢管腔最大内压最高营养性动脉，肱动脉沿喙肱肌和肱二头肌的内侧下降，从上臂尺侧逐渐转至肘关节前方，达桡骨颈高度，分为桡动脉和尺动脉，尺桡动脉再沿前臂下行至掌部，二者吻合形成掌浅弓和掌深弓。在上肢外展水平位，掌心朝上的情况下，腋窝顶部三角肌与背阔肌之间可触到腋动脉的搏动，即极泉穴。

3. **股动脉的解剖特点**　股动脉为髂总动脉主要分支髂外动脉的延伸。从腹股沟中点至内收肌裂孔，沿着伸收两肌群的交界线纵贯大腿的上 2/3 内后，在大腿的后缘腘窝的下缘分为胫后动脉及胫前动脉，两动脉在足背部形成弓形动脉。在大腿外展外旋的情况下，腹股沟韧带中点稍下方可触及股动脉的搏动，此为临床施术的部位，即冲门穴。

4.**膝踝关节的动脉血供解剖特点**　膝关节动脉网由腘动脉的膝上内外侧动脉，膝下内外侧动脉和膝中动脉，股动脉的膝降动脉、旋股外侧动脉的降支，以及胫前返动脉等相互吻合而成。踝关节的动脉血由股动脉、腘动脉、胫前动脉和股深动脉供给。这些血管分支在膝踝关节区构成动脉网。

## 二、手法操作

本手法的操作一般用于其他按摩手法前后。

1.**压放颈动脉（即人迎穴）**　受术者取坐位，颈部自然放松。术者拇指放于受术者结喉旁开 1.5 寸，胸锁乳突肌前缘，相当人迎穴。拇指触摸到颈总动脉搏动最明显处逐渐用力按压 3 秒后，轻轻将拇指放松，再连续按压几次，使动脉腔压力在增高的基础上，受术者自觉颈部按压处有胀感。见图 13-4-1。

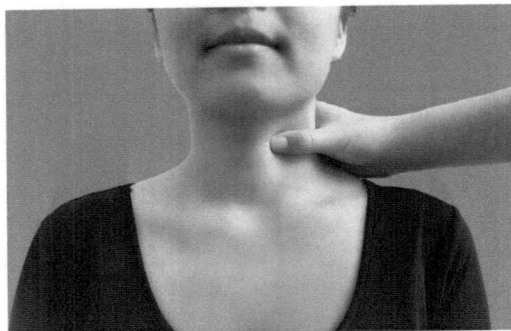

图 13-4-1　压放颈动脉

2.**压放腋动脉（即极泉穴）**　受术者取坐位，以右侧为例。术者双手持腕，将患肢高举，向上牵引。然后左手持腕在外展高举位，右手四指放于肩顶部，拇指放于腋窝肱骨头颈处极泉穴，拇指触摸到腋动脉搏动最明显处，患肢于旋后位掌心向上，徐徐下落至外展 30°，逐渐用力按压极泉穴，至患肢桡动脉搏动消失，肢体远端有麻木发凉感，手指皮肤颜色变白表示患侧肢体动脉血流已被有效暂时性阻断。按压半分钟后，轻轻放松，患肢会感到有一股热流，从近端向远端冲击的舒畅感。见图 13-4-2、图 13-4-3。

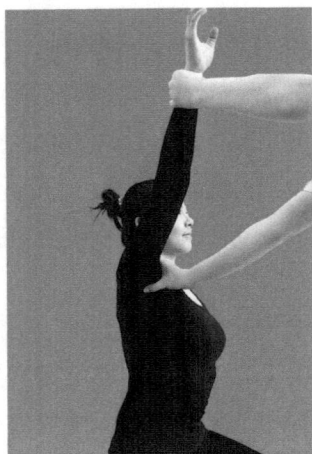

图 13-4-2　压放腋动脉（1）

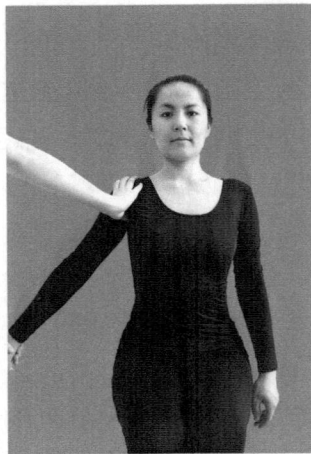

图 13-4-3　压放腋动脉（2）

3. **压放股动脉（即冲门穴）**　受术者取仰卧位，下肢伸直呈水平位。术者拇指放于受术者双侧腹股沟韧带中点，相当股三角处"冲门"穴。拇指触摸到股动脉搏动最明显处逐渐用力按压，至受术者足背动脉搏动消失，肢体远端麻木发凉感，皮肤颜色变白。按压30秒后，轻轻将拇指放松，受术者双下肢会感到有一股热流从近端向远端冲击的舒畅感。见图13-4-4。

4. **压放腘动脉（即委中穴）**　受术者取俯卧位，两膝伸直，腘窝向上。术者拇指按压腘窝中点，相当委中穴平面之上，拇指触摸到动脉搏动最明显处按压30秒，膝踝部有酸胀感，轻轻将拇指放松，受术者小腿会感到冲击热感。见图13-4-5。

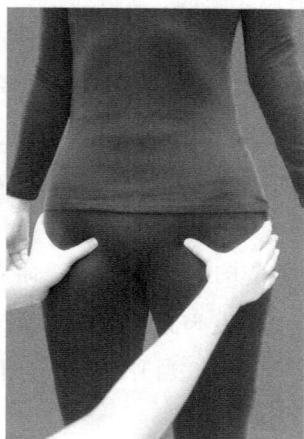

图13-4-4　压放股动脉　　　　图13-4-5　压放腘动脉

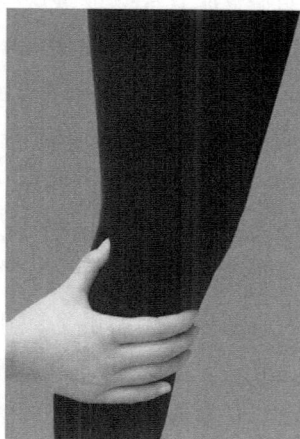

# 第五节　临床应用

## 一、高血压病

高血压病是一种以动脉压升高为特征，可伴有心脏、血管、脑和肾脏等器官功能性或器质性改变的全身性疾病，有原发性高血压病和继发性高血压病之分。

【病因病机】

1. **情志失调**　《素问·阴阳应象大论》有"怒伤肝"的记载。肝为刚脏，肝气主升主动，主疏泄，性喜条达而恶抑郁。长期的精神刺激，忧思恼怒，使肝失疏泄，肝气郁结，郁而化火，耗伤阴津，阴不敛阳，肝阳上亢，导致血压升高，出现眩晕、头痛等症。《素问·至真要大论》云："诸风掉眩，皆属于肝。"另外从事脑力劳动者高血压患病率超过体力劳动者，从事精神紧张度高的职业者发生高血压的可能性较大，正如《素问》所言"恬淡虚无，真气从之，精神内守，病安从来"。

**2. 饮食失宜**　若长期偏嗜某种食物，则会脏腑机能偏盛，久之亦可损伤内脏，发生多种病变。如《素问·生气通天论》言："味过于咸，大骨气劳，短肌，心气抑。"《素问·五脏生成论》曰："是故多食咸，则脉凝泣而变色。"《灵枢·五味论》曰："血与咸相得则凝。"说的都是过度食盐，血脉凝滞而致病。另外，脾喜燥恶湿，脾主运化水湿，长期嗜食肥甘厚味或嗜烟酒无度，使得脾胃运化失职，升降不利，痰湿内生，阻碍气机，蒙蔽清窍，发为眩晕。

**3. 先天不足**　高血压具有明显的家族聚集性。先天的肾精不足，肾气亏损，决定了后天的体质。中医认为痰湿体质和阴虚体质易患风眩，即高血压病。

**4. 气血精亏**　久病体虚，损伤人体正气，使脏腑功能低下，气血生成不足。"劳则气耗""久立伤骨，久行伤筋"。劳力过度则伤气，久则气少力衰。劳神过度，耗伤心血，损伤脾气。房劳过度，耗伤肾精。或者其他原因所致的失血，所有这些方面都可以导致气血精亏，阴血不足，阴不敛阳，肝阳上亢，发为眩晕。《景岳全书·眩晕》言："原病之由有气虚者，乃清气不能上升，或亡阳而致，当升阳补气；有血虚者，乃因亡血过多，阳无所附而然，当益阴补血，此皆不足之证也。"

【临床表现】

按照世界卫生组织（WHO）建议使用的高血压标准：正常成人收缩压应小于或等于 140mmHg（18.6kPa），舒张压小于或等于 90mmHg（12kPa）。亦即收缩压在 141~159mmHg（18.9~21.2kPa）之间，舒张压在 91~94mmHg（12.1~12.5kPa）之间，为临界高血压。诊断高血压时，必须多次测量血压，至少有连续两次舒张压的平均值在 90mmHg（12.0kPa）或以上，才能确诊为高血压。仅一次血压升高者尚不能确诊，但需随访观察。

早期高血压受术者可表现头痛、头晕、耳鸣、心悸、眼花、注意力不集中、记忆力减退、手脚麻木、疲乏无力、易烦躁等症状，这些症状多为高级神经功能失调所致，其轻重与血压增高程度可不一致。

后期血压常持续在较高水平，并伴有脑、心、肾等靶器官受损的表现。这些器官受损可以是高血压直接损害造成，也可以是动脉粥样硬化性疾病间接损害。这些靶器官受损的早期可无症状，最后导致功能障碍，甚至发生衰竭。如高血压引起脑损害后，引起短暂性脑血管痉挛，使头痛头晕加重，一过性失明，半侧肢体活动失灵等，持续数分钟或数小时可以恢复，也可发生脑出血。对心脏的损害先是心脏扩大，后发生左心衰竭，可出现胸闷、气急、咳嗽等症状。当肾脏受损害后，可见夜间尿量增多或小便次数增加，严重时发生肾功能衰竭，可有尿少、无尿、食欲不振、恶心等症状。

【疾病分型】

1. 中医

（1）肝火上炎型：头晕胀痛，耳鸣如潮，面红目赤，口苦口干，烦躁易怒，溲黄便秘，舌红苔黄，脉弦数。

（2）阴虚阳亢型：头晕头胀头痛，耳鸣耳聋，烦躁易怒，失眠健忘，腰膝酸软，口燥咽干，两目干涩，视物模糊，肢麻，或见手足心热，颧红盗汗，舌红少苔，脉细数或弦细。

（3）瘀血内阻型：头痛如刺，痛有定处，胸闷或痛，心悸怔忡，两胁刺痛，四肢疼痛或麻木，夜间尤甚，舌质紫或有瘀斑，脉细涩或细结。

2. 西医　一般情况下，理想的血压为 120/80mmHg（16/11kPa）。

（1）高血压 1 级：收缩压 140~159mmHg（19~21kPa）、舒张压 90~99mmHg（12~13kPa），此时机体无任何器质性病变，只是单纯高血压。

（2）高血压 2 级：收缩压 160~179mmHg（21~24kPa）、舒张压 100~109mmHg（13~15kPa），此时有左心室肥厚、心脑肾损害等器质性病变，但功能还在代偿状态。

（3）高血压 3 级：收缩压超过 180mmHg（24kPa）、舒张压超过 110mmHg（15kPa），此时有脑出血、心力衰竭、肾功能衰竭等病变，已进入失代偿期，随时可能发生生命危险。

【治疗】

压放颈动脉（即人迎穴）：受术者取坐位，颈部自然放松。术者拇指放于受术者喉结旁开 1.5 寸，胸锁乳突肌前缘，相当人迎穴。拇指触摸到颈总动脉搏动最明显处逐渐用力按压 3 秒后，轻轻将拇指放松，再连续按压几次，受术者自觉颈部按压处有胀感。

【注意事项】

在接诊高血压受术者时，术者需做好问诊，了解受术者有无家族遗传史，嘱受术者戒烟戒酒，平日合理调控食盐的摄入量，严格控制体重，进行适当运动。另外，针对肝火上炎、阴虚阳亢和瘀血内阻型的受术者，束悗疗法起到疏通经络、宣通气血之功，久之可改善机体阴阳平衡；针对 1、2 级高血压受术者，本手法有即刻降压之效；而针对 3 级高血压受术者，临床应结合受术者病情，合理辨证施治，不可为拘泥手法功效而延误病情。

## 二、糖尿病性周围神经病变

糖尿病神经病变是糖尿病最常见的慢性并发症之一，病变可累及中枢神经及周围神经，后者尤为常见。其中远端感觉神经病变是最常见的病变，占所有糖尿病神经病变的 50% 以上。

【病因病机】

中医认为本病属于"痹证""痿证"范畴，多因气虚失运、血虚不荣、风湿痹阻、痰瘀阻滞导致脏腑功能不足，血流缓慢，瘀阻脉道，皮肉经脉失养所致。其病因病机主要为消渴日久，气阴两虚，阴虚燥热，热灼津液，血黏成瘀，瘀血阻络，气血不能达于四肢，肌肉筋脉失养，出现肢体疼痛、麻木不仁。久致阴损及阳，温煦不足，故见四肢厥冷。气虚无力推动血液运行，加重血瘀的发展，血瘀又影响气血的流通，形成恶性循环，导致病情逐渐加重，最终肌肉筋脉失去气血的濡养而颓废不用。还有医家认为该病是因先天肾气不充，后天脾失健运，致水谷精微不被蒸化利用，滞留于血脉之中而成瘀，继而发展成血痹。

【临床表现】

糖尿病周围神经病变，最常累及的有股神经、坐骨神经、正中神经、桡神经、尺神经、腓肠神经及股外侧皮神经等。早期症状以感觉障碍为主，电生理检查往往呈运动神经及感觉神经均有累及。临床呈对称性疼痛和感觉异常，下肢症状较上肢多见。感觉异常有麻木、蚁走、虫爬、发热、触电样感觉，往往从远端脚趾上行可达膝上，受术者有穿袜子与戴手套样感觉。感觉障碍严重的可出现下肢关节病及溃疡。痛呈刺痛、灼痛、钻凿痛，似乎在骨髓深部作痛，有时剧疼如截肢痛呈昼轻夜重。有时有触觉过敏，甚则不忍棉被之压，须把被子支撑起来。当运动神经累及时，肌力常有不同程度的减退，晚期有营养不良性肌萎缩。周围神经病变可累及双侧，或单侧，或对称，或不对称，以双侧对称性者多见。

周围神经病变在体征方面有跟腱反射、膝腱反射减弱或消失；震动觉减弱或消失；位置觉减弱或消失，尤以深感觉减退为明显。

【疾病分型】

1. 中医

（1）气虚血瘀证：肢体麻木，如有蚁行感，肢末时痛，多呈刺痛，下肢为主，入夜痛甚；气短乏力，神疲倦怠，自汗畏风，易于感冒，舌质淡暗，或有瘀点，苔薄白，脉细涩。

（2）阴虚血瘀证：肢体麻木，腿足挛急，酸胀疼痛，或小腿抽搐，夜间为甚，或灼热疼痛，五心烦热，失眠多梦，皮肤干燥，腰膝酸软，头晕耳鸣，口干不欲饮，便秘，舌质嫩红或暗红，苔花剥少津，脉细数或细涩。

（3）寒凝血瘀证：肢体麻木不仁，四末冷痛，得温痛减，遇寒痛增，下肢为著，入夜更甚，神疲乏力，畏寒怕冷，尿清便溏，或尿少浮肿，舌质暗淡或有瘀点，苔白滑，脉沉细涩。

（4）痰瘀阻络证：肢体麻木不止，常有定处，足如踩棉，肢体困倦，头重如裹，昏蒙不清，体多肥胖，口黏乏味，胸闷纳呆，腹胀不适，大便黏滞。舌质紫暗，舌体胖大有齿痕，苔白厚腻，脉沉滑或沉涩。

**2. 西医** 临床上常以多伦多临床评分系统 TCSS（包括神经症状评分、神经反射评分及感觉功能检查评分 3 部分）进行糖尿病周围神经病变严重程度的初步评价（表13-1）。

其中神经症状包括下肢的疼痛、麻木、刺痛、酸软乏力及走路不稳，以及上肢相似症状，如正常计 0 分，存在相应症状计 1 分，共 6 分。

神经反射包括膝反射及踝反射，为双侧计分，正常计 0 分，减弱计 1 分，消失计 2 分，共 8 分。

感觉功能检查包括 5 项，正常 0 分，异常 1 分，共 5 分，总分 19 分。

按照 TCSS（多伦多）评分的分级标准，0~5 分者不存在 DPN（糖尿病周围神经病变），6~8 分者为轻度 DPN，9~11 分者为中度 DPN，12~19 分者为重度 DPN。

**表 13-1 多伦多临床评分系统**

| 姓名： | | | 年龄： | | 住院号： | | | 床号： | | |
|---|---|---|---|---|---|---|---|---|---|---|
| **症状评分** | | | | **反射评分** | | | | **感觉检测评分** | | |
| 足 部 | | | | 膝反射 | 左0 | 1 | 2 | 痛 觉 | 0 | 1 |
| | 疼痛 | 0 | 1 | | 右0 | 1 | 2 | 温度觉 | 0 | 1 |
| | 麻木 | 0 | 1 | | | | | 轻触觉 | 0 | 1 |
| | 刺痛 | 0 | 1 | 踝反射 | 左0 | 1 | 2 | 震动觉 | 0 | 1 |
| | 酸软无力 | 0 | 1 | | 右0 | 1 | 2 | 位置觉 | 0 | 1 |
| 共济失调 | | 0 | 1 | | | | | | | |
| 上肢症状 | | 0 | 1 | | | | | | | |

在足拇趾上进行感觉测试。症状评分：有 =1；无 =0。反射评分：无 =2；减弱 =1，正常 =0，感觉检测评分：异常 =1；正常 =0。其中 6 分来自于症状，8 分来自双下肢反射，5 分来自于足拇趾的感觉，总分加起来从正常 =0 分到最高分为 19 分，TCSS 诊断 DPN 的合适截断点：TCSS ≥ 6 分。

**【治疗】**

**1. 压放腋动脉（即极泉穴）** 受术者取坐位，以右侧为例。术者双手持腕，将患肢高举，向上牵引。然后左手持腕在外展高举位，右手四指放于肩顶部，拇指放于腋窝肱骨头颈处极泉穴，拇指触摸到腋动脉搏动最明显处，患肢于旋后位掌心向上，徐徐下落至外展 30°，逐渐用力按压极泉穴，至患肢桡动脉搏动消失，肢体远端有麻木发凉感，手指皮肤颜色变白表示患侧肢体动脉血流已被有效暂时性阻断。按压半分钟后，轻轻放松，患肢会感到有一股热流，从近端向远端冲击的舒畅感。

**2. 压放股动脉（即冲门穴）** 受术者取仰卧位，下肢伸直呈水平位。术者拇指放于受术者双侧腹股沟韧带中点，相当股三角处冲门穴。拇指触摸到股动脉搏动最明显处逐渐用力按压，使受术者足背动脉搏动消失，肢体远端麻木发凉感，皮肤颜色变白。按压30秒后，轻轻将拇指放松，受术者双下肢会感到有一股热流从近端向远端冲击的舒畅感。

**3. 压放腘动脉（即委中穴）** 受术者取俯卧位，两膝伸直，腘窝向上。术者拇指按压腘窝中点，相当委中穴平面之上，拇指触摸到动脉搏动最明显处按压30秒，膝踝部有酸胀感，轻轻将拇指放松，受术者小腿会感到有冲击热感。

【注意事项】

糖尿病周围神经病变在病变初期不易被受术者察觉，在出现症状后，及时而长期的应用束悗疗法治疗，在改善临床症状的同时恢复小部分轻微受损神经的活性，若神经受损较为严重，手法治疗的效果不明显。因此要求临床医师准确判断，以免延误病情。

## 三、下肢痛症

下肢痛症是软组织损伤造成下肢疼痛的病症。

【病因病机】

下肢痛症的病因，主要有"不通则痛"和"不荣则痛"两个方面。

**1. 不通则痛** 《素问·举痛论》记载："经络流行不止，环周不休，寒气入经而稽迟，泣而不行，客于脉外则血少，客于脉中则气不通，故卒然而痛。"由此看出痛是由于邪气痹阻，经络气血不通所致。如临床所见的风寒湿邪侵袭，阻滞经络气血运行的痹证疼痛；跌打损伤、气血闭阻的肢体关节疼痛；痰饮、瘀血流注经络筋骨，可致肢麻、胀痛或半身不遂等，疼痛多如刺如割，且痛处不移而拒按；邪气入侵闭阻经络，气血不通引起的疼痛等。

**2. 不荣则痛** 《素问·评热病论》记载"邪之所凑，其气必虚"。一切外来的致病因素必先由于人体抗病能力的低下或不足，即所谓"正虚""实邪"才能侵犯人体而致病。临床上疼痛的病因病机不外虚实两类。实是不通则痛，而虚则是不荣则痛，其区分为气虚、津液亏虚、血虚、阴虚、阳虚五类。人体各部分组织，均由气血津液等营养物质的供养，方可发挥各自应有的作用，如果因脏腑产生的营养物质缺乏，或因经络障碍导致运输这些营养物质的途径受阻，局部的正常功能难以维持，则见"不荣则痛"。

【临床表现】

以下肢疼痛为主要表现。

【疾病分型】

**1. 中医**

（1）血瘀致痛：下肢某处或膝踝关节疼痛，多为刺痛，痛处固定不移，拒按，夜间痛甚。肿块外伤肌肤局部见青紫肿胀，瘀积日久，按之有痞块，固定不移。脉象多见细涩、沉弦或结代等。膝踝关节疼痛和功能受限。

（2）血虚致痛：两腿内侧至腹股沟，足跟或膝踝关节处隐隐疼痛且有时发木，入夜尤甚，兼见心烦，舌质红，苔薄，脉沉细稍数。

**2. 西医**

（1）急性或慢性损伤：腿部肌肉、筋膜、韧带的急性或慢性损伤等。

（2）退行性变：老年性骨质疏松症等。

（3）炎性变：类风湿性关节炎、骶髂关节炎、膝关节炎等。

【治疗】

**1. 压放股动脉（即冲门穴）**　受术者取仰卧位，下肢伸直呈水平位。术者拇指放于受术者双侧腹股沟韧带中点，相当股三角处冲门穴。拇指触摸到股动脉搏动最明显处逐渐用力按压，至受术者足背动脉搏动消失，肢体远端麻木发凉感，皮肤颜色变白。按压 30 秒后，轻轻将拇指放松，受术者会感到双下肢有一股热流从近端向远端冲击的舒畅感。

**2. 压放腘动脉（即委中穴）**　受术者取俯卧位，两膝伸直，腘窝向上。术者拇指按压腘窝中点，相当委中穴平面之上，拇指触摸到动脉搏动最明显处按压 30 秒，膝踝部有酸胀感，轻轻将拇指放松，受术者小腿会感到有冲击热感。

【注意事项】

下肢痛症亦有风寒、寒湿、风湿、湿热、阴虚、阳虚、肾虚之别。下肢关节痛症在临床辨证可分风重型关节痛、湿重型关节痛、寒重型关节痛、风湿型关节痛、寒湿型关节痛、湿热型关节痛等多种类型。结合束悗疗法可疏通经络，宣通气血，行血补血，活血散瘀，通滞止痛，在临床应用时应及时辨证，根据不同证候选取相应治法。

## 四、上肢痛症

上肢痛症是软组织损伤造成上肢疼痛的病症。

【病因病机】

上肢痛症的病因，主要有"不通则痛"和"不荣则痛"两个方面。病因与下肢痛症同。参见下肢痛症。

【临床表现】

以上肢疼痛为主要表现。

【疾病分型】

1. 中医

（1）血瘀致痛：上肢某处或肘腕关节疼痛，多为刺痛，痛处固定不移，拒按，夜间痛甚。肘腕关节功能受限。肿块外伤肌肤局部瘀积日久，按之有痞块，固定不移。久瘀则舌质暗紫，或有瘀点、瘀斑，舌下静脉曲张等征象。脉象多见细涩、沉弦或结代等。

（2）血虚致痛：双上肢肘腕关节处隐隐疼痛且有时发木，入夜尤甚，兼见心烦，舌质红，苔薄，脉沉细稍数。

2. 西医　上肢部肌肉、筋膜、韧带的急性或慢性损伤及老年性骨质疏松症、类风湿性关节炎、神经根型颈椎病等造成的上肢麻木、疼痛。

【治疗】

压放腋动脉（即极泉穴）：受术者取坐位，以右侧为例。术者双手持腕，将患肢高举，向上牵引。然后左手持腕在外展高举位，右手四指放于肩顶部，拇指放于腋窝肱骨头颈处极泉穴，拇指触摸到腋动脉搏动最明显处，患肢于旋后位掌心向上，徐徐下落至外展30°，逐渐用力按压极泉穴，至患肢桡动脉搏动消失，肢体远端有麻木发凉感，手指皮肤颜色变白，表示患侧肢体动脉血流已被有效暂时性阻断。按压半分钟后，轻轻放松，患肢会感到有一股热流，从近端向远端冲击的舒畅感。

## 五、腹胀

腹胀是指脘腹部发生胀满不舒的一种症状。

【病因病机】

《诸病源候论·腹胀候》："腹胀者，由阳气外虚、阴气内积故也。阳气外虚受风冷邪气，风冷，阴气也。冷积于腑脏之间不散，与脾气相壅，虚则胀，故腹满而气微喘。"本症由于饮食不节、饥饱无度，营养不良，损伤脾胃，使脾失健运，升降失节，气滞不能正常运行而致脘腹胀满；另外，情志不舒，肝气郁结，气机失调，亦可导致腹胀。

【临床表现】

以脘腹部胀满不舒为主症，兼见厌食呕恶、嗳腐吞酸、腹部胀满、胸胁痞闷、不思饮食、胸闷嗳气、胃脘不舒等。

【疾病分型】

1. 中医　肝郁气滞。受术者自觉上腹部胀满堵塞，连及肝区和后背，甚则因胀致痛，每因生气或情志刺激诱发或加重，伴有烦躁易怒，恶心呕吐，食少嗳气，甚至吞酸等，舌质红，苔薄白，脉弦细。

2. 西医　常见于慢性胃炎、胃下垂、习惯性便秘、胃肠神经官能症、消化不良等。

【治疗】

压放腋动脉（即极泉穴）：受术者取坐位，以右侧为例。术者双手持腕，将患肢高举，向上牵引。然后左手持腕在外展高举位，右手四指放于肩顶部，拇指放于腋窝肱骨头颈处极泉穴，拇指触摸到腋动脉搏动最明显处，患肢于旋后位掌心向上，徐徐下落至外展30°，逐渐用力按压极泉穴，至患肢桡动脉搏动消失，肢体远端有麻木发凉感，手指皮肤颜色变白（表示患侧肢体动脉血流已被有效暂时性阻断）。按压半分钟后，轻轻放松，患肢会感到有一股热流，从近端向远端冲击的舒畅感。

## 六、痞满

痞满是以胸脘痞塞满闷不舒，按之柔软，压之不痛，视之无胀大之形为主要临床特征的一种脾胃病症。

【病因病机】

《景岳全书·痞满》所谓："怒气暴伤，肝气未平而痞。"脾胃同居中焦，脾主升清，胃主降浊，共司水谷的纳运和吸收。清升浊降，纳运如常，则胃气调畅。若因情志失调，多思则气结，暴怒则气逆，悲忧则气郁，惊恐则气乱等。气机逆乱，升降失职，则成痞满，其中尤以肝郁气滞，横犯脾胃，致胃气阻滞而成之痞满为多见。

【临床表现】

以胸脘痞塞满闷不舒为主要表现。

【疾病分型】

**1. 中医** 肝郁气滞，胃脘痞满闷塞，脘腹不舒，胸膈胀满，心烦易怒，喜太息，恶心嗳气，大便不爽，常因情志因素而加重，舌质淡红，苔薄白，脉弦。

**2. 西医** 常见于慢性胃炎、胃下垂、习惯性便秘、胃肠神经官能症、消化不良等。

【治疗】

**1. 压放腋动脉（即极泉穴）** 受术者取坐位，以右侧为例。术者双手持腕，将患肢高举，向上牵引。然后左手持腕在外展高举位，右手四指放于肩顶部，拇指放于腋窝肱骨头颈处极泉穴，拇指触摸到腋动脉搏动最明显处，患肢于旋后位掌心向上，徐徐下落至外展30°，逐渐用力按压极泉穴，至患肢桡动脉搏动消失，肢体远端有麻木发凉感，手指皮肤颜色变白，表示患侧肢体动脉血流已被有效暂时性阻断。按压半分钟后，轻轻放松，患肢会感觉有一股热流，从近端向远端冲击的舒畅感。

**2. 压放股动脉（即冲门穴）** 受术者仰卧，下肢伸直呈水平位。术者拇指放于受术者双侧腹股沟韧带中点，相当股三角处冲门穴。拇指触摸到股动脉搏动最明显处逐渐用力按压，至受术者足背动脉搏动消失，肢体远端麻木发凉感，皮肤颜色变白。按压30秒后，轻轻将拇指放松，受术者会感到双下肢有一股热流从近端向远端冲击的舒畅感。

【注意事项】

因腹胀与痞满症状相似，临床不易区分，辨证时应结合受术者兼症。治疗二者时，使用束悗疗法力量不宜过重，不可强求患肢的冲击感，每侧需重复 3 次，手法结束后受术者自觉症状减轻。导致本症的病因有很多，然而束悗疗法着重解决的是肝郁气滞证，临床使用时应先做辨证，再进行相应治疗。

# 主要参考文献

[1] 李万林，黄靖宇．踩跷治疗腰椎间盘突出症 100 例．中国中医药现代远程教育，2010（4）：39-40.

[2] 陈志宇．踩跷法治疗腰椎滑脱症 52 例．广西中医学院学报，1999（3）：83-84.

[3] 周建中．踩跷疗法．北京：人民卫生出版社，2003.

[4] 张全明，张晓泉．整脊治疗学．北京：中国医药出版社，2009.

[5] 唐强，王艳．脊髓损伤的中西医康复治疗．北京：科学出版社，2012.

[6] 李平华，黄先学，蔡中生．腰椎间盘突出症的非手术疗法．北京：中国医药科技出版社，2011.

[7] 周信文．推拿手法学．上海：上海科学技术出版社，2000.

[8] 范炳华．推拿优势病种诊疗技术．北京：中国中医药出版社，2012.

[9] 金宏柱．简明推拿辞典．上海：上海科学技术出版社，2005.

[10] 王之虹，严隽陶，韩永和．中国推拿．长春：长春出版社，2000.

[11] 吕明．中医整脊学．北京：中国中医药出版社，2009.

[12] 陈惠中．妇科常见病自然疗法．北京：金盾出版社，2011.

[13] 刘有缘．疼痛妙方绝技精粹．太原：山西科学技术出版社，2012.

[14] 宋少军，陶绍南，戴春玲，等．颈椎整脊学．青岛：海洋出版社，2009.

[15] 李业甫．中国推拿治疗学．上海：上海中医药大学出版社，1994.

[16] 臧俊岐．图说经络全书 2800 例．长沙：湖南美术出版社，2010.

[17] 孙艺军．点穴疗法．北京：中国中医药出版社，2001.

[18] 熊永强．点穴疗法治百病．福州：福建科学技术出版社，2006.

[19] 刘明军．中医外治技术．北京：中国中医药出版社，2006.

[20] 王之虹．新编中国推拿．北京：人民卫生出版社，2012.

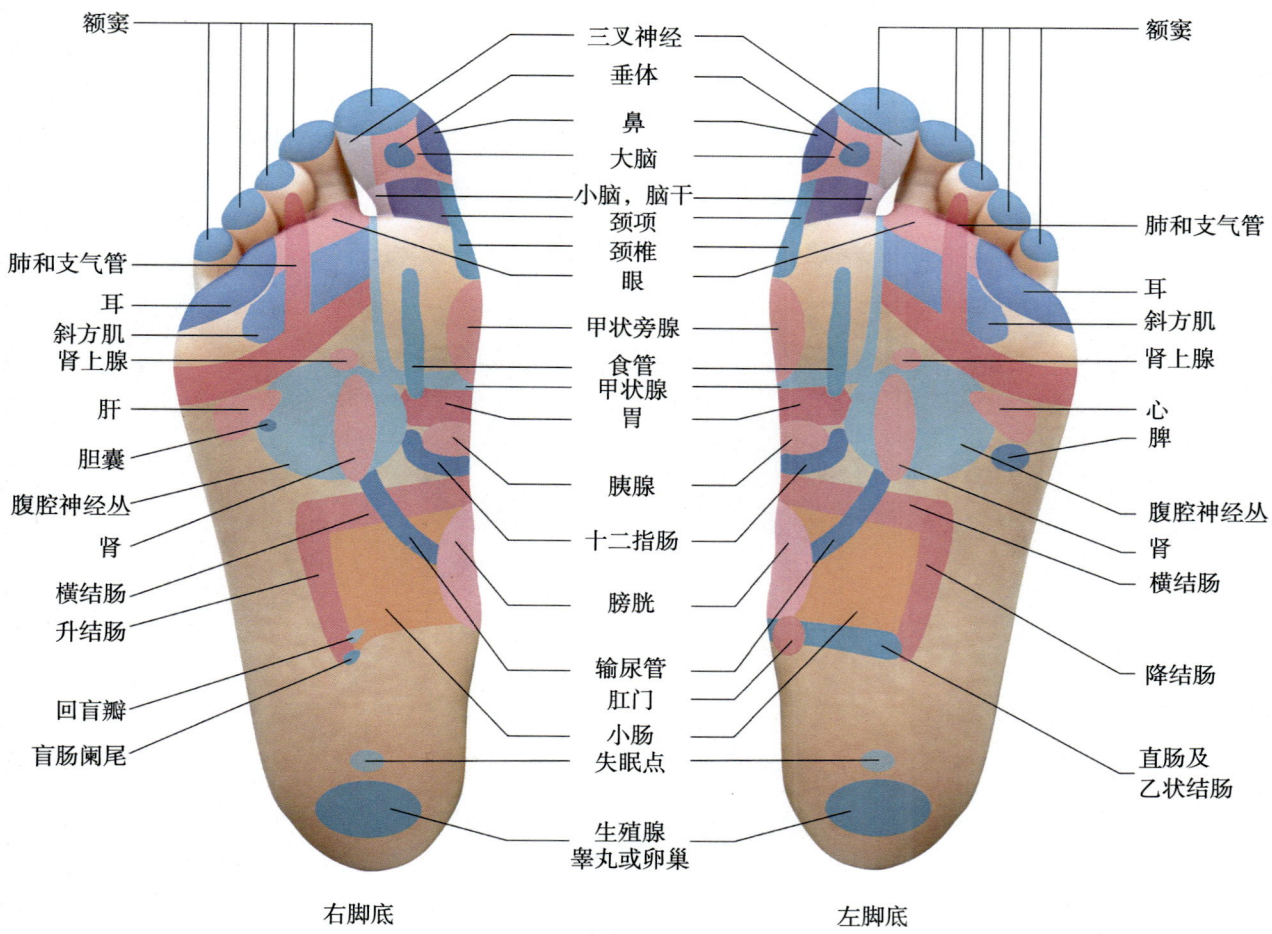

彩色插图 1　足底部反射区

额窦　　　　　　　　三叉神经　　　　　　　　额窦
　　　　　　　　　　垂体
　　　　　　　　　　鼻
　　　　　　　　　　大脑
　　　　　　　　　　小脑，脑干
　　　　　　　　　　颈项
肺和支气管　　　　　颈椎　　　　　　　　　　肺和支气管
耳　　　　　　　　　眼　　　　　　　　　　　耳
斜方肌　　　　　　　甲状旁腺　　　　　　　　斜方肌
肾上腺　　　　　　　食管　　　　　　　　　　肾上腺
　　　　　　　　　　甲状腺
肝　　　　　　　　　胃　　　　　　　　　　　心
胆囊　　　　　　　　　　　　　　　　　　　　脾
腹腔神经丛　　　　　胰腺　　　　　　　　　　腹腔神经丛
肾　　　　　　　　　十二指肠　　　　　　　　肾
横结肠　　　　　　　膀胱　　　　　　　　　　横结肠
升结肠
　　　　　　　　　　输尿管　　　　　　　　　降结肠
回盲瓣　　　　　　　肛门
盲肠阑尾　　　　　　小肠
　　　　　　　　　　失眠点　　　　　　　　　直肠及
　　　　　　　　　　　　　　　　　　　　　　乙状结肠
　　　　　　　　　　生殖腺
右脚底　　　　　　　睾丸或卵巢　　　　　　　左脚底

彩色插图 1　足底部反射区

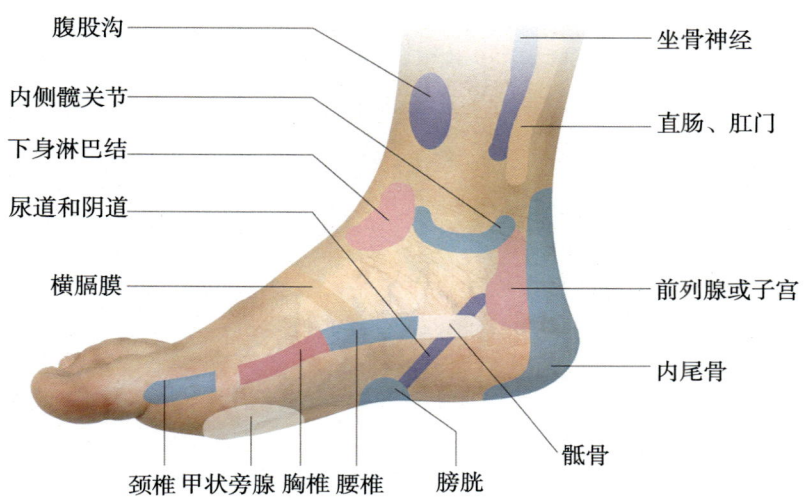

腹股沟　　　　　　　　坐骨神经
内侧髋关节
下身淋巴结　　　　　　直肠、肛门
尿道和阴道
横膈膜　　　　　　　　前列腺或子宫
　　　　　　　　　　　内尾骨
颈椎　甲状旁腺　胸椎　腰椎　膀胱　骶骨

彩色插图 2　足内侧反射区

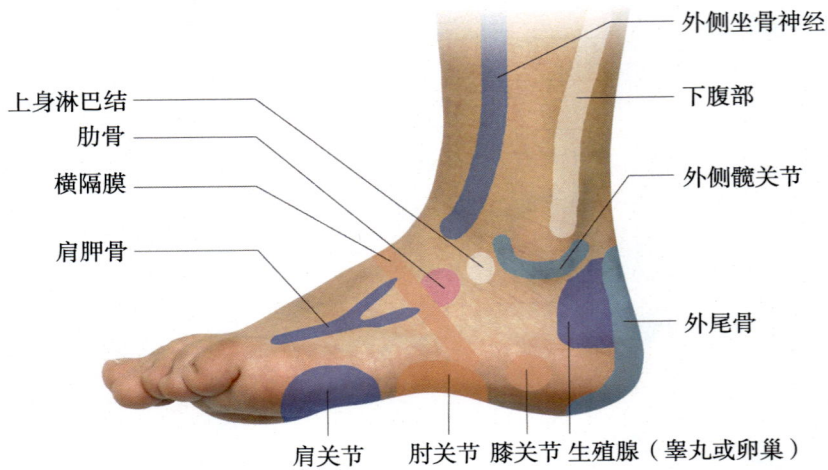

外侧坐骨神经
下腹部
上身淋巴结
肋骨
横隔膜
肩胛骨
外侧髋关节
外尾骨
肩关节 肘关节 膝关节 生殖腺（睾丸或卵巢）

**彩色插图 3　足外侧反射区**

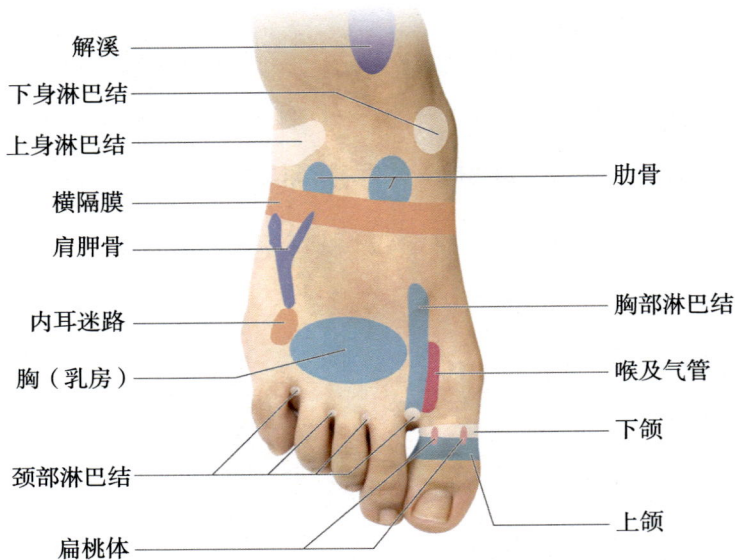

解溪
下身淋巴结
上身淋巴结
横隔膜
肩胛骨
肋骨
内耳迷路
胸（乳房）
胸部淋巴结
喉及气管
下颌
上颌
颈部淋巴结
扁桃体

**彩色插图 4　足背反射区**

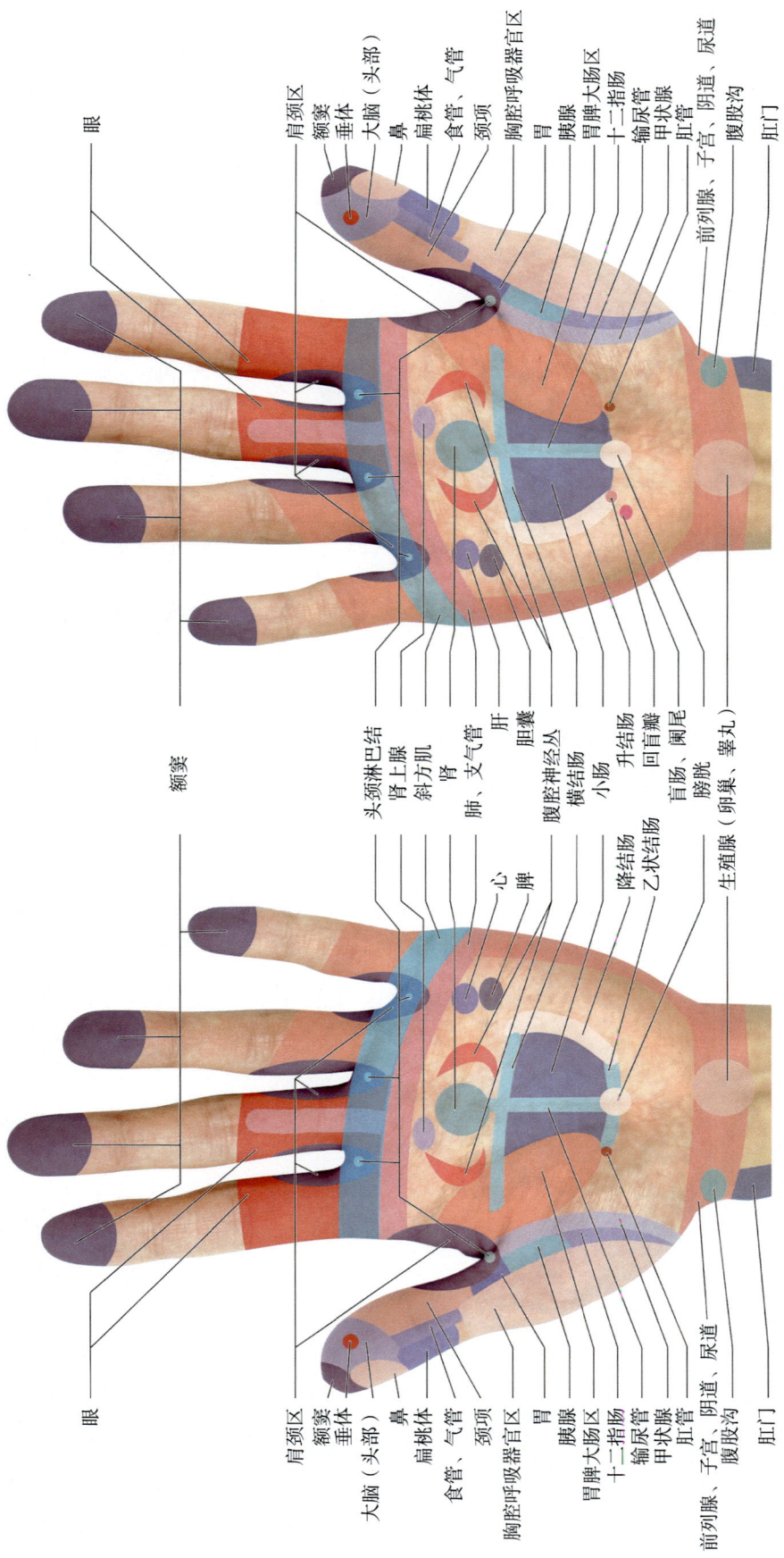

眼

肩颈区
额窦
垂体
大脑（头部）
鼻
扁桃体
食管、气管
颈项
胸腔呼吸器官区
胃
胰腺
胃脾大肠区
十二指肠
输尿管
甲状腺
肛管
前列腺、子宫、阴道、尿道
腹股沟
肛门

右手掌

头颈淋巴结
肾上腺
斜方肌
肾
肺、支气管
肝
胆囊
腹腔神经丛
横结肠
小肠
升结肠
回盲瓣
盲肠、阑尾
膀胱
生殖腺（卵巢、睾丸）

心
脾
降结肠
乙状结肠

额窦

眼

肩颈区
额窦
垂体
大脑（头部）
鼻
食管、气管
颈项
扁桃体
胸腔呼吸器官区
胃
胰腺
胃脾大肠区
十二指肠
输尿管
甲状腺
肛管
前列腺、子宫、阴道、尿道
腹股沟
肛门

左手掌

彩色插图 5　手掌部反射区

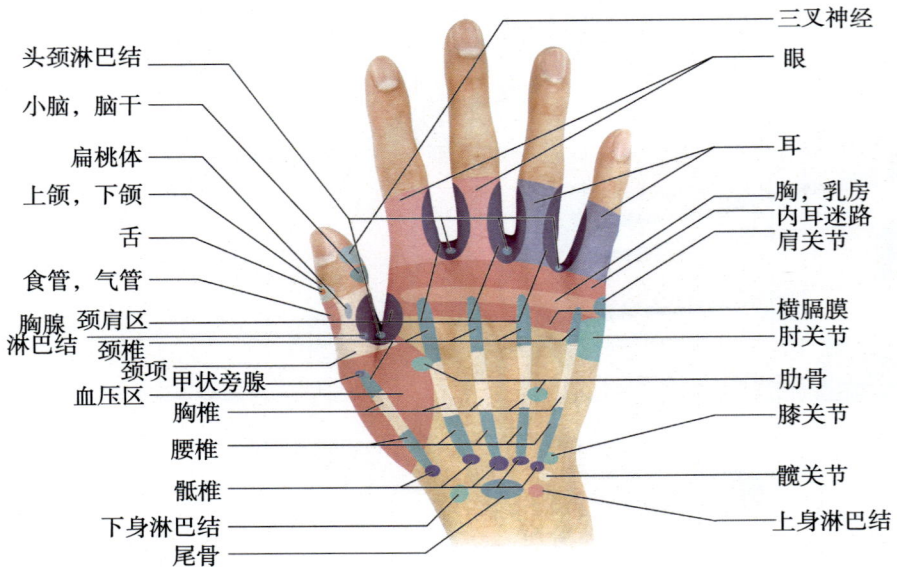

**彩色插图 6　手背部反射区**

三叉神经

眼

耳

胸，乳房
内耳迷路
肩关节

横膈膜
肘关节

肋骨

膝关节

髋关节

上身淋巴结

头颈淋巴结

小脑，脑干

扁桃体

上颌，下颌

舌

食管，气管

胸腺
淋巴结
　颈肩区
　　颈椎

颈项
甲状旁腺

血压区
胸椎

腰椎

骶椎

下身淋巴结

尾骨